The Mindfulness Solution
Everyday Practices for Everyday Problems

正 念 之 道
——每天解脱一点点

［美］Ronald D. Siegel 著

李迎潮 李孟潮 译

中国轻工业出版社

图书在版编目（CIP）数据

正念之道：每天解脱一点点／（美）西格尔（Siegel, R. D.）著；李迎潮，李孟潮译.—北京：中国轻工业出版社，2011.2（2023.11重印）

ISBN 978-7-5019-7915-8

Ⅰ.①正… Ⅱ.①西… ②李… ③李… Ⅲ.①精神疗法 Ⅳ.①R749.055

中国版本图书馆CIP数据核字（2010）第215538号

版权声明

© 2010 Ronald D. Siegel
Published by The Guilford Press
A Division of Guilford Publications, Inc.

责任编辑：戴　婕
策划编辑：戴　婕　　　　　责任终审：杜文勇
责任校对：刘志颖　　　　　责任监印：吴维斌

出版发行：中国轻工业出版社（北京东长安街6号，邮编：100740）
印　　刷：三河市鑫金马印装有限公司
经　　销：各地新华书店
版　　次：2023年11月第1版第6次印刷
开　　本：720×1000　1/16　印张：26
字　　数：292千字
书　　号：ISBN 978-7-5019-7915-8　定价：50.00元
著作权合同登记 图字：01-2010-3451
读者热线：010-65181109，65262933
发行电话：010-85119832　传真：010-85113293
网　　址：http://www.chlip.com.cn　http://www.wqedu.com
电子信箱：1012305542@qq.com
如发现图书残缺请拨打热线电话联系调换
231856J6C106ZYW

推荐序

正念，这一技术源自东方，后来在西方被整合到现代心理治疗中，成为当代最重要的心理治疗技术之一。

当我早几年在国内介绍正念时，许多人不理解它和瑜伽或冥想的区别，他们认为自己早已经理解和掌握正念了；也有些人觉得正念不可能被理解，因为它属于高深的佛教；还有人认为正念大约就是什么都不想，坐在那里发呆……

面对这些问题，我后来想通了，这些问题之所以被提出，最大的原因就在于提问者缺乏正念。

其上述例中，没有对"正念"进行了解，就认为正念和瑜伽或冥想没有区别，这种想当然的想法是缺乏正念的；认为正念属于与佛教相关的就是高深或者不可理解的，这种想法也是过度偏颇，缺乏正念；什么都不想的发呆是正念，是否有确切证据呢？

因此，当我接到李孟潮要我给他翻译的这本书写推荐序的邀请时，我立即想到介绍正念要面对的困难——人心预设和臆测。所以在这里，我希望读者能够暂时放下之前诸如此类预设"正念为何物"的想法，尽管我相信读者的部分预设可能是对的或者至少是有价值的，但请暂时搁置这些想法，然后才能够倾听式地开放阅读正念为何。

这就是"正念"的开始。

正念，就是如其实际的明了当下的心身状态及其变化。

或许，我们此时此刻，正坐在椅子上，或者沙发上，或者正站着，翻阅着手上这本书。你是否意识到了这点，在我提醒你之前，你是否知道自己的状态；而在我提醒你之后，你是否意识到你正在阅读这段文字，而这段文字让你产生了什么想法？或者什么感受？是令你有趣的感受，亦或是令你惊讶的感受，亦或是令你不舒服的感受？

对这些心身现象不加评判的了了分明，就是正念。

正念，最早的文献出处，来自佛教《四念住经》，它在2600年前被佛陀第一次正式介绍，是原始佛教中最核心的禅法。有时正念也被称为"观禅"或"内观禅"（Vipassanā）。

正念产生后，在亚洲地区，特别是东南亚被广泛传授，它在传承中因为地区和文化的原因逐渐演化为正念禅、禅、大手印等多种形式，但本质是相当一致的。

正念在20世纪七八十年代被介绍到西方，为心理学界所注意，由乔·卡巴金等学者介绍和研究，渐渐改良和整合为当代心理治疗中最重要的概念和技术之一（mindfulness），并因此诞生了正念减压疗法（MBSR）、辩证行为疗法（DBT）、接受实现疗法（ACT）、正念认知疗法（MBCT）等当代著名心理疗法。

当我写本篇序言时，第十三届中国心理学学术大会将在上海召开，会议期间会有一个"正念"专题的分会场，这代表着正念逐渐开始为中国心理学界所认识。

本书作者西格尔，是西方心理学界教学和研究正念技术的著名学者之一，他自己练习正念有几十年之久。在本书写作中，他不但全方位地介绍了正念的练习和正念的广泛运用，包括正念在焦虑、抑郁、疼痛情况下的运用，同时也介绍了如何创造性的运用正念在婚恋亲密关系、亲子关系、衰老和死亡等人生方面的运用，其中不乏他自己运用正念的鲜活经验。

当下，在你心身中，有什么想法或者感受正在发生？

或许你忘记了。但不要紧。认识和接受目前这种状态，仅仅了解它，不要评判它，如其所是的轻轻接触它，你的正念或许正在开始。

如果你感受到某种兴趣，这是接触正念的开始，或许你可以继续认真阅读本书，然后透过本书来让你对自己的生命有所正念，一种新的生命视角会渐渐为你打开。

徐　钧
2010年11月3日于上海

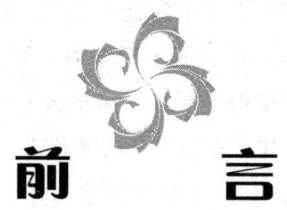

前　言

当我第一次在大学开始进行正念练习*（mindfulness practice）时，我就对它留下了深刻的印象。学会专注于并接受当下的状态，让自己真正静下心来感觉玫瑰的芳香，这让我立刻就有了很好的体会。我的各种担忧，包括是否能得到好的分数、是否能找到女朋友、自己是否够酷，所有这一切杂念开始离我越来越远，无聊的感受也随之消失了。我当时就在想，像这样练习几年之后，我一定可以让自己远离痛苦与烦恼，我一定可以快乐地享受自己的生活。

很遗憾，事情并不像我想象的那样。不久后我就意识到，正念练习也不是什么非常有效的精神抚慰剂，它并不会真正解除你的痛苦。且慢！先不要把这本书丢到一旁。正念练习所提供的实际上是一种更有价值的东西。虽然它不是什么精神抚慰剂，但它能帮助我们看清那些导致不必要痛苦的思维习惯，它能提供一种方法来改变这些习惯。在进行练习不

---

* mindfulness 一词目前中文有"内观"、"正念"、"专注力"、"全心全意"、"觉察"、"静观"等译法。在英语语境中，这个词最初对应于巴利语的 sati，在中国的大乘佛教中往往被翻译为"念"，这个译名来自梵语 smṛti．"正确地忆念"被称为"正念"，对应的是巴利语中 sammā-sati，梵语中的 samyak-smṛti。正念是佛教所说八正道之一，从准确程度来说，正念是最准确反映 mindfulness 一词的译法。"内观"是指正念禅修的实际操作内容，对应的英文是 insight meditation，对应的巴利语是 Vipassanā。但是，mindfulness 一词随着近年来在欧美宗教界、心理学界的普及和广泛应用，已经具有了广泛的意义，其内涵开始超出了佛教修行术语的范畴。本书中会主要以"正念"来翻译 mindfulness 一词，某些情况下需要换用其他译法时，会特别标注。——译者注

久之后我就发现为什么我极少能让自己享受当下的生活，因为我的思想不断被卷入了对下一次舞会的幻想以及对下一篇论文的担忧中。我同时也注意到，始终伴随着我、影响着我的心情、让我压力重重的还有下面这些想法："我是否够聪明？我有没有吸引力？我够不够优秀？我能不能获得成功？"我还发现，尽管我不断努力，但不管我获得了好的分数、有了新的女朋友，还是赢得了网球比赛，这一切所带来的兴奋感都不能持续很长时间。不久后我又在为下一次胜利或下一次快乐不停奔忙着。

幸运的是，正念练习*不仅告诉我为什么这些思维习惯无法给我带来快乐，它同时给我提供了另外一种替代选择，这是一种让我更加轻松的生活方式，是一种让我不再那么担心自己是否能够获得成功、是否能够避开挫折的生活方法。通过练习，我更能欣赏到上学路上绿树成荫的美，更能品味到餐厅中香气扑鼻的食物，也更能专注于朋友间的友谊。我可以让自己的思维和感受来去自如，而不至于使自己陷入其中不能自拔。这种专注于当下的生活方式开始转变了我看待生活中的成功与挫折的态度。在我学会如何管理而不是逃避自己的愤怒、悲伤、脆弱等情感时，即使在像女朋友爱上别人离我而去这样非常艰难的时候，我也能够控制好自己。

我自己的孩子现在也上大学了。她们喜欢告诉我，她们实在看不出来我像一个有将近40年正念练习经验的人。在开车去赴约的路上，如果时间很紧的话，我常常就会感到很紧张，于是，我的说话方式也会发生变化，孩子们会委婉地把这种说话方式称为"那种腔调"。这个时候她们会对我说："爸爸，你不是在教别人怎么样活在当下吗？正念练习难道没有教你怎么样去接受无法改变的事实吗？"在这种情况下，我往往没有心情去搭理她们。

我女儿的年龄也不算小了，她们应该完全可以理解什么才是科学的方法。所以，我这样告诉她们，人类并没有一个完善的控制体系。如果没有正念练习的话，我们也无法明确了解每天的问题会给自己带来多大烦恼。我的个人经验和研究结果让我深信，日常问题所带来的烦恼与痛苦远大于我们的想象。在我进行正念练习的初期，我希望它能带给我全新而完整的人格。现在我发现，正念练习的确帮助我从健康的人格中享

---

*译者注，也可以翻译为"正念修行"

受到更多快乐。与此同时，它还让我获得了有效应对生活中各种不可避免的挑战的工具。如果没有这种工具，恐怕我现在的情况会一团糟。

正念练习不仅给我本人带来了很大的帮助，它同样也能帮助众多正在因各种问题而饱受困扰的人们。研究证明，正念练习不仅能帮助我们有效应对焦虑情绪——如担心赴约迟到，也能帮助我们有效应对悲伤、抑郁以及与压力相关的其他症状——如失眠、消化不良、性方面的问题、慢性疼痛以及各种对酒精、毒品、甚至对食品、赌博、购物的上瘾行为。它还能帮助我们更好地同自己的孩子、父母、朋友、同事以及伴侣相处。它甚至能让我们以更加优雅的方式度过自己的一生，让我们不必依赖于变化无常的命运就可以寻求到自己的幸福。

一种练习怎么有可能来应对那么多不同的问题呢？这些问题之所以会变得越来越严重，都是由于我们与生俱来的同一种倾向性：在我们想要获得良好感受的过程中，我们试图去避开那些不舒适的感觉，但结果却发现这反而加重了我们的烦恼。后面我们会看到，各种各样的问题实际上都来源于我们最初试图逃避问题的尝试。通过以一种基于当下体验的全新方式，正念练习给我们提供了令人出乎意料的解决方案。

我们很多人实在太忙了，以至于要在自己的生活中再增加一项新的内容都是件过于奢侈的事情，即使这个东西有可能给我们带来很大帮助。但是正念练习一个好的方面是，它可以用不同的练习方法来适应不同的生活方式。尽管正式的禅修（meditation）*，是一种需要专门抽出一段时间来进行的重要的练习方法，但其他一些正念练习则可以通过将其融合到我们的日常生活中而得以实现：在刷牙的时候，在驾车上班的途中，在遛狗的时候，在排队等候的时候。事实上，大多数人会发现一旦开始正念练习后，就觉得时间好像多了起来。在获得更多宁静感、消除更多压力的同时，大多数人会变得更加专注，也更有效率。我们会因为失控而痛哭；我们会因为愤怒、恐慌或崩溃而说出或做出某件以后会后悔的事情，即使在这样的时候，我们也可以找到一些可供自己使用的正念练

---

* meditation 在英语中用来指称所有宗教的修行，从基督教的灵修、佛教的禅修，到道家的静坐、印度教的冥想，甚至哲学界的"思考"、科学界的"沉思"都可以使用 meditation 来指称，这个词最早起源于拉丁语的 meditatio，泛指任何身体或智力上的锻炼。本书中 meditaion 一般是指汉语中的"禅修"、"修行"的意思，某些地方是广义的 meditation 时，译为"冥想"。——译者注

习方法。这些练习是通过帮助我们减少日后需要清除的混乱而让我们的生活变得更加轻松。

我的正念练习开始于大学期间，我一直不间断地进行这项练习直到我接受训练并成为一名临床心理学家。它为我当时学习心理学提供了很好的背景支持。在我进行这项练习的初期，极少有心理健康专业人员会对正念感兴趣。20世纪80年代初，我有幸加入了一个由一些志趣相投的临床医师所组成的正念练习小组。多年以来，我们定期会面，共同讨论传统心理学和正念修行之间可以相互借鉴的地方。由于禅修和类似的练习方式在当时并没有得到普遍的重视，所以我们并没有在更广泛的专业领域发出更多的声音。没有人希望受到这样们指责："婴儿期没有达成的希望回归海洋同一性状态的渴望。"弗洛伊德将这看作是冥想（meditation）背后的无意识动机。

在20世纪90年代末，情况发生了改变。我和我的同事们开始有机会在一些工作坊中呈现某些我们曾经私下里进行讨论的观点。越来越多的心理健康专业人员逐渐开始对正念产生了兴趣。不久后，它的发展得到了进一步加速。几乎在一夜之间，正念练习就成为了心理健康领域最受重视的治疗方法之一。有很多人在对它进行探讨和研究。我和我的同事们被邀请去写书或者是到各个地方进行教学。我们介绍如何在心理治疗中或心理治疗外来应用这种练习方法解决各种各样情感和行为方面的障碍。基于正念的各种治疗方法在全世界得到了发展。它们被尝试用于去解决各种各样的问题。结果证明，它们的确很有效果。

尽管正念练习在西方还是一个相对较新的概念，但在亚洲文化中，它已经经过了数千年不断完善的过程。在职业生涯过程中，我和我的同事们也一直在不断学习、吸收着这项具有悠久历史的技术。因此，本书也可以说是我们很多人共同努力的成果。本书内容涉及以下几个方面：开发了正念练习的传统中历代传承下来的智慧；数十年以来，我的同事们在尝试将正念与心理治疗相结合的过程中所获得的一些领悟；研究人员和临床工作者在开发基于正念的技术并将其应用于各种各样心理症状的治疗过程中而得到的一些最新成果。本书也包括了我从自身以及从我的患者身上所学到的一些东西。这些患者一直在通过正念练习来应对各种常见或者不那么常见的问题。

因为本书中真正属于我独创的内容并不多，所以，我在这里想要感谢很多对本书做出贡献的人。长期以来,我的那些在正念与心理治疗研究所工作的朋友和同事给了我极大的帮助,他们不仅让我更好地理解了本书的主题,也对我的教学和写作工作给予了很大的支持。在已经过早去世的菲利普·艾热诺(Philip Aranow)的尽心尽职的领导下,我们的研究所才得到了今天这样很好的发展。其中各位成员同样以其独特的个人见解和专业知识做出了非凡的贡献,他们是:保罗·富尔顿(Paul Fulton)、特鲁迪·顾德门(Trudy Goodman)、萨拉·拉热(Sara Lazar)、比尔·摩根(Bill Morgan)、斯蒂芬妮·摩根(Stephanie Morgan)、苏珊·摩根(Susan Morgan)、安德鲁·澳兰斯奇(Andrew Olendzki)、汤姆·派杜勒(Tom Pedula)、苏珊·M·波拉克(Susan M. Pollak)、查尔斯·斯泰伦(Charles Styron)、珍妮特·萨瑞(Janet Surrey)。在这里,我尤其要感谢克里斯多夫·杰默(Christopher Germer),是他建议吉尔福特出版社(The Guilford Press)邀请我写这本书,并鼓励我接受了这份邀请。

我也要感谢所有那些让我受益匪浅的老师,他们教会我正念练习的方法,并让我了解了将其融合到其他领域的可能,尤其是嘉瓦仁波切、杰克·康菲尔德(Jack Kornfield)、约瑟夫·戈尔兹坦(Joseph Goldstein)、莎朗·萨尔兹堡(Sharon Salzberg)、创巴仁波切(Chogyam Trungpa)、一行禅师(Thich Nhat Hahn)、铃木俊隆(Shunryu Suzuki)、罗姆·达斯(Ram Das)、佩玛·秋卓(Pema Chodrin)、塔拉·布莱克(Tara Brach)、瑟雅·达斯(Surya Das)、拉里·罗森伯格(Larry Rosenberg)。在这里,我还要感谢一些勇于推进正念练习的倡导者。他们让我们对正念练习有了进一步的了解,并让我们认识到正念练习对日常问题以及一些更严重的精神障碍所取到的帮助作用。他们是:乔·卡巴金(Jon Kabat-Zinn)、马莎·林内翰(Marsha Linehan)、津戴尔·西戈尔(Zindel Segal)、斯蒂文·黑茨(Steven Hayes)、艾伦·马勒特(Alan Marlatt)、丽兹·诺墨(Liz Roemer)、苏珊·澳西洛(Susan Orsilo)、杰克·恩格尔勒(Jack Engler)、丹尼尔·高曼(Daniel Goleman)、丹尼尔·西格尔(Daniel Siegel)、理查德·戴维森(Richard Davidson)、马克·爱普斯坦(Mark Epstein)、巴里·马杰德(Barry Magid)以及杰弗里·鲁宾(Jeffrey Rubin)。

我还要感谢美国国内的下列学校和机构中我所有的老师、朋友、学生和同事：罗格斯（Rutgers）大学应用与专业心理学研究生院、哈佛医学院、剑桥健康联盟、剑桥青年指导中心、南海岸咨询中心，他们帮助我学会并了解了临床心理学。同时，我还要感谢我所有的患者。多年以来，出于对我的信任，他们在向我倾诉内心烦恼的同时，也让我更加深入地了解了人类的痛苦与快乐。我还要感谢我的同事，他们让我有机会通过教学开发出本书中的很多观点。他们是：露丝·布西里斯基（Ruth Buczynski）、理查德·菲尔茨（Richard Fields）、罗伯·古尔瑞特（Rob Guerette）、盖里·皮亚杰（Gerry Piaget）、朱迪·瑞勒·普莱特（Judy Reiner Platt）、理查·西蒙（Rich Simon）。

这里要感谢的还有吉尔福特出版社的每一位工作人员。正是有了他们热情坚定的支持，本书才得以创作并出版。我尤其要感谢本书的两位编辑：克里斯·本顿（Chris Benton）和凯蒂·摩尔（Kitty Moore）。能够和像他们这样即有经验又有才能，同时还通晓心理学知识的专业人员合作让我深感荣幸。他们与生俱来的幽默感也让我印象深刻。

我最后要感谢我的亲属和家人。他们在我的生活中，尤其是在创作本书的过程中，给予了我自始自终的支持。由于篇幅有限，我无法提及他们每一个人。尽管如此，我还是要特默感谢我的父母索尔·西格尔和克莱尔·西格尔（Sol and Claire Siegel）。他们让我有了一个安稳而充满关爱的童年，并且这种关爱一直延续到现在。我也要感谢长久以来作为朋友陪伴在我身旁的哥哥丹·西格尔（Dan Siegel）。还要感谢我的两个女儿亚历山德拉·西格尔和朱丽娅·西格尔（Alexandra and Julia Siegel），谢谢她们给予我的爱、理解和鼓励。

我最需要感谢的是我的妻子吉娜·阿隆斯（Gina Arons）。尽管她完全明白在我接受这项工作之后她就不得不放弃一些东西，但她还是始终在鼓励我。她一直用关爱在支持我，帮助我做一些实践性工作和编辑工作，为我准备食物，忍受我的情绪起伏；当我把大量时间花在计算机旁时，她耐心地等待我。她为我每一本新书的创作都做出了很大的牺牲。

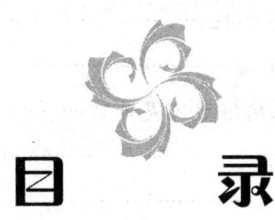

目　　录

第一部分　　正念何以重要 /1

第一章　生活艰难，人皆如此 ……………………………………… 3
　　　　　快乐是可以得到的，但有待你的选择 ……………………… 4
　　　　　正念：解决问题的良药 ………………………………………… 6
　　　　　我们的预后是可怕的 …………………………………………… 7
　　　　　被快乐钩住 ……………………………………………………… 9
　　　　　为己之利，过度聪明 …………………………………………… 11
　　　　　过滤我们的生活 ………………………………………………… 14
　　　　　一切皆会过去 …………………………………………………… 16
　　　　　未获成功 ………………………………………………………… 19
　　　　　爱让人受伤 ……………………………………………………… 23
　　　　　痛苦大于快乐 …………………………………………………… 24
　　　　　都是我的错 ……………………………………………………… 26
　　　　　正念练习，解决之道 …………………………………………… 27

第二章　正念——解决之道 ………………………………………… 29
　　　　　日常丧失正念 …………………………………………………… 30
　　　　　什么最重要 ……………………………………………………… 32
　　　　　正念的起源 ……………………………………………………… 35
　　　　　正念练习 ………………………………………………………… 36
　　　　　来自于实验室的证据支持 ……………………………………… 38

　　　　一个问题还是多个问题 ⋯⋯⋯⋯⋯⋯⋯⋯⋯⋯⋯⋯⋯⋯⋯⋯⋯ 41
　　　　"潜水员"法 ⋯⋯⋯⋯⋯⋯⋯⋯⋯⋯⋯⋯⋯⋯⋯⋯⋯⋯⋯⋯⋯ 42
　　　　学会与自己的体验共处 ⋯⋯⋯⋯⋯⋯⋯⋯⋯⋯⋯⋯⋯⋯⋯⋯ 46
　　　　正念练习的多样性 ⋯⋯⋯⋯⋯⋯⋯⋯⋯⋯⋯⋯⋯⋯⋯⋯⋯⋯ 47
　　　　我应该如何开始 ⋯⋯⋯⋯⋯⋯⋯⋯⋯⋯⋯⋯⋯⋯⋯⋯⋯⋯⋯ 50
　　　　避免混淆：正念练习不是什么 ⋯⋯⋯⋯⋯⋯⋯⋯⋯⋯⋯⋯⋯ 52
第三章　学习正念修行 ⋯⋯⋯⋯⋯⋯⋯⋯⋯⋯⋯⋯⋯⋯⋯⋯⋯⋯⋯⋯ 57
　　　　对焦 ⋯⋯⋯⋯⋯⋯⋯⋯⋯⋯⋯⋯⋯⋯⋯⋯⋯⋯⋯⋯⋯⋯⋯ 58
　　　　坐好，什么都别做 ⋯⋯⋯⋯⋯⋯⋯⋯⋯⋯⋯⋯⋯⋯⋯⋯⋯ 60
　　　　专注练习 ⋯⋯⋯⋯⋯⋯⋯⋯⋯⋯⋯⋯⋯⋯⋯⋯⋯⋯⋯⋯⋯ 65
　　　　一个由呼吸带来的众多体验方法 ⋯⋯⋯⋯⋯⋯⋯⋯⋯⋯⋯ 67
　　　　让修行成为你生活的一部分 ⋯⋯⋯⋯⋯⋯⋯⋯⋯⋯⋯⋯⋯ 69
　　　　活动中的禅修：行禅 ⋯⋯⋯⋯⋯⋯⋯⋯⋯⋯⋯⋯⋯⋯⋯⋯ 71
　　　　自下而上的禅修：身体扫描 ⋯⋯⋯⋯⋯⋯⋯⋯⋯⋯⋯⋯⋯ 76
　　　　以少换多：食禅 ⋯⋯⋯⋯⋯⋯⋯⋯⋯⋯⋯⋯⋯⋯⋯⋯⋯⋯ 78
　　　　带有正念地进餐 ⋯⋯⋯⋯⋯⋯⋯⋯⋯⋯⋯⋯⋯⋯⋯⋯⋯⋯ 81
第四章　培养正念的生活 ⋯⋯⋯⋯⋯⋯⋯⋯⋯⋯⋯⋯⋯⋯⋯⋯⋯⋯⋯ 85
　　　　从专注到正念 ⋯⋯⋯⋯⋯⋯⋯⋯⋯⋯⋯⋯⋯⋯⋯⋯⋯⋯⋯ 85
　　　　培养接受的态度 ⋯⋯⋯⋯⋯⋯⋯⋯⋯⋯⋯⋯⋯⋯⋯⋯⋯⋯ 87
　　　　越来越复杂了——我该怎么选择？ ⋯⋯⋯⋯⋯⋯⋯⋯⋯⋯ 91
　　　　非正式正念练习 ⋯⋯⋯⋯⋯⋯⋯⋯⋯⋯⋯⋯⋯⋯⋯⋯⋯⋯ 94
　　　　小型闭关 ⋯⋯⋯⋯⋯⋯⋯⋯⋯⋯⋯⋯⋯⋯⋯⋯⋯⋯⋯⋯⋯ 96
　　　　救生用具 ⋯⋯⋯⋯⋯⋯⋯⋯⋯⋯⋯⋯⋯⋯⋯⋯⋯⋯⋯⋯⋯ 97
　　　　融为一体：过正念的生活 ⋯⋯⋯⋯⋯⋯⋯⋯⋯⋯⋯⋯⋯⋯ 98
　　　　基本练习方法 ⋯⋯⋯⋯⋯⋯⋯⋯⋯⋯⋯⋯⋯⋯⋯⋯⋯⋯⋯ 100
　　　　阻碍和支持 ⋯⋯⋯⋯⋯⋯⋯⋯⋯⋯⋯⋯⋯⋯⋯⋯⋯⋯⋯⋯ 102

第二部分　应对身心紊乱和人际关系的日常练习 /109

第五章　与恐惧为友：应对担忧与焦虑 ⋯⋯⋯⋯⋯⋯⋯⋯⋯⋯⋯⋯⋯ 111
　　　　到底什么是焦虑 ⋯⋯⋯⋯⋯⋯⋯⋯⋯⋯⋯⋯⋯⋯⋯⋯⋯⋯ 114
　　　　生理现象的悲剧：另一个进化故事 ⋯⋯⋯⋯⋯⋯⋯⋯⋯⋯ 115
　　　　我们的思维疾病：前倾性 ⋯⋯⋯⋯⋯⋯⋯⋯⋯⋯⋯⋯⋯⋯ 116

	我们真正害怕的是什么	119
	逃避行为：活动中的潜水员	122
	效果显著的认知行为疗法	127
	焦虑时的正念练习方法	129
	明智的行动	138
	结合应用	138
	应对焦虑和恐惧的正念练习	142
	制定一项计划	143
	在你需要更多帮助时	144
第六章	进入黑暗之地	147
	抑郁的多样性	147
	全或无	150
	思维疾病再次来访	155
	求助于当下时刻	164
	进入黑暗之地	166
	将抑郁当作一个机会	171
	综合运用	174
	对抗抑郁的正念练习	180
	制定一项计划	181
	我可以从心理治疗、药物或其他方法中受益吗	182
第七章	超越应对症状：将疼痛和与压力相关的症状进行转化	185
	一种原因，多种病痛	186
	慢性背痛的奇怪病例	186
	背部感受计划	192
	综合应用	203
	其他疼痛症状	205
	消化功能障碍	206
	失眠	213
	应对疼痛和与压力相关病症的正念练习	217
	制订一项计划	218
	在你需要更多帮助时	218
	一个问题，多个方面	220

第八章	充分经历磨难	221
	我是谁	222
	为什么我们认识不到这一点？	225
	构建身份与自我	227
	了解自我，与你相处	232
	拥抱情绪	235
	相互倾听	237
	穿太空服和不穿太空服的生活	239
	关系中的正念	241
	为人父母	246
	爱与限制	251
	综合运用：练习关系中的正念	256
	用于充分经历磨难的正念练习：关系	259
	制定一项计划	260
	在你的关系问题需要得到进一步帮助时	261

第九章	摆脱恶习	263
	内疚、羞愧与其他各种快乐	266
	练习正念的道德观	268
	沦为奴隶	272
	饮食	273
	麻醉剂	280
	工作、赌博、购物和性	290
	应对恶习的正念练习	292
	制定一项计划	293

第十章	变老不易：改变你同衰老、疾病、死亡的关系	295
	我们害怕什么	296
	"不在意"先于"没关系"	300
	一切都在变化中	301
	应对疾病	306
	死亡	312
	联结	318
	综合应用：拥抱非永恒性	322

	应对衰老、疾病和死亡的正念练习	325
	制订一项计划	326
	你可以去寻求更多的帮助	327
第十一章	还有什么	329
在你需要进一步帮助时		339
译者后记		343
资　源		347
注　解		359
索　引		367

第一部分

正念何以重要

第一部分

江浙以前事變

第一章

生活艰难，人皆如此

你有没有曾经产生过这样的疑问："为什么我的生活那么艰难？"我常常这样问自己。如果和这个世界上60亿人口中的绝大多数人相比较，生活对我来说其实已经够容易的了。我有很好的父母；我到目前为止也没有什么严重的疾病；我过着衣食无忧的生活，住得也很好；妻子对我很好，孩子们也很可爱，我甚至还有一份我很喜欢的工作。然而，我的思想中每天还是会不断涌现出各种各样大大小小的情感烦恼。

"我是不是要感冒了？我可不想周末突然病起来。"
"我希望女儿今天能够考好，上次考试之后她就一直提不起劲来。"
"我希望道路赶快被疏通，我不能再迟到了。"
"要是我可以……就好啦。"
"变老简直太糟了，真没办法！"

为什么我的心里整天都会充斥着这样一些想法？我是不是生来就这样？或许吧！但是，如果真这样的话，像我这样的人也未免太多了。

情感烦恼会以不同的方式出现，其严重程度也各有不同。我们可能会为未来担忧，可能会感到愤怒和悲伤，可能会产生内疚感或羞愧感，可能会因为身体疼痛而烦恼，还可能会感到烦躁或者压力重重。这种状况可能会很轻微：我们抱怨"心情不好"或者"不舒服"。有的时候，我们可能会完全被焦虑、抑郁、上瘾、疼痛或者其他与压力相关的症状所控制，以至于我们无法正常生活。在很多情况下，做一个人其实并不是那么容易。

快乐是可以得到的，但有待你的选择

现在的问题是，我们人类本来就没有进化为一个倾向于快乐的物种。引导进化过程的自然法则看重的是适应能力，因为只有这种能力才能让我们成功繁殖。这意味着你是否有能力在竞争中长期存活下来以便进行交配，去争夺你的伴侣，去设法保护你的孩子也能幸存下来。进化的力量不是特别"看重"我们是否能享受自己的生活，因为享受生活这个过程并不能增强我们生存和交配的能力。只要孩子能生下来，只要孩子在出生初期能得到我们的庇护，在这之后，进化力量就顾不了我们那么多了。

但我们还是必须要照顾好自己。尽管大多数人认为大自然能够让人类存活下来是一个不错的安排，但是，我们在存活下来的同时也希望能够享受生活。这似乎没有什么可争议的。

然而，我们还是不得不奋斗。作为一名临床心理学家[*]我有机会观察到很多人的生活状态。他们所有人都认为生活的确很艰难。当然，我的病人有可能是一个与众不同的群体。但是，难道其他人就没有那些和前来寻求心理治疗的人相同的问题吗？尽管他们没来进行心理治疗，但我还是怀疑他们中大多数人的烦恼就一定比那些接受治疗的人少。也许只不过后者更加主动，更加愿意采取行动来应对自己的问题而已。别的不说，先看一下周围这些我最熟悉的人，我的每一位朋友、同事和家人，不管他们是否接受过治疗，但他们似乎都一致认同情感问题是他们生活中的一大挑战。

我们到底出了什么问题？生活如此精彩，自然世界和人类文化同样是丰富多彩，让人兴味盎然。长期以来，发达国家的人们一直都过着物

---

[*] 美国的临床心理学家大部分人的日常工作是在医院或个人诊所从事心理治疗或心理咨询，而有一部分临床心理学家主要在大学或研究机构从事研究工作，很少接触临床实践。这和我国的情况恰恰相反。——译者注

质富足的生活。我们中的大多数人从来没有经历过我们在新闻中所看到的那些悲惨事件，如在自然灾害中失去了自己所有的家人、受到敌方军队的攻击、在一场可怕的事故中险些丧命。但是，我们所有人都在经历着大量的压力和情感痛苦的折磨。

我们是不是真的被进化成了一种生来就不快乐的物种？从某种意义上来说的确是这样的。自然法则真正关心的是物种能否存活并延续。在过去的数百万年，使得人类这一物种能不断繁衍下去的某些本能和思维能力同时也给我们这些作为个体的人带来了相当负面的影响。我们现在来看一下发生在过去的这样一个例子：

弗瑞德（Fred）和威尔玛（Wilma）是4万年前曾经生活在东非平原的早期智人（Homo sapiens）。他们是从自己的直立人祖先那里经过不断进化而形成的，因此他们有着比较发达的大脑。事实上，他们每个人每天需要400卡路里的热量来维持大脑的正常运行，这相当于他们饮食的1/5。作为生活在一起的配偶，他们使用自己的大脑来做各种各样能帮助他们生存下去的非常重要的事情：进行抽象思维，计划今后的生活，寻找新的方法来解决问题，和自己的邻居交换物质。他们甚至能够利用空闲时间来画一些壁画并做一些石头饰品。

大草原上的生活并不总是祥和平静。弗瑞德和威尔玛发达的大脑同样也给他们带来了一些烦恼。他们担心会遭到犀牛和狮子的攻击；他们会嫉妒自己的邻居能住在更大的洞穴里；他们也会为谁应该在大热天去取水而争论不休。在寒冷多雨的日子里，他们会感到很烦躁，这个时候他们就会想念有阳光的那些日子。周围事物的改变也会吸引他们的注意。当各种长在树上或者埋在地里的水果、植物数量不足，或者找不到自己最喜欢吃的小虫子时，他们就会发愁。如果有邻居生病或者死去，他们也会很难过，因为他们能够意识到这样的事情迟早也会发生在自己身上。有的时候，威尔玛会因为弗瑞德盯着别的女人看而很不高兴，这时她就会不停地要求做爱，这样又会把弗瑞德弄得很烦。有时，他们会想念自己曾经养过的那条狗，它不幸被一只鬣狗咬死了。如果他们的儿子受到从山那边来的某个人的欺负并受伤的话，他们就会感到很难过。

就算在一切正常的情况下，他们仍然会想到过去曾经发生过的那些不幸的事情以及将来会不会有什么不幸再次发生在他们身上。尽管弗瑞德和威尔玛现在活得还不错，并且他们的儿子也很有可能就像他们这样生活下去，但他们的心里还是积压了太多的东西。

从某些方面来看，过去4万年间情况并没有发生太大的变化。尽管我们的大脑给我们带来了很多好处，但它同样不断地给我们带来大量的麻烦。然而幸运的是，曾经帮助过我们的祖先存活下来的某些能力，同样可以让我们开发出有效的方法，来应对思想中的烦恼并增强我们的快乐，而这些方法自从弗瑞德和威尔玛那个时代开始便有幸得以存在。

正念：解决问题的良药

正念便是这些方法中的一种。经过数千年的文化变迁，正念已经发展成了一种应对我们思想中的某些自然习性的良药。正是这些自然习性使我们的生活毫无必要地变得更加艰难。正念是一种面向体验的特定态度，或者是一种领会生活的特定方法。它即有可能缓解我们的痛苦，又可以让我们的生活变得更加丰富、更有意义。它之所以有这样的作用是因为它能让我们在不断变化的过程中专注于当下的体验，让我们有机会直接洞察我们的思想是如何让我们产生各种不必要的痛苦的。

在我们的思想陷入因为担心受到攻击或担心食物不足而产生的烦恼时，正念练习可以帮助我们重新回到当下这一相对安全的时刻。在我们因为嫉妒或攀比心理而将邻居的丈夫、妻子或住所拿来进行比较时，正念练习可以帮助我们认识到这只不过是一些象征性符号而已，没有什么东西永远都是好的。当我们的思想因炎热或寒冷无法安宁时，正念练习可以帮助我们明白，真正引发痛苦的是我们的不安宁感，而不是温度本身。即使是在病痛或死亡来拜访我们或者最亲爱的人时，正念练习也可以帮助我们认清并接受自然法则。正念练习在帮助我们清楚观察到我们是如何给自己招致痛苦的同时，也教会了我们怎么样来消除引发痛苦的思维习惯，并代之以更加有益的方法。

不同的文化发展出了它们各自的正念方法，而每一种方法的形成都受到特定哲学或宗教思想的影响。尽管方式上各有不同，但所有这些方法的发展都是用来应对类似于我们今天所面临的各种心理问题。在东方，印度教、佛教及道教等都曾发展了自己的正念方法，作为其瑜伽和禅修中的某些练习内容。它们都是用来释放心灵，让人们摆脱非整体性的习惯。在西方，正念同样是犹太教、基督教、伊斯兰教和当地美洲人仪式活动中的一个构成要素。它被用来促进灵魂的升华。在非宗教领域，有不少艺术家、运动员、作家等开发了一些类似于正念的练习方法。他们这样做是为了获得清醒的头脑以便更好地工作。在各种各样的练习方式中，有的方法很奇特，而有的方法则既简单又实用。

在过去十年左右，研究人员和心理健康专业人员已经发现，不管是古代的还是现代的正念练习方法基本上都能够缓解各种各样的心理烦恼与痛苦：从普通烦恼、不满情绪、过分敏感的习惯，一直到像焦虑、抑郁、药物滥用等更加严重的相关问题。甚至在爱情、亲情、其他人际关系以及整体幸福感方面，正念练习的效果也得到了相应证明。研究和临床实践也在逐渐印证着各种古代文化长期以来所宣扬的这样一个观点：正念能让我们洞察烦恼之源，并为减轻烦恼与痛苦提供了有效的解决方法。幸运的是，正念同时还是一种几乎每个人都能够掌握的技能。

同样幸运的另外一点是，不少培养正念的方法并不用花费过多额外的时间。事实上，你可以在进行日常活动的同时——如散步、开车、淋浴、洗碗——来学习并培养正念。如果你也可以腾出一部分固定的时间专门用于正式的正念练习，你将有机会让头脑变得更加清醒，让身体变得更加轻松，最终大大缓解压力，从而更好地去完成自己的工作。

本书会告诉人们如何在日常生活中来培养正念，同时也会一步步地教人们进行正式的正念练习。不管采用哪种方式，学习正念都可以在丰富好的方面的同时，更加有效地来应对坏的方面。

为了能进一步理解正念的价值，你需要更加清楚地认识到为什么日常生活如此的艰难。我们先从比较明显的方面来看一下。

我们的预后是可怕的

在我为心理健康专业人员所举办的关于正念和心理治疗的工作坊中，我有时会这样问我的听众："在座各位有谁最终会死去？"举手回应我的人居然不到一半。世间万物都在变化，有生必有死。尽管我们都明白这个道理，但我们却不愿去想它。曾经有人这样去问一位很有智慧的佛教禅师："在你那么多年坐禅与参悟的过程中，你所领悟到的最重要的事情是什么？"他回答道："最重要的事情是，我等终将一死，但仍能自在生活，如浑然不知。"

他谈到了非常重要的一点。事实上，我们可以通过观察事情变化时我们的反应来认识到我们的很多情感痛苦。

"不要拿走我的奶瓶。"
"我不想用尿壶，我喜欢用尿布。"
"我不想上学。"

我们在出生后不久便开始了对改变的抵触。这种行为随着生活中的每一次变化不断持续着：我们不得不搬家，我们失去了朋友和爱人，我们的社会角色发生了变化。谁真的会愿意因为想去开货车就巴不得自己的年龄变大一点？我记得在我的双胞胎女儿要离家去上大学时，我忍不住哭了起来。在花费了那么多的精力，在相互关爱、共同生活了那么多年后，为什么她们非得要离家而去（我的妻子颇有见解地指出，如果我不得不在因为情感依恋不让她们去上大学和因为智力原因她们上不了大学之间有所选择的话，我可能更会为此而烦恼）？但在眼界开阔之后，我开始明白，当我不得不住进养老院，或者不得不和这个世界永远告别的时候，我是不会非常恐惧的。

对无法避免的改变产生抵触会极大影响到我们的快乐。朱迪思·维奥斯特（Judith Viorst）曾写过一本名叫《必要的丧失》*（*Necessary Loss*）的极有影响力的书。20世纪80年代的很多心理治疗师曾读过这本书。书中指出，让我们无法快乐的大部分原因和难以应对无法避免的改变有关。无论从个人的角度还是从专业的角度来看，这个观点都让我深有体会。你也有同样的感受吗？

你可能已经意识到自己生活中到处都是大大小小的令你讨厌的各种改变事项。下面的表格可能根本就不够你写。那么你所想到的这些改变事项有没有什么共同之处呢？在面对每个改变事项时，你有没有产生相

---

* 此书在1988年曾经由北京大学出版社出版，翻译者是北京大学数学系和中文系的几位年轻教师，至今此版本各地图书馆仍有收藏。此书最新获得版权翻译的版本是上海三联出版社出版的，吕家铭、韩淑珍翻译，译名仍然是《必要的丧失》，各书店和购书网站有售。——译者注。

"对改变的抵触"记录表

花点时间来简单填写一下下列横线中的内容。首先，列出几项在你生命中给你造成了较大情感痛苦的改变事项，它们是一些你非常抗拒的改变。然后，列出一些最近发生的、让你产生抵触感的改变事项，即使是微小的改变也可以。在你所列的这些改变事项的旁边，记录一下各个改变事项在当时给你带来了什么样的情感反应。

最痛苦的改变事项	我对每次改变的情感反应
_____	_____
_____	_____
_____	_____

最近发生的自己比较讨厌的改变事项	我对每次改变的情感反应
_____	_____
_____	_____
_____	_____

似的情感反应呢？我们会发现有的改变事项比较容易应对，而有的则不那么容易对付。所以，当你在观察最具挑战性的改变事项以及最常出现的情感反应时，对上面问题的回答有可能会为你提供一定线索。这些线索可以在以后帮助你选择最适合你需求的正念练习方式。

被快乐钩住

你有没有想过为什么有那么多人无法抵挡炸面包圈的诱惑？营养学家们推测说，尽管炸面包圈对健康有非常严重的不利影响，但我们还是会被它所吸引，因为炸面包圈那种又甜又腻的味道同在食物匮乏的那个时代希望得到丰富营养的感觉有所关联。难怪这种联系会让我们非常喜欢那些早期曾帮助我们作为一个物种得以生存并延续下来的事物。我们会在不知不觉间把车停在我们喜欢的炸面包圈店的门口。就像喜欢这种又甜又腻的食物一样，我们也喜欢爱、喜欢性、喜欢舒适的温度。我们常常会尽力避开各种疼痛和不舒适感，因为这些感觉同人类早期受到的这样一些身体伤害有所联系：手被火烧伤，身体被老虎的利牙咬伤，在雪地中被冻伤。这类感觉当然很不舒服，也让人觉得很危险。

现在的问题是，尽管这种寻求快乐、逃避痛苦的强烈的适应能力有利于我们这个物种的生存，但它同时会让我们形成一种不断追求快乐、躲避痛苦的习惯。作为一个物种，我们得以延续并发展，但作为个体的人，我们每天则会生活在无尽的压力中。因此，除了前面所谈到过的那些不可避免的改变和损失之外，我们又给自己增添了一种与生俱来的情感痛苦。

古代哲学家和现代心理学家都曾经思考并研究过我们的这种寻求快乐的倾向性。弗洛伊德将其描述为"快乐原则"。他认为这种快乐原则能够解释我们的很多行为。在他之后的行为心理学家们也观察到了这样一点：我们会不断去重复那些可以很快获得回报的行为（这些行为体验能够获得快乐）。这些驱动力在我们所做的每一件事中扮演着重要的角色。在生产和销售各种各样能为我们提供快乐的物质和服务的过程中，我们的整体经济得到了不断发展。

但不幸的是，快乐原则也让我们很难抛开一切，活在当下。几乎在每时每刻，我们都试图去调整自己的体验，试图去抓住快乐，试图去逃避痛苦。这就让我们很难完全放松自己，很难获得充分的舒适与满足感。我们会变得非常脆弱，对任何一种东西都会做出过度反应："太热了！太冷了！太大了！太小了！太硬了！太软了！"现在，我们可以花一分钟的时间来回顾一下过去24小时的体验：你在其间有多少时候真正满足过？有多少时候真正享受了展现在你面前的一个个当下的生活状态？对我们大多数人来说，这些当下的感受已经被排除到我们的体验之外，难以在记忆中占据一个位置。我们会用大部分时间不停地追逐自己的一个个目标，试图去寻求那种快乐最大化、痛苦最小化的有限成功感，而这样一种难以获得真正满足感的状况又由于我们进化过程中的下面这个特征而被进一步强化。

为己之利，过度聪明

作为人类，除了能帮助我们生存的那种追求快乐、逃避痛苦的本能之外，我们还有其他各种能力。这当然也是件好事。尽管这些能力很不错，但对于在大自然中生存而言，我们的身体仍然太弱小。我们没有锋利的爪子，没有有力的牙齿，没有敏捷的速度。我们可以想象一下，我们是否有能力张牙舞爪地吓跑一只狮子或老虎，或者是否有能力在遇到危险时飞快地逃脱。我们身上的皮毛也没有真正给我们提供什么有力的保护装备。说起来好笑，就那么一小撮毛，头上长点，腋下长点，阴部还有一点。我们的视力和听力也无法和很多动物相比较。嗅觉也实在不怎么样（只要想一下狗的嗅觉你就明白了。）

当然，作为人类，我们拥有非凡的计划和推理能力。这种能力让我们通过思考在大自然中得以生存。弗瑞德、威尔玛以及我们的其他祖先想出了各种捕猎和避免自己受到伤害的方法。他们学会怎么样来采集并培育植物。他们开发并发展了各种文化和技术，从而丰富了我们的生活，并让我们有能力来统治这个世界（当然，如果我们没有运用好这个能力，那么，我们也可能摧毁这个世界。）

但我们却发现，思维和计划这种非常有效的帮助我们生存的适应机制常常也会让我们无法得到快乐。尽管它们很好也很有用，但它们却是我们日常情感痛苦的根源。因为思维和计划这种机制不同于其他工具，我们不可能在不需要它们时轻易把它们放到一边。它们让我们不断地为未来而担忧，为过去而遗憾，让我们以各种各样的方式去和别人比较，让我们不停地设法改善目前的状况。这就使得我们很难寻求到哪怕是片刻的充分满足感。想得太多让我们的很多事情变得不太可能：无法全身心地去享受食物或音乐，无法专注地去倾听孩子的话，无法在午夜醒来时重新入睡。当我们的心情在思想的控制下不断起伏时，我们的情感就有如坐上了一辆没有终点的过山车一般。头一天我们还是一个聪明的、具有吸引力的、受人欢迎的成功者，但第二天我们就变成了一个愚蠢的、丑陋的、遭人排斥的失败者。只要随便观察一下自己的思想就会发现，我们实际上都是一些具有强迫性思维习惯的人。

> ### "停止思维"记录表
>
> 现在我想请你来做一个小小的实验。闭上你的眼睛,持续大约1分钟。与此同时,停止你的一切思维活动,看一下你是否能够不再让任何杂念进入你的思想(不要骗自己,做完这个实验后再接着读下去)。
>
> 结果怎么样?大多数人会发现他们甚至无法让自己的思维活动停下来哪怕是几秒钟。
>
> 现在请记录下你在这一分钟内所想到的一些事情:
> _____
> _____
> _____
> _____
> _____
> _____

如果你回想一下刚才所想的那些内容,你可能会发现,其中很多内容是关于过去和未来的事情,同时也包括一些想要增强快乐、减轻痛苦的愿望。

比如,此时此刻,我正坐在飞机上写这本书。飞机是今天一大早起飞的。在登机前,我曾考虑过是不是要吃点麦片和酸奶、这可相当于400卡路里的热量啊!现在飞机上经常不提供食物,如果在飞机上我饿起来怎么办?

登机后我又开始在想:"我应该打个盹,还是继续写这本书?我的确很累。如果现在不睡一会儿的话,我会不会把自己弄得筋疲力尽?如果我现在能多写一点,或许会让我心里更舒坦(到目前为止后面这个想法占了上风,所以我现在正在写)。"这都是一些很有道理的想法,但问题是,当我想闭上眼睛休息几分钟时,我却老是摆脱不了这些想法,除非我运气好能很快就睡着,否则的话,我的思想总是在不停地在计划着如何才能将快乐最大化,将痛苦最小化。

我们的大部分时间是以这样的方式活着。我们无法控制自己的思想。

在面对生活时，我们常常是在思考而不是在体验。然而，错过了一次次对当下丰富生活的体验还不是我们遇到的最大问题。不幸的是，我们的思想经常会让我们无法快乐。我们常常会受到某种思维疾病的影响。在试图确保自己能获得良好感受的努力过程中，我们却会想各种各样感到不舒服的事情。尽管这些想法有时很有帮助，但它们同样会招致一些不必要的痛苦。因为每一种消极期待的思维都会和紧张或痛苦的感受有一定联系。

我们每天产生的消极思想的数量是相当可观的，就算这一天过得很不错也同样如此。这还仅仅是指严重程度一般的消极思想。

"消极思想"记录表

现在请花一点时间来回忆一下今天到目前为止你头脑中所出现过的各种想法。尽量把你想到的所有不愉快的、令你担心或担忧的各种想法记录下来（你可能要花点时间才能回忆起来，因为我们有时会倾向于忘掉这些想法）。

_____
_____
_____
_____
_____

你有没有发现点什么？你会不会由于担心各种不好的事情有可能降临到你或你所爱的人身上而想努力去避免它们的发生。

其实并不是只有你会这样想。现在，我把我在做这项练习时所写的内容也给你看一下。此时此刻我正好也坐在另外一架飞机上。我是在周末的父母接待日看望女儿之后登上这一航班的。我现在正在修改本章的内容。我从刚才那一刻开始一直朝前回忆，而下面只是在过去一小时中我所能想到的一些最突出的消极思想：

- 如果前面这个家伙座位上的靠背朝我这里倒下来怎么办？它会不会弄伤我的膝盖？
- 我的头有点不舒服，但愿不要痛起来。

- 不知道机长有没有把机翼展开？我不久前才知道，在过去 8 年间，曾经有过 55 次飞行员忘记打开机翼的情况。最近一次曾经引发了在西班牙的坠机事故。
- 不知道下次还要不要再去看望女儿？她现在上二年级了，她可能会觉得自己长大了，父母再去看望会让她感到很尴尬。
- 见鬼！又有患者在就诊前 24 小时临时取消预约。我想我没法在这段时间里重新安排其他患者。这会对我的收入有影响。
- 我希望女儿能够选择好专业。她是真对这些课程感兴趣还是仅仅因为她觉得她就应该这样选？

看，这就是我过得很好的一天！

过滤我们的生活

在不断运用自己的思维能力试图将快乐最大化、痛苦最小化的过程中，我们同时也过滤掉了生活中具有潜在价值的某些内容。我们偏重于自己喜欢的那些方面，试图避开自己不喜欢的各种事物，但与此同时却忽略了在两者之间我们未能强烈感受到的某些内容。这种不断追逐自己目标的生活方式使我们无法去充分享受这个丰富多彩的世界，让我们很容易错过一些非常重要的东西。

如果此时我正在街上行走的话，我的思想可能会引导我去关注一些非常有吸引力的人（如可爱的孩子或漂亮的女性）。我可能会注意到一些会让我感到害怕的人——因为他们会让我想起自己的虚弱（如衰老的老人或残疾人），或者会伤害我的人（如成群结队的街头小混混）。除此之外，我很可能会忽略其他人的存在。在一定意义上，我们总是在不停地在购买东西。从具体的方面来看，我们购买的是我们认为能带来快乐的物品或服务；从抽象的方面来看，我们购买的是具有吸引力的视觉、听觉、味觉和其他感官体验。这样当然就会让我们的关注范围变得狭碍，会让我们失去很多东西。

我们具有这样一种思维倾向性：将自己所遇到的每件事物评估为好、坏、或中性，同时也会偏重于好的东西而避开坏的东西。你可以通过下面一个简单的练习来观察一下这种思维倾向性。请现在就来做一下这个练习。

如果你非常专心的话，你会很快填完一栏。我们的思想会不停地在评估我们所处的环境，会特别关注能带给我们快乐或痛苦的那些东西，同时也会忽略其他东西。

这实际上会让我们有所损失。我们在旅行的过程中最容易清楚地意识到这个问题。你有没有遇到过这样的情况？在你到一个新的地方或国家去旅游时，你会给自己准备一份"必须一游"的景点名单，上面列的都是一些你认为自己不能错过。但你最终却没有足够的时间来兼顾每一样东西。当我们在一个个景点间不停穿梭时，我们的思想会关注于如何将快乐最大化以及如何避开那些因错过某样东西而产生的失望。但是，在这个过程中，我们却没能去关注一些较小的事物：公园中的小孩、卖水果的摊贩、买彩票的人。有经验的旅游者都明白，这种以目标为导向注重寻求感官享受的旅游方式实际上并不是一种有趣的方式，也不能带来充分的满足感。更好的一种方式是花点时间让自己融入一个全新的环境，关注那些在不经意间映入眼帘、能听到、能品味的事物。在日常生活中也是这样，但我们大多数人却很难将对快乐和目标的追求暂时放到一旁，多花一点时间去品味这样的感受。

喜欢 / 厌恶 记录

喜欢 / 厌恶记录（Attraction/aversion tally）练习最好是在散步或购物时来做。请随身带一个便笺簿或笔记本，在上面分别列出标有"喜欢"或"厌恶"字样的空白表格各一栏。每当见到一样你喜欢或对你有吸引力的东西时，请在"喜欢"一栏下面打上一个记号。每当见到一样你不喜欢或对你没有吸引力的东西时，请在"不喜欢"一栏下面打上一个记号。观察一下每次当你喜欢好的东西或排斥坏的东西的念头出现时你的感受如何。看一下你要花多少时间来填满一栏。

我们失去的不仅仅是这个世界各种丰富多彩的事物，而且可能会在盯着某个漂亮的人看时不小心被石头绊倒，扭伤脚踝，也可能会在开车途中幻想着周末狂欢的快乐而无意间错过高速公路的出口。是否曾经出现过这样的情况：你感到紧张、悲伤或烦躁，但却不知道是什么原因？这可能是因为，在这之前，你不停地追逐某一目标，以至于没时间来关注一下自己的感受，在这之后，这种被压抑的情感才再次爆发。你难以排遣的懊悔情绪可能是因为当你在担心是否能按计划完成工作时却没能认真倾听孩子告诉你的某件重要事情，你的某种怨恨情绪可能是因为你为了掩盖老板不尊重你的事实而专注于某项重要工作而导致。

当我们无法专注于当下、只知道将追求各种各样的目标当作自己生活中的一切时，我们可能就会忽略一些展现在此时此刻的简单而重要的东西，如马路边会绊倒你的石头、高速公路出口的减速路段以及周围的其他人。我们不久后就会发现，丧失正念这种让我们无法专注于自己当下重要情感的生活习惯甚至会给我们带来一些像焦虑、抑郁和上瘾行为这样的问题。

一切皆会过去

因为事物总在不断变化，而我们也在不停地思考如何才能将快乐最大化、将痛苦最小化，所以，我们难免会感觉生活很艰难。不管我们怎么做，快乐终将过去，而痛苦也总会再次出现（反之亦然，有待日后讨论）。作为智力生物，我们很快就能够意识到任何事情都是变化无常的。认识到这一点会让我们产生一种不满足感，即使在享受快乐的那一刻，我们还是会觉察到快乐终将过去：用不了多久，美味无比的冰淇淋就会被吃完；快乐的夏令营就要结束；女朋友或男朋友会离我们而去；我们在下一次考试中可能不会再得 A；我们有可能失去工作；孩子们会意识到父母最终将死去。一旦认识到一切事物终将离我们而去时，与不断思考紧密相连的快乐原则就成了我们要认真考虑的问题。我的一位来访者已经很久没有机会去度假了，在最终去度假的过程中，他发现了这个道理。

亚历克斯（Alex）努力经营着一家非常成功的进出口公司。尽管压力很大，但他还是非常喜欢自己的工作，极少让自己休息。他生怕一旦离开工作有可能会乱套。在妻子一连数月的不断恳求之下，他最终才勉强答应去加勒比海度假一周。他收集了不少信息，希望能找到一个能让妻子尽情享受一下的小岛。

在就要出发的那一天，亚历克斯的心里仍然觉得有点不安。他一方面为自己没有完成的那些工作感到紧张，另一方面又担心自己所选择的度假地是否正确。然而，当他们最终到达度假地的旅店时，他的心情终于开始有所好转。海滩和海水的确很美，妻子也非常喜欢那个地方。

第一天他们过得很愉快。他们享受了各种各样的快乐并对后面几天的日程安排充满了期待："那家饭店一定很不错。""我们应该去潜水。"但不久后，亚历克斯就意识到仅仅一周的时间可能不够他们玩。到第三天时，他开始这样想："见鬼。一半的时间那么快就过去了。我们根本就没有时间把这个地方玩个够。"虽然后面几天他玩得还算不错，但已经有一种不安的情绪开始笼罩着他。当开始下雨时，亚历克斯的心里变得很烦，因为他知道已经没有多少时间可以呆在这里了，工作压力正渐渐向他逼近。

这次旅行让亚历克斯意识到自己的生活态度需要转变。尽管加勒比海非常漂亮，但想到不久后不得不离开时，他竟然无法享受那里的风光。

我们中的大多数人也会不断以不同方式遇到类似于亚历克斯的这个问题，尽管程度不一定像他这样严重。有谁没有在迎来盼望已久的周末的同时却因意识到星期天很快就要过去而开始烦躁不安？想到好事就要结束会让我们如此难过，以至于常常试图将其完全排除于我们的意识之外。

一个古代的问题

正念练习的开发就是为了应对这样的困境。事实上，有一个很重要的佛教传说曾对各种正念的练习方式产生过影响。它所涉及的是一个有关快乐原则在面对不断变化的现实时所遇到的问题。

这个传说大约是这样的：据说佛教创始人释迦牟尼最初是位于现在尼泊尔那个地方的一个王国的王子。按照当时的习俗，他的父亲请来婆罗门的僧侣（Brahmins）为这个新出生的王子预测未来。由于当时没有类似于现代儿科 Apgar 评分系统*，所以，那些僧侣只有去看王

---

* Apgar 评分，即阿氏评分、新生儿评分。在胎儿出生后，根据皮肤颜色、心搏速率、呼吸、肌张力及运动、反射五项体征进行评分。大部分新生儿的评分在 7~10 分之间。——译者注

子身上有没有三十二相*，而在王子身上也完全发现了这三十二相，从而得出结论，王子命中注定要成为世界上伟大的政治领导者或者伟大的精神领袖。像很多父亲一样，释迦牟尼的父亲当然也希望儿子能够子承父业。于是，国王想尽各种办法来防止释迦牟尼对精神层面的一些东西产生兴趣。为了达到这一目的，他要求释迦牟尼只能呆在皇宫里，但可以享用各种能给自己带来快乐的东西。国王这样做所基于的想法是：如果自己的儿子不知道什么叫痛苦，他就不会有兴趣去做一个精神导师。

有时候王子坚持要出宫去看一看，在这种情况下，国王会命令将宫外一切有可能引发烦恼的事物都隐藏起来。这就像我们现在每当要举办什么大型活动前都要把这个城市重新粉饰一番一样。然而，当王子渐渐长大之后，他不再那么听话了，并且充满了好奇心。有一天，在没有得到父亲同意的情况下，他说服了自己的一个随从带他到宫外去看一看。据说，在第一次偷偷出宫的过程中，年轻的释迦牟尼看到了一个老人。于是，他就问那个随从："这是什么？"

随从回答道，"衰老。"

王子又问道："这种东西会发生在什么人身上？"

---

* 根据《三藏法数》，三十二相包括：一、足安平相，足里无凹处者。二、千辐轮相，足下有轮形者。三、手指纤长相，手指细长者。四、手足柔软相，手足之柔者。五、手足缦网相，手足指与指间有缦网之纤纬交互连络如鹅鸭者。六、足跟满足相，跟是足踵，踵圆满无凹处者。七、足趺高好相，趺者足背也，足背高起而圆满者。八、腨如鹿王相，腨为股肉，佛之股肉纤圆如鹿王者。九、手过膝相，手长过膝者。十、马阴藏相，佛之男根密藏体内如马阴也。十一、身纵广相，头足之高与张两手之长相齐者。十二、毛孔生青色相，一一毛孔，生青色之一毛而不杂乱者。十三、身毛上靡相，身毛之头右旋向上偃伏者。十四、身金色相，身体之色如黄金也。十五、常光一丈相，身放光明四面各一丈者。十六、皮肤细滑相，皮肤软滑者。十七、七处平满相，七处为两足下两掌两肩并顶中，此七处皆平满无缺陷也。十八、两腋满相，腋下充满者。十九、身如狮子相，身体平正威仪严肃如狮子王者。二十、身端直相，身形端正无伛曲者。二十一、肩圆满相，两肩圆满而丰腴者。二十二、四十齿相，具足四十齿者。二十三、齿白齐密相，四十齿皆白净而坚密者。二十四、四牙白净相，四牙最白而大者。二十五、颊车如狮子相，两颊隆满如狮子之颊者。二十六、咽中津液得上味相，佛之咽喉中，常有津液，凡食物因之得上味也。二十七、广长舌相，舌广而长，柔软细薄，展之则覆面而至于发际也。二十八、梵音深远相，梵者清净之义，佛之音声清净而远闻也。二十九、眼色如绀青相，眼睛之色如绀青者。三十、眼睫如牛王相，眼毛殊胜如牛王也。三十一、眉间白毫相，两眉之间有白毫，右旋常放光也。三十二、顶成肉髻相，梵名乌瑟腻，译作肉髻，顶上有肉，隆起为髻形者。亦名无见顶相。以一切有情皆不能见故也。——译者注

随从回答道:"幸运的人。"

这个发现让王子感到有点不舒服,于是他回到了皇宫。在第二次偷偷出宫的过程中,王子和他的随从又看到了一个生病的人。王子便问道:"这是什么?"

随从回答道:"疾病。"

王子又问:"这种东西会发生在什么人身上?"

随从答道:"大多数人。"

在第三次出宫的过程中,他们见到了一具尸体。

"这是什么?"王子问道。

随从回答说:"死亡。"

"这种东西会发生在什么人身上?"王子又问。

"每个人,我认为。"随从说。

这个时候,王子的心里再也不能平静了。他更加充满了想要了解这个世界的渴望。于是,他再次说服了那个随从再带他出宫一次。这一次,他们遇到了一个悠闲自在的出家修道者(当时在那个国家有不少这样的人)。"这是什么?"王子问道。

他的随从大致是这样回答的:"是一个想要找到办法来应对我们前几次所看到的那些情况的人。"

就这样,王子对快乐的幻想顿时破裂了。他不再满足于自己目前的生活。他想要找到一种如何来应对现实的生活方式(我们也一样)。所以,我们面临最大的问题:衰老(如果我们足够幸运的话)、疾病和死亡是不可避免的。除此之外,还会有无数各种各样的遗憾和失望会在我们没能得到想要的东西时出现。因此,痛苦不可避免这一点是显而易见的。由于我们把大部分的时间都用来思考如何才能将快乐最大化,如何才能避免痛苦,所以,我们最终会无法获得满足感。

未 获 成 功

实际情况更糟。我们似乎也本能地希望去强化自己的自尊感。罗伯特·赛波斯基(Robert Saposky)是斯坦福大学的一位研究压力生理机制的神经系统方面的科学家。我曾经听过他在几年前接受美国国家公共电台主持人特里·格罗斯（Terry Gross）*采访时所谈到的一次个人经历。我记得他当时讲述了这样一件事：在过去的 20 年间，他与他的同事隐藏在非洲大草原的茂密植物中偷偷地观察狒狒的群体生活。当狒狒在进行相互交流的过程中出现一些戏剧化的冲突时，这些科学家常常便会射出涂有麻醉药的飞镖使狒狒们失去知觉。接着他们会抽取狒狒的血液进行检验，以便研究狒狒在面对压力时的心理反应。

特里·格罗斯问道："你们发现了什么？"

"实际情况很复杂，很难一概而论。"罗伯特·赛波斯基这样回答道。

"那么有没有什么发现让你印象深刻呢？"

"我们的确反复发现了这样一种情况：如果一只雄性狒狒在群体中处于一种比较低下的地位，这就会对它的健康相当不利。"

当然，我们不是狒狒。但作为智力更高的灵长类动物，我们的问题在很大程度上类似于我们的同类。怪不得中学年龄段的孩子特别看重彼此间的地位，他们会因为不如别人而感到丢脸。作为成人，我们在这方面的表现只不过更加微妙一点而已。

你有没有过把自己和别人进行比较？你有没有产生过嫉妒或优越感这样的感受？你有没有注意过谁更招人喜爱、谁挣的钱更多、谁拥有更高级的车或房子、谁长得更有吸引力、谁的婚姻或家庭更幸福、谁的身体更好、谁更聪明、谁更受别人尊重？这个问题名单可以一直列下去。只要我们没有睡着，这些东西就会在我们当下的生活中占据重要的地位。为了了解这种倾向性的影响到底有多大，我们可以尝试做一下下面这个练习。

看一下自己所列的这个表，你可能会发现，这也就是无法让你得到快乐的一个重要原因之一。

作为人，我们永远无法在社会中获得一个稳固的地位。这是因为我们的思想有这样一种非凡的能力，它会不断去关注群体成员构成发生了什么样的改变，不断去考虑评估自己的处境与地位。在中学期间，一个很聪明的女孩会因为自己相对于同伴所具有的优势而感到自豪。但当她进入一所很好的大学之后，她可能会突然失望地发现，自己只不过是这个新的群体中智力平平的一个人而已。

---

* 特里·格罗斯是美国国家公共广播电台"新鲜空气"节目的主持人和监制，曾以对美国文学社区的卓越服务获得过文学奖。——译者注

地 位 等 级

记录下你为自己所处的地位所评估的一个等级。这样做会让你觉得有点尴尬，但它却有一定的指导意义。你可以以重要性为顺序，大致列出在你将自己同别人进行比较时你最突出的那些素质与能力（如财富、力量、智力、吸引力、是否慷慨等）。

1. _____
2. _____
3. _____
4. _____
5. _____
6. _____
7. _____
8. _____

我们同时也会不断对自己觉得是否足够快乐与舒适的程度进行调整。初为成人的我们会因为能够买得起一套小型公寓而产生相当的成就感。但在几年之后，我们就会觉得自己非得拥有一幢更大的房子不可。我们会不断对衡量自己是否成功与满足而对标准进行重新调整。

实现目标能够给你带来长期的满足感吗？或者说在每一次实现目标的过程中，你有没有对你的成就感或满足感渐渐变得麻木不仁，以至于又开始去寻找新的目标？你的思想有没有不断在想象快乐总是在未来的某个地方等着你？——"我要赶快毕业、赶快结婚、赶快买房、赶快退休。"

我的一个患者在几年前让我更加清楚地认识到了这个道理。他刚刚以3000万美元卖掉了自己的石油交易公司。在谈话过程中，他不断提到过"3000万美元现金"这几个字，我也不断跟着他在想象这笔钱到底能够堆多高。但他却显得非常压抑。他一直都在进行国际能源贸易，一旦想到不再从事这个行业，他便觉得不知所措，觉得自己的生活失去了目标和意义。我非常愿意接待这样的来访者，因为我很想引导他从哲学的高度来看待生活。我觉得他应该正处在人生一个关键的转折点，而我则可以帮助他重新认识到生命中最有价值的东西，并为他的生命赋予新的存在意义。

正如心理治疗师在治疗过程中常常会遇到的一样，前几次治疗效果

> **实现目标**
>
> 　　用点时间来想一下,你生活中的一件你曾经认为能给你带来长期幸福感的事情。有的时候,我们的目标很有限:我希望我的牙不再痛,我希望孩子晚上能够睡着。但有的时候,我们也会为自己设定一些远大的目标,比如获得一个学位、找到中意的对象、得到一个好工作、挣到更多的钱、生一个孩子。写下几个你曾花了一段时间专注于要实现的目标。
>
> - _____
> - _____
> - _____
> - _____

并不明显,我无法真正进入他的内心。然而,在第四次会面时,他看上去好像快乐多了。我问他是不是发生了什么事,他告诉我:"前两天我想到一个投资计划,我可以把3000万美元增值为5000万美元。我想如果我能拥有一家5000万美元的公司的话,我一定会感到自己终于取得了成功。"

他说这番话时满脸严肃。我以后就再也没有见到他。

作为一个年轻的心理学家,我当时仍然对自己的事业和生活是否成功充满了很多担忧。我的这位病人则帮助我在这方面有了更清楚的认识。在那一天我意识到,不管我取得什么样的成功,我的这种希望将自己和别人进行比较的倾向性都可能会一直持续下去。我们总是会找到新的对象来进行比较,但不会太有兴趣用不同社会阶层的人来和自己进行比较:律师不会和没有专业对等性的看门人进行比较;年轻的时装模特也不会和老妇人进行比较。我们只会去和那些同自己大致相似的人进行比较。我们的比较对象的群体也会不断发生变化,但我们无休止地担心自己在群体中的地位这一点则是不会变的。

因为我们总是会时赢时输,所以,对成功的担忧当然会不断导致各种问题(有一次,我在一个工作坊中曾讨论过这一点。我这样问道:"在座有哪一位是生活中一直都能取得成功的人?"有一个人举起了手。我当时在想:"但愿吃饭时我不要遇到他。")。我们不仅在每天和别人比较的竞争中会时输时赢,与此同时,我们还在一步步走向疾病、衰老和死亡。

大大小小的挫折

我想再次请你填写下列两栏清单。在第一栏中，请填写在生活中曾让你感到很不快乐或非常失败的那些仍记忆犹新的事情，这些事情往往是发生在你在竞争中失利或你认为自己的能力不如别人时。在第二栏中，请记录下发生在过去几小时或过去几天内的同样的事情，可以把那些极小的事情也包括在内。

最大的挫折	最近遇到的挫折
_____	_____
_____	_____
_____	_____

如果我们足够诚实的话，我们中大多数人能够找到足够的内容来填写这两份清单。你有没有从中发现什么共同模式或特征？如果这些事情具有某些共同点，如果它们和你在前面的"地位等级"记录表中所填写的内容彼此相关，这将是一件非常有趣也很有启发的事情。我们所有人似乎都很关心自己在这个社会群体中的地位，与此同时，常常还会用不同的标准去衡量这个地位。我们对成功与失败的体验往往依赖于我们如何来确立自己的身份。在第六章中，我们将进一步探讨这个问题，将观察一下正念练习是如何帮助我们在面对因失败和压力而思维失控时找到正确方向的。

爱让人受伤

我们是这样一种具有高级智力的灵长类动物：我们有着寻求快乐、逃避痛苦的本能；我们试图提高自己在这个社会群体中的地位；我们生活在一个无法回避衰老、疾病、死亡以及诸多其他烦恼与挫折的世界。除此之外，我们还有一种始终朝坏的方面去看待事物的倾向性。因此，如果我们认为生活比想象更加艰难的话，这反而是一件不足为怪的事情。

好像这一切还不够，进化过程还让我们具备了一种与生俱来的适应机制，尽管这种机制能够帮助我们这个物种的延续，但它同时也增添了我们的烦恼，这就是我们爱的能力。在大自然中，成年的人类是一种在身体方面处于弱势的动物（没有强有力的牙齿和爪子），我们的孩子在这方面就更不用提了。如果没有父母的话，一个出生在丛林或大草原中的婴儿是活不了多长时间的。幸运的是，进化的力量让人类拥有了强大的情感反应。它会让父母悉心照料好自己的孩子，也会让孩子努力寻求父母的关爱。这种情感关系既是通过性与爱的方式，也是通过夫妻、家庭、部落以及更大的文化群体将彼此结合在一起。通过相互间彼此的帮助，我们既得到了成长，也获得了保护，这就大大增强了我们存活的几率。

这类情感也给我们带来了大量痛苦的体验。我们除了要不断为自己考虑寻求快乐和逃避痛苦的方式之外，又要为自己所爱的人是否能够得到快乐而担忧。我的一位患者最近才做了父亲。这是一件一直以来让他很害怕的事情。他的担心主要是因为他觉得自己过于敏感，会因为任何快乐或痛苦的事情而受到极大的影响。所以，他一直生活在对失望的恐惧中。现在，每当想到自己必须为孩子起伏不定的未来而担忧时，他觉得自己几乎都无法承受了。

"爱的烦恼"记录表

我想再请你来简单填写下列两栏中的相关内容。在第一栏中，请记录几件发生在过去的让你印象深刻的重要事情，这些事情表现的是你对自己所爱的人或者其他人的关心给你带来烦恼、愤怒和悲伤的感受。在第二栏中，请记录几件在过去几天发生的同类事情，它们甚至可以是一些很小的事情。

所爱的人带给 你的巨大烦恼与痛苦	所爱的人最近带给 你的烦恼与痛苦
_____	_____
_____	_____
_____	_____
_____	_____

他的这种担心也不无道理。在我们有了孩子之后，安全就变成了一个比以前更加难以确定的问题。我们现在不仅要担心自己生活中各种让人失望和悲伤的事情，要为孩子的快乐与痛苦而深受影响，还要为其他家庭成员、朋友以及周围一些人起伏不定的生活状况而受到不同程度的影响。总之，我们爱的能力越强，就越容易对别人的快乐和痛苦感同身受。尽管这种挂念与同情是人类所具有的一种非常奇妙的能力，但它同时也会使得我们寻求快乐、逃避痛苦的目标变得更加难以实现。

我们大多数人会发现，这些想法常常占据着我们的思想。就算在我们所爱的人一切都很正常的情况下，我们还是会觉得不幸的事情迟早会发生在他们身上的。

痛苦大于快乐

我们的问题还没有完，在正面与负面的体验中，进化的过程似乎让我们更容易去关注并记住后者。南希·埃特考夫（Nancy Etcoff）是哈佛医学院的一位进化心理学家。她曾认为，上述特征对人类的生存与延续有着积极的意义。我们可以把我们的情感体系想象为一个烟雾探测器。它误报一次并不会要我们的命，但如果真正出现火灾时警报失灵，我们很有可能被烤熟（并无夸张之意）。比如，曾有研究表明，我们的味蕾对苦的反应强于对甜的反应，这种进化机制可能是为了保护我们免于受到毒物的侵害。相比较更好地享受甜美的水果而言，这一点要显得更为重要。因为进化的力量让我们处在一个各种危险近在咫尺的世界中，蛇、老虎、悬崖、有毒的植物都对我们构成了威胁。因此，在正面与负面的体验中，我们最好能够记住并辨别后者。所以，人类拥有这种本能当然也就不足为怪了。错过了一次美食与美色的机会或许并不会让我们有丧命或绝后的危险，但因为失误而遭遇老虎或掉下悬崖的后果则不堪设想。

这种本能对我们的情感会构成负面影响。由于我们倾向于记住那些引发痛苦的经历，所以我们往往也会预期它们有可能在将来出现。就算在什么问题都没有出现时，不愉快的经历、思想中的烦恼以及悲观的结论都常常引发我们少许情感的伤痛。因此，只要我们的思想还主宰着我们的生活，只要我们无法摆脱对过去和未来的记忆与预期，我们就注定要体验痛苦。

都是我的错

具有讽刺性的是，我们中的很多人会以其独有的人类习性在自己痛苦的伤口上再撒上一点盐。我们往往会得出这样的结论，认为不满足感之所以产生都是因为自己的错。生活在自由市场经济环境下或多或少会使这个问题加重（这里我无意提倡其他社会体系，每一种社会体系都有其自身的问题）。在这种环境下，企业家和市场营销人员吸引你购买产品和服务的方式是向你宣传这些东西能够带给你更多快乐，并能减轻你的痛苦。他们非常聪明，知道什么东西才会让你动心。当看到快乐的伴侣坐在敞篷车中奔驰而去，或者看到性感的冲浪者和情人举杯痛饮时，我们会觉得如果自己也能开上那样的车或喝上那种酒的话，感觉一定也会很棒。

这种市场营销模式除了会导致浪费、会给环境带来破坏之外，也是加重个人痛苦的一个因素。在成长过程中，由于我们的思想充斥这样的一些信息，所以大多数人会认为，如果我们不幸福，要么是因为我们做出了错误的选择，要么是因为我们在什么地方犯了一些根本性的错误。"如果我一开始就找到合适的工作、找到正确的伴侣就好了。如果我坚持正确的饮食方式、做整容手术、买适合我的洗发水或牛仔裤，那就好了。这样我就一定能快乐，但我为什么总是在犯错？"

"我的错误"记录表

观察这个问题的一种方式是来记录你所认为的各种错误。花点时间来写下你曾做出的让你感到遗憾的选择。比如，你有没有在什么情况下曾经认为，如果你做出不同选择的话，你会过得更加快乐。

_____

_____

_____

_____

在完成上面这份记录表后，请观察自己所写的内容。你认为其他选择真的能给你带来长久的满足感吗？

当然，有时我们并没有认为自己的选择是错误的。然而，认为自己做出了正确的选择但仍然不快乐的这另外一种信念所造成的影响甚至会更糟，这意味着我们一定在什么地方犯了非常严重的错误，以至于正确的选择都没能产生良好的结果。

不管从哪个角度看，我们往往都会把问题归咎于自身，而忽略了这样一个事实：大多数的人类痛苦源于我们的进化历史、我们的生物构成方式以及我们不可避免的生存困境。由于没有能意识到痛苦往往是来源于人类普遍的思维习惯，而并非我们个人所犯的错误，所以我们当然就会使自己的问题严重化。

我们的错误导致了我们的痛苦这种信念也会让我们不大愿意将自己的问题告诉别人。我们担心，如果向别人承认自己的生活充满问题的话，就会导致对方看不起自己。没有人想让自己成为别人心目中的"失败者"。因此，如果周围的每个人看上去似乎都还不错的话，我们往往也会在和别人谈话的过程中将自己的痛苦最小化。因为如果我们的生活看上去总是挫折不断，我们就会觉得自己无能，或者会认为自己有问题。有时候，当我们问候别人"你最近怎么样"时，对方可能会给出这样一个让你平添烦恼的回答："太棒了！"这时候，你的心情往往会变得更加沮丧。

因为我们注定会不断将自己去和别人相比较，所以，觉得自己无能的情绪往往就会笼罩着我们的生活。这种无能感不仅与我们的竞争欲望有关，也与德国人称之为"幸灾乐祸"（schadenfreude）的体验有关——我们会暗自庆幸自己没有遭遇到别人的不幸。

正念练习，解决之道

弗瑞德和威尔玛的痛苦来源于他们对野兽和食物的担心，对邻居的住所和配偶间的融洽关系感到嫉妒，对时冷时热的气候感到烦躁，对疾病和死亡感到恐惧，对儿子是否能健康平安地成长感到担忧。这一切都是因为他们发达的大脑为了保存并延续自己作为一个物种得以生存下来的遗传基因而做出的一种自然反应的结果。就像其他人一样，他们之所以苦恼是因为世事的变幻莫测。然而，进化的力量会促使他们去寻求快乐、逃避痛苦，去分析过去、准备未来，去努力维护自己的社会地位，去关心孩子及对方。

幸运的是，进化的力量不仅让人类形成了导致情感烦恼的思维习惯，也为人类准备了帮助自己从中解脱的能力。我们数千年来用于理解并发展自己生存环境的相同能力也可以帮助我们理解我们的思想是如何给自己招致了一些不必要的痛苦，以及我们应该怎么样从中解脱出来。

本书后面的内容是关于正念的培养。这种具有数千年历史经验且令人难以置信的简单练习方式，正是一种能够用来应对并缓解我们所讨论的这些心理痛苦的方法。正念能够帮助我们去拥抱起伏不定的生活，而不是去抵制它——尽管这种起伏不定是不可避免的。它给我们提供了应对人类困境的工具。生活在一个快乐与痛苦并存的世界中，正念能够帮助我们改变只知道寻求快乐、逃避痛苦的机械死板的固有习性。在我们只关心如何将自己和别人进行比较时，在我们片刻也无法排遣对过去和未来的烦恼与担忧时，正念能够让我们意识到这是一种愚蠢的行为方式。

正念也能够强化我们对他人的爱的能力，尽管这种能力会让我们更容易受到个人成功与失败及其所导致的快乐与悲伤的影响。

第二章
正念——解决之道

如果弗瑞德和威尔玛当时有机会学习并练习正念就好了。虽然他们仍然不可能拥有像室内卫生或空调系统这样的现代设施，但他们可能会发现自己更有能力来应对日常的烦恼与不舒适感，对病、老、死也不再那么恐惧，不会太在意邻居是否比自己过得好，不会因成功与失败而过于烦恼，也不会凡事都责怪自己。这就有可能使弗瑞德不至于患上胃痛的毛病，使威尔玛不至于每天晚上要喝越来越多的发酵浆果汁才能入睡，他们的儿子也不至于每天呆在山洞里不敢出去，生怕自己被动物咬死。这还有可能帮助他们真正去关注并体会当下的生活，使他们彼此之间和邻居之间、和整个自然环境之间都能够和谐相处，从而更加有效地应对来自于日常生活中的各种威胁与失望。他们甚至有可能成为智人中的智人，也就是真正拥有非凡智慧的智人。

我们现在拥有他们不曾拥有的机会。我们可以从具有数千年历史的正念练习中有所收益。为了能够充分利用好这笔财富，我们有必要先来进一步观察在正常情况下我们的思想的活动方式。

听起来很容易

当我们说"正念"的时候，我们指的是什么？它并不是指某种特定的心态（比如宁静或快乐），也不是指某种特定的思想内容（比如积极的思想或情感）。它指的是一种对体验的特定态度，无论这是一种什么样的体验。这个概念是很难用语言完全表达清楚的，因为正念从本质上来说就是一种超越语言的态度。然而，语言仍然能够帮助我们走向正念，教会我们培养正念的方法。

我和我的同事们认为最具实用性的关于正念的定义应该是这样的：这是一种以接受的态度对当下体验的觉察。这听上去好像很容易，很难说你现在都在想："嗨，我现在已经能够觉察并接受自己当下的体验了。"的确，我们往往就是这样想的，除非我们能够仔细观察到自己的平常心态。在大多数情况下，我们的心态决非是一种正念。事实上，研究人员发现，他们能够通过询问的方式来检查我们正念时的当下感受，从而非常可靠地对我们的正念水平进行衡量。

日常丧失正念

你想不想来猜一下每个星期天的早上曼哈顿各所医院所接待的急诊病人的主要病因是什么？花点时间猜一下（不要偷看后面的内容）。居然是切割百吉饼时所致的损伤。每星期天早上，有数十个人在和家人闲聊的过程中由于过度分心而在切割百吉饼时受伤。在缺乏专注意识的情况下，他们无法协调好自己身体的动作。

这类事故的高发频率其实不足为怪。随便想一下你就会发现，我们典型的精神状态常常就是一种不太专注的丧失正念。在大部分时间里我们都在回忆过去，幻想未来。我们通常处于一种好像在自动驾驶器引导下的操作状态，即我们的思想和身体各司其职。这就好像在心灵之外还有另一个心灵（mind）*在控制着身体。

我来给你举一个令人尴尬的例子。这件事发生在我最近开车去参加一个工作坊活动的途中，而这个工作坊活动的主题偏偏就是正念与心理治疗。

为了不至于迟到，我匆匆忙忙上路了。开车后没有几分钟，我突然意识到我在马萨诸塞州的收费站转错方向了。由于这是一条收费公路，所以，一旦错过了一个出口，就只有在160公里外才能找到下一个出口。

---

* mind，本书中这个词主要翻译成"心灵"，某些情况下会翻译成"心"、"头脑"或"精神"。——译者注

转错了方向意味着我肯定会迟到。这个时候，我反而有更多的时间来反思一下我到底出了什么问题："究竟是谁在开车？"我实在想不起来自己在什么时候做出了要朝西转而不是朝东转的决定。我还能够回忆得起来我的车在驶向右车道时的情景，但在这之后我就想不起来我是否决定要朝西转了。当时我的心里一直在准备自己的发言内容，而我的身体则在驾驶着汽车，完全就像处于自动驾驶状态下。

　　日常丧失正念的其他例子则举不胜举。你有没有注意过下列情况出现的频率有多高：当你和家人、朋友在一家饭店吃饭时，你们往往会转变话题，开始谈论过去曾在哪里吃过或者以后要到哪里去吃。当你和朋友或家人回忆过去的美味、幻想今后的美食时，你们却没有尽情品味就在你眼前餐盘中的食物当你幻想自己的假期时，回过神来才突然发现办公桌上堆积如山的工作有待你去完成。

　　你甚至现在就可以来观察一下日常丧失正念的某种实例。在你读这本书的过程中，你的思想有没有开小差？你有没有出现过类似于这样的想法："我不知道这本书是不是真的会对我有用。""我不知道正念这种东西会不会给我带来什么好处。""我希望这一章的内容不要像上一章那样乏味。"或者你已经把书完全丢到了一边，开始在想接下来要做点什么，或者在回忆今天曾发生过的事情。任何这些想法都会让你无法获得在当下的此时此刻阅读这些文字的真实体验。事实上，此时正在阅读本书的这个行为或许应该让你无法觉察你目前的身体姿势、周围温度的高低、现在是白天还是黑夜、现在是饿还是渴。

　　进入正念就需要我们能够观察到自己每时每刻的专注点所在。它包括了要关注到我们分心或专注的多种方式。我们中的大多数人已经非常习惯于丧失正念的状态，以至于对此熟视无睹。我们没能注意到自己的思想已经离开了当下应该专注的内容，这是因为我们的思想长期以来已经习惯这样了。你可以通过填写"丧失正念记录表"来观察你在什么时候最容易丧失正念。

　　如果你也和大多数人一样的话，你可能会注意到你的思想决不是一种"以接受的态度充分觉察当下体验"的状态。

什么最重要

当考虑什么对我们最重要的时候,日常丧失正念的普遍性会表现得尤其明显。请做"什么最重要"的练习,以便进一步观察。

现在请回忆一下在这个重要时刻你究竟在想些什么?你是在专注于回忆过去还是在想象未来?或者在专注于体验眼前的一个个当下片刻(正确的答案应该是:专注于体验眼前的一个个当下片刻。)?

尽管当下的体验才是对我们最有意义的体验,但我们的思想却会习

"丧失正念"记录表

1—极少 2—有时 3—常常 4—频繁 5—大部分时候

请使用下列从 1 到 5 按次序排列的 5 个等级来评估下列行为的发生频率:

- 我弄坏或泼洒了东西。(＿＿)
- 我不知不觉地在做一件事,但自己也不是太清楚究竟做了些什么。(＿＿)
- 我做事时匆匆忙忙,没有真正专注于它们。(＿＿)
- 我非常关注自己的目标,以至于忽略了现在所做的事情。(＿＿)
- 我一边听别人说话一边做自己的事情。(＿＿)
- 我总是会想到过去或未来。(＿＿)
- 我在吃东西时心不在焉。(＿＿)
- 我无法集中思想,无法专注于自己的感受。(＿＿)
- 我的思想会开小差,我很容易分心。(＿＿)
- 我在开车时好像进入自动驾驶状态,无法专注于自己的行为。(＿＿)
- 在做一些像清洁或洗衣服之类的家务时,我总是会做白日梦或想到别的事情。(＿＿)
- 我一次要同时做好几件事,而不能每次专注于一件事。(＿＿)

> **什么最重要**
>
> 花点时间来回忆什么时候是你觉得非常珍贵的时候,或许是你和你所爱的人度过的一段特别时光,或许是你在大自然中的一次特别经历,或许是你在抱起了一个孩子、登上了一坐山、帮助一个危难中的朋友时。请记录下当时发生的情况。
>
> _____
> _____
> _____

惯性地试图去摆脱当下,总想去寻求某个"好东西"。这就是一种特别常见的丧失正念的形式。

- 你有没有发现你常常会匆匆忙忙地赶快把碗洗完,以便可以去喝茶、读书、看电视?
- 你有没有发现你在工作时会经常看表,巴不得它能走得更快一点。
- 你的思想会不会像一个坐在车里的孩子一样,总在那里不断地问:"我们什么时候才能到那里啊?"

说实话,在回忆的过程中我们会注意到,我们之所以会忙来忙去,目的就是为了摆脱当下的生活体验,以便能到达一个更好的目标。这便是指导我们生活的快乐原则所导致的结果。我们不断寻求快乐、逃避痛苦的驱动力会让我们倾向于去追求自己所想象的下一个更好的目标点,但让我们未曾意料的是,这种行为却促使我们正在朝着死亡的终点急速迈进,让我们错过了在真正意义上活在当下的此时此刻。

同样由快乐原则驱动的另外一种形式的丧失正念会使我们错失自己的生活,因为我们总是试图按照自己的计划来安排生活。

苏西(Susie)一直在盼望圣诞节的到来,因为这是一年中大家难得一聚的机会。她希望能把这个圣诞节办得很完美。在感恩节之后,苏西就开始忙着进行准备了。她买了各种礼物,对房子进行了装饰,也对圣诞大餐进行了精心的安排。

然而,当圣诞节到来时,她却开始感到不安了。她觉得自己还没有把房子完全装饰好,并且为女儿准备的礼物也让她无法感到满意。当大家都到达时，苏西觉得自己心不在焉。她希望享受家人团聚的快乐，但却无法让自己完全放松。她不断地在想还有些什么地方没有做好，有哪些方面不是很让人满意。

当一切结束大家都离开之后，苏西觉得自己很失败。她始终对结果是否完美充满了担心，以至于无法真正享受到与家人的团聚。

我们所有人都有类似的经历。它可能发生在各种场合下：举办聚会、为客人做菜、进行演讲、带孩子去幼儿园。我们可以引用哲学家伏尔泰曾说过的一句话："完美是良好之敌。"

在我最初接受心理治疗师训练时，曾经有一位高级督导这样告诉我，快要到达生命尽头的那些人极少会这样想："见鬼！我本应该多花点时间在我事业上。"极少有人会因为没有取得更大成就、没有变得更加富有或更有权力、没有取得其他外在目标而遗憾。相反，人们常常会因为没能更多关注和自己关系最为紧密的那些人而遗憾，会因为没能更多体验由一个个普通当下时刻所组成的生活过程而遗憾。就算在不用马上去面对死亡的时候我们也会发现这一点。在孩子就要离开、在所爱的人就要与世长辞时，我们是不是会回忆以往，会因为错过了一个个本有可能与他们相处的平凡时刻而懊悔不已？

应对丧失正念的一种方法是去切身体验发生在当下的事物，要专注于我们所做的事情，而不能心不在焉；要珍惜当下的时刻，不能只顾盼望下一刻的到来而巴不得它快快离去。这就意味着当我们手握百吉饼进行切割时，我们能够关注到自己的身体和感受。这还意味着当我们在驾驶汽车时，我们是否留意自己的身心合一，是否注意到了应该是朝东还是朝西转。这也意味着吃东西时我们在品味食物，与朋友、爱人相聚时，我们在关注对方。在读这本书的此时此刻，这意味着当你握住这本书时，你关注的是你双手的姿势；你留意的是你的体位所带给你的对自己身体实实在在的体验；你注意到的是你的思想对书上一个个文字所做出的反应。正如我的同事麦塔·麦克加维（Metta McGarvey）所指出的一样："正念是一心一意面对一项任务。"它意味着对我们此刻生活的全身心投入。

正念的起源

目前，在西方心理学界，我们所使用的"正念"一词主要来源于具有2500年历史的佛教的教导。尽管不同的文化开发出了成百上千种培养正念的方法，但这众多方法都曾在佛教长达25个世纪的历史中有所描述并得到改进（这里并不是说你必须成为一名佛教徒才能从这些方法中有所收获。相反，无论个人信仰是什么，你都可以利用佛教传统中的相关内容来详细指导自己进行正念练习，可以利用通过正念练习发展而来的那些领悟）。

在上一章中，我们曾讲述过佛教创始人释迦牟尼的传说。现在我们接着来讲。你可能还记得当这位年轻的王子意识到老、病、死都是不可避免的时候，他感到非常难过。由于他对世人的预后有了觉察，所以他无法再对平静而舒适的生活感到满足。于是，他决定离开王宫，去寻求另外一条能够通向满足之路。

据说，在接下来的五六年中，他为了修道而让自己过着苦行僧般严谨的生活，这种生活曾几乎把他饿死。尽管在修道的过程中他也得到了各种各样的收获，但他还是发现这种做法无法令他满意。由于冲突和欲望仍然存在，所以他始终不能获得满足感。一天，他觉得自己的身体非常虚弱以至于几乎就要晕死过去，这个时候他突然意识到自己并没有找到一条正确的道路。于是，他决定要以正常的方式重新开始进餐，这样才能够养育他的心灵和身体。在这之后，王子坐在了一棵树下并开始禅修，直到能找到一种可以应对他的（以及我们的）现世困境的方法。据说在49天之后，他终于"觉悟"（woke up）了，他找到了一种解脱心理痛苦的方法。

他之所以会觉悟是因为他仔细观察了自己的思想，体会了各种各样好坏不同的思想状态。他应用的方法就是我们将要讨论的正念练习。这种方法在应对我们这个时代各种各样的心理痛苦时同样有着非凡的效果。

王子在树下究竟做了些什么？据说"正念"是对巴利语中"sati"一词所进行的英语翻译，它指的是觉察、专注和忆念（巴利语是佛教徒最

---

* 在英文中，这个词是口头用语，指"记住"，"记忆"。——译者注

初用来记录佛教故事及教义的语言)。在这个定义中,"觉察"(awareness)和"专注"(attention)两个词的使用和我们通常在英语中的用法非常相似:要明白某件事正在发生并能专注于它。但"忆念(remembering)"一词的用法则与英语中的普通用法有所不同。它并不是指要记住过去所发生过的各种事件,主要指要能持续用心于觉察与专注。

我曾有幸旁听了一次由艾莫利(Emory)大学一位叫约翰·多恩(John Donne)的学者的课,他的研究领域是关于巴利语文献方面的内容。他指出,西方国家如今所使用的"正念"一词实际上已经远远超过了觉察、专注和记住的范围。他曾经举了一个和狙击手有关的例子:狙击手潜伏在楼顶,非常冷静地将狙击步枪瞄准了他的对象。这时候他当然能够觉察到自己正在做什么,同时也非常专注。只要稍有分心,他就会马上把自己的注意力重新调整回来,将枪上的望远镜瞄准器对准自己的目标。尽管这种专注在执行类似于远距离射杀对手的任务时非常有用,但它却并不是真正能够帮助我们大多数人应对生活中各种挑战的思想态度。

狙击手所缺乏的方面在于接受(acceptance)或非评判(nonjudgement)。接受能够为自己的思想态度增添更多温暖、友谊和同情。对我们大多数人来说,面对体验培养一种接受的态度是正念练习中最为重要也最具有挑战性的部分。接受让我们能够正视快乐与痛苦;能够拥抱胜利与失败;在出现错误时,还能够体谅自己与他人。我们的人格中有一些我们想要去除或隐藏的部分,而接受则能让我们坦然面对并认可它们。我们不久后将会认识到,正是因为我们拒绝接受某些思想、感受或其他体验,所以我们永远无法摆脱恐惧、忧虑、悲伤、压抑、身体痛苦、上瘾行为、人际关系障碍等问题,而正念之所以能让我们有效应对这些问题的关键所在便是接受。接受最终还能让我们在面对不断变化的生活与不可避免的死亡时同样张开双手去迎接它们。

正念练习

我们可以观察一下自己曾有多少次丧失正念;生活中有多少个当下的时刻被我们匆匆送走;由于无法接受既成的事实,我们又给自己和他人带来了多少的烦恼。尽管这种观察会让人顿觉不安,但我们仍然得到了这样一个很好的消息：正念是可以被培养的。培养正念可以产生深远而有益的影响。通过提供一种有效的方法来应对我们在上一章中所讨论的各种人类困境，正念能够大大改进我们每天的体验。

正念可以帮助我们认清并接受各种既成事实，这就意味着我们能够坦然面对无法逃避的改变以及无法永远获得成功的现实。一直以来，对各种事情有可能产生差错的担忧每天都充斥着我们的思想，但在这个时候它也会开始慢慢消退。交通堵塞、野餐遭遇暴雨、找不到钥匙、推销受挫，所有这一切都不再那么难以接受。我们有的时候能够约到异性朋友，能够得到晋升，但有的时候我们却不能。面对这样的事实我们变得更加坦然了。由于放弃了想要拼命掌控一切的愿望，我们不再容易被生活中的各种起起伏伏所击垮，也不大可能随便陷入像抑郁和焦虑这样的情感障碍，或者像慢性疼痛和失眠这样与压力相关的身体问题之中。

正念还能够帮助我们缓解过度专注于"自我"（self）而引发的痛苦。产生现实痛苦的大部分原因与对"自我"的过分专注有关，正念可以帮助我们不再过度关注发生在这个"我"身上的各种事情。对我的健康、我的财富、我的美貌、我的自尊的担忧会转化为一种更加广泛的视角。患上感冒、汽车抛锚、糟糕的发型、害怕自己看上去像一个白痴，所有这一切都不再那么难以承受。不再过度专注于这个"自我"却正是对自我的一次巨大释放，尤其是在当你认识到某些事情将不可避免地会发生的情况下。

除了能够减轻这几个方面的痛苦之外，正念还能帮助我们体验我们丰富的当下生活，我们每天都实实在在地闻到玫瑰的芬芳，品尝到食物的美味，欣赏到日落的美丽，感受到关系的亲密。在我们重新认识到丰富多彩的每一个当下时刻时，无聊的感受便会随之消失。当我们的关注点从奔波于生活的思想中解脱出来，学会观察体会行、站、坐、驾驶等实实在在的感受时，一切将会变得充满生气。当我们发现没有哪两个当下的时刻会完全一样时，这些当下的生活就会变得更有价值也更有趣了。

最终，当我们变得不再那么关心自己的行为是否会对自己的特定利益产生影响，当我们的关注点更加开阔时，正念便能让我们得以解脱，使我们能够更加明智、更加巧妙地决定自己每天的生活，让我们在每天的生活中凸显某种尊严感与价值感。事实上，我们还会发现，如果我们的心灵不再因各种焦虑饱受压力，不再担忧别人会对我们怎么看以及我们是否能够得到自己想要的东西,这样的话,我们的心灵将会更加清晰。在我们的创造力得以展现之后,当我们发现自己的心灵插上自由的翅膀时,我们会为此而感到快乐。

来自于实验室的证据支持

如果你对正念练习没有太多体验的话,刚才的这一切听上去似乎好得都有点让人难以置信了。难道仅仅是培养一种面对日常体验的不同态度就能够给我们的生活带来如此深远的改变吗?

大量的科学证据表明它的确能。研究结果证明,在进行正念练习之后,无论内在感受还是外在行为方式都会发生变化。最近,一些证明正念练习能对大脑的功能和结构产生影响的研究结果在科学界引起了轰动。这些研究所针对的是一种我们不久后将要讨论的正念练习方式:正式的正念禅修。

对大脑功能的影响

最令我看重的一项研究来自于威斯康星大学情感神经科学实验室。我们先来看看这项研究的一些背景:理查德·戴维森(Richard Davidson)博士和他的同事们已经证明,处于典型痛苦状态的人的大脑前额皮质右方(前额后的一个区域)的活动会比左方更为明显。这种偏重于右边活动的状态常见于焦虑、抑郁、过度警觉(反复观察自己周围的环境以防危险)的人群。另一方面,在通常情况下能够获得满足感并且负面情绪较低的人则往往是在前额皮质左方显现较为明显的活动。

戴维森博士和他的同事们从成百上千的实验对象中收集了关于大脑活动方面的数据。

令人印象深刻的是,在所有经过测试的实验对象中,在前额皮质左方显现最明显活动的那个人是一位经过了多年正念(或其他)禅修的西藏僧人。这样的结果并非只局限于此一例,很多有着1万~5万小时正念禅修的西藏僧人其大脑前额皮质左方的活动都非常明显。

作为一名研究者,戴维森博士必须考虑到这样的可能性:或许大脑左边活动天生就较为明显的那些人往往倾向于成为一名禅修者或僧人。

所以，从实验对象中观察到的大脑左边较为明显的活动有可能并不是由正念禅修所导致，而是因为这种偏重于左边的大脑活动方式让这些人从一开始就选择了成为一名禅修者的生活方式。为了证明这一点，戴维森博士和卡巴金博士招募了一组工作于一家生物技术公司的工作人员，这些人的工作压力都很大。他们让其中一半的人每周花三个小时学习正念禅修，一直持续八周。在这之后，他们将这些人同没有学习过禅修的其他工作人员进行比较。总的来说，在学习正念禅修之前，所有工作人员都倾向于在其大脑前额皮质右方出现较为明显的活动。然而，在八周之后，学过正念禅修的那些工作人员比起没有学过的人在大脑左边显现了较为明显的活动。学过正念禅修的这些人还报告说，他们的心情得到了改善，并且能更加专注于自己的活动。

这些结果让人印象深刻。除此之外，当研究人员在测量实验对象对流感疫苗的反应时，他们还发现了一件非常有趣的事情。学过正念禅修的那一组人比没有学过的对照组具有更强的免疫反应（他们的身体中产生了更多对有益的抗体）。这种区别的明显程度与大脑活动转向前额皮质左方的明显程度形成对应。这意味着，正念禅修不仅给其中一组受试工作人员带来了更好的感受，并且对大脑所产生的变化也具有可测性，同时似乎还增强了受试者的免疫反应。

对大脑结构的影响

对正念禅修进行研究所得到的另外一个令人兴奋的结果同大脑物理结构所产生的变化有关。当我们在逐渐变老时，我们很多人会为掉发或头发变白而担忧。这种情况其实是不足为怪的，因为随着时间的流逝，我们的大脑皮层会萎缩，大脑中的灰质也会损失。幸运的是，正念禅修很可能会给你带来帮助。

萨拉·拉扎尔（Sara Lazar）博士是我的一位朋友和同事。她是位于波士顿的麻省总医院的一位生物学研究者。她一直以来都在对西方国家有着长期修行史的禅修者进行核磁共振成像的研究实验，对照组是一些没有进行过禅修的人。她所观察的那一组禅修者有着平均长达九年的禅修经验，他们每周禅修的时间平均为六小时。她把他们和年龄相似的对照组进行比较。结果，禅修者的大脑皮层中有三个区域厚于对照组：前脑岛（anterior insula）、感觉皮层（sensory cortex）和前额皮质（prefrontal cortex）。这三个区域都同对呼吸和其他感官刺激的专注控制有关，这正是禅修过程中经常涉及的部分，而前额皮质同时还负责对我们的工作记忆（working memory）进行控制——在我们的大脑中长时间保持住自己的思想以便对其进行反应、做出决定和解决问题。这三个区域的厚度在年老的实验对象中表现得更为明显，其厚度与一个人所进行禅修的时间成正比。尽管这项结果同保存认知能力之间的关系仍有待进一步研究，但研究结果很有可能会证明两者之间确有关系（我有幸成为了拉扎尔博士这项研究中的一名有着多年禅修经验的实验对象。尽管我常常认为随着年龄的增加，我的记忆力也正在衰退，但我相信，如果我没有一直坚持禅修的话，情况可能会变得更糟）。如果同没有进行过禅修的对照组相比较的话，在年龄变老的过程中，禅修者的大脑会损失较少的灰质。也就是说，他们保持专注的能力衰退得会较慢。这种能力是大脑诸多工作能力中的一个非常重要的组成部分。

在另外一项令人鼓舞的研究中，拉扎尔博士还发现，禅修者脑干中的某个和产生血清素（serotonin，一种调节心情的神经传递素）有关的部分也产生了具有可测性的变化。仅仅在八周的正念练习之后，这个区域的相关组成物质就会变得更加稠密。密度的增加在练习时间最长的实验对象中表现得最为明显。正是这些实验对象声称他们在进行了正念禅修之后，其幸福感有了最大程度的增加。

对思维和情感的影响

数千年来，正念修行者不断声称的一些传奇般的效果，通过大脑功能和结构的这些改变所得到的证明而获得了令人兴奋的证据支持。这些修行方式的确能够让我们的心灵得到显著的改变。西方心理治疗师和心理学研究者满怀热情地设计出了各种融合了正念禅修的心理疗法，与此同时，人们又发现了正念练习对情感和行为所产生的影响。这些发现具有深远的意义，它们足以说明为什么正念练习能够吸引那么多专业领域人士的关注，以及为什么它能够帮助我们应对诸多不同问题。

你在本书的第二部分将会看到正念禅修已经被证明能够有效应对下列问题：抑郁、焦虑、药物滥用、饮食障碍、愤怒及其他人际关系障碍、背部及其他慢性骨骼肌疼痛、各种各样与压力有关的其他问题。它甚至能引导人们进一步发挥自己的同情心。

一个问题还是多个问题

尽管越来越多的证据不断在证明正念的确能改变大脑的功能和结构,但为什么它能够应对那么多各种各样的日常问题?这简直难以想象。有没有可能所有这些问题都存在着某些共同之处呢?

在20世纪70年代,当我开始接受训练想要成为一名心理学家的那一时期,我们的诊断体系相对简单。大多数患者的问题似乎也就是那几种不同的诊断结果中的一种,如焦虑、抑郁、药物滥用。在相对少见的一些情况下,还有可能是像精神分裂症或躁狂抑郁症(躁狂与抑郁状态交替)这样一些更加严重的精神疾病。用于支持各种不同治疗法的实验证据也相对比较贫乏。所以,我们的教授和督导都是通过他们自己所接受的训练以及在以后的临床实践中所积累的各种成功与失败的经验来教给我们各种各样的技术。

多年以后,精神健康领域方面的研究有了爆破式的增长。越来越多划分更为细致的诊断体系得以建立。这些诊断体系被设计用来帮助我们确认不同的病人分别适用于什么样不同的治疗法。诊断类型的多样化同时也造成了更多这样的可能性:一个特定的病人有可能被诊断为一种以上的症状。

当前,正在进一步完善诊断体系的那些研究者遭遇到了一个让他们两难的问题,而这个问题已经成为两个派别之间的一场政治争斗。细分派认为,我们的诊断体系还不足够细致,还会将苹果与橘子混为一谈,因此诊断体系还有进一步细分的必要,这样才能够更好地检验各种新的药物和治疗法。结合派则认为,我们现在已经迷失方向,我们如此迷信各种标签,以至于我们不再能理解隐藏于人类情感痛苦之下的那些共同因素。大多数临床治疗师倾向于结合派的观点,而多数研究领域的工作人员则属于细分派阵营。

结合派所声称的不同形式的心理痛苦的确存在某些共同因素这个观点事实上已经得到了研究证明,而这个共同要素既简单又出乎意料。

逃避体验

结合派认为，我们的大多数心理痛苦来源于我们企图逃避心理痛苦的结果。事实上，我们为了逃避痛苦而在有意识与无意识之间所做的某些事情正是造成我们心理问题的关键所在。他们将这种逃避称之为"逃避体验"(experiential avoidance)，它包括我们为了阻挡、逃避、否认、消除或摆脱一切不适感而做的每件事情。

当然，如果能够选择的话，我们中大多数人会选择去做那些我们认为会让我们获得更好感受的事情，而不会去选择它的对立面，这一点是不足为怪的。毕竟，这正是第一章中所描述的"快乐原则"的本质。但问题是，从长远来看，很多能够让我们在短期内获得良好感受的事情却会对我们的感受造成非常负面的影响。

"潜水员"法

在"逃避体验"这个术语被使用之前的相当长的一段时间内，我的一个朋友将这种情况称之为应对生活的"潜水员"法（the Diver Dan approach）。早期的潜水员都会穿上厚重的潜水服、戴着一顶大大的钢制潜水头盔用来隔离冰冷的海水。类似于潜水员，我们也会将自己同有可能对我们形成干扰的每一样东西隔离开来，并且会以很多不同的方式来这样做。

妈妈的小帮手 *

我们很多人会应用不同的方法来治疗自己的不舒适感。当然，酒精是很受欢迎的一种选择。即使是一般情况下出于社交应酬喝上两口的行为也涉及应用酒精来"放松"或"助兴"的用途。我们不仅仅是因为酒的味道好才来喝它的（尽管人类的确做了大量的工作试图改善这种很特殊的药物的口味），其实对它的精神药理效果更感兴趣，尤其是酒精能够抚慰焦虑和紧张情绪，能够缓解悲伤、挫折和愤怒感。有一些像咖啡

---

* 美国一些母亲在饮酒时如果被孩子质问杯中为何物时，她们会说，这是"妈妈的小帮手"。——译者注

因这样比较缓和的药品已经在日常生活中发挥着非常重要的作用，以至于只要能够得到它，我们中的大多数人就不再认为它是药品。此外，还有各种各样可以通过合法途径或非法途径获得的、能够改变自己思想感受的药品或毒品。制药企业在推荐这些药物，毒贩也在贩卖这些毒品。所有这些东西都可以用来让我们摆脱不快乐的感受，去寻求某种更快乐的状态。它们都同阻断我们不舒适的思想或情感有关。

我们大多数人知道过量自我用药的危害。药物可能会以各种各样的方式干扰到我们能力的发挥，可能会扰乱我们的生活。这样又会给我们带来另外一些痛苦的情感。我们接下来又不得不使用更多的药物来缓解它们，而在有的情况下，依赖于药物会让我们无法变得更加成熟。当问题出现的时候，由于我们总是会去求助于药物，这样就让我们永远都无法学会有效应对情感问题的方法（我们会在第九章中谈论如何应用正念练习来应对酒精、药物以及相关问题）。

分心的快乐

很多我们用来获得良好感受的"药物"其实都不是化学制剂。我们之所以会离不开这样或那样的东西，是因为它们能帮助我们从不快乐的思想或感受中分心，从而得到解脱。美国劳工统计局收集了人们在工作和休闲时间内所进行的各种活动的资料。你想不想猜一下在美国最受欢迎的休闲活动是什么？我们大多数人只要回忆一下自己的生活就能够猜到这个答案：看电视。那么，现在再来猜一下第二受欢迎的非工作时间的活动又是什么？就现代生活而言，很多人可能会认为应该是上网。事实上，上网只是这第二种最受欢迎的活动中的一个组成部分而已。答案是购物。我们很幸运能够生活在一个可以将我们所喜爱的各种行为自然融合在一起的文化中。当我们在看电视的时候，我们常常会过一段时间便有点什么想法，会想到在购物时去买点什么东西。

接下来，还有一个小问题存在于我们的文化中：肥胖。导致肥胖的原因部分是由于我们为了寻求舒适而花了过多时间坐在电视机旁，部分也因为我们用大量的时间通过食物来安慰自己，让自己获得舒适感。几乎每个人都会通过吃来抚慰自己，至少有时是这样的。有的时候，我们甚至会将自己的各种不良行为结合在一起：一边看电视一边吃，或者一边购物一边吃。

就像使用很多药物一样，过一段时间后我们往往就会对自己所使用的分心手段产生抗药性，这个时候我们就需要更大的剂量才能保持住以前的效果。我记得在我年幼时，有一部电视剧讲述的是一位名叫佩里·梅森（Perry Mason）的律师的故事。他通过调查各种案件来揭示隐藏的真相。如果你年龄太小记不得有这样一部电视剧的话，你可以想象一下，这个故事有点类似于《法律与秩序》*，但两者的不同之处在于，在《佩里·梅森》中，当剧情进入一个非常紧张的时刻时，观众会看到有一只拿着枪的手，接下来，枪响了，砰！然而，我们并没有看到应声倒下的人，也没有见到鲜血淌出来。整个场景都发生在一块小小的黑白两色的电视机屏幕上。然而在当时，这样的紧张场景足以吸引我们的注意力。

我们往往会习惯于某种特定程度的刺激感，因此就需要有越来越刺激的东西才能使我们从自己的思想状态中解脱出来，所以，《佩里·梅森》不再能吸引我们的注意力了。现在，如果我们看的是《法律与秩序：可怕事件》这部电视剧，就算我们会看到一个天真无邪的孩子被杀害并分尸，并且他的兄弟姐妹还亲眼目睹了这一切，但我们还是会想："又是一个变态杀人狂残害孩子的故事，到底还有没有比这更有趣的情节会出现？"与此相似的是，我们还有一种能将多种娱乐活动同时进行的行为倾向：在散步时听 iPod；在看电视的同时又在使用笔记本电脑。这就说明，我们会不断地想方设法通过增强音量刺激来逃避单纯陷入自己思想与情感的状态。

我并不是想证明看电视、听 MP3、购物或吃零食有任何根本性的问题。但是，如果你能以正念的态度来对待这些活动的话，你或许会发现，至少你会时不时地有能力将自己的思想从某件不愉快的事情中分离出来。

我们有时会将那些受自己排斥的情绪称为"无聊"。在我们的文化中，这是一个经常被使用的词，它定义了某种我们很难清楚界定的不愉快情绪。然而，你可以想象一下，在你心情愉快地坐在海滩上看暮光下的日落时，这种体验和你觉得无聊的那种懒得动弹的感觉又有什么不同之处？你可能会发现，"无聊"中包含了不安宁、烦躁、焦虑、悲哀或其他不受欢迎的情绪。我们为了获得良好感受而去做的那些事情常常是

---

* 《法律与秩序》是美国 NBC 电视台播出的著名犯罪剧集。——译者注

被设计用来让我们可以从这类隐藏的情绪中获得解脱。

自我禁锢

经验逃避所制造的麻烦还不仅仅是促使我们使用酒精与药物、无节制地看电视、购物或吃零食。当我们无法摆脱焦虑、抑郁、慢性疼痛以及其他形式的烦恼与痛苦时,很重要的原因是由于经验逃避。就担忧或焦虑这个方面而言,在我们试图避开我们害怕会让自己感到更加焦虑的那些活动时,这种经验逃避就会限制住我们的生活。由于害怕参加舞会可能会让自己感到尴尬而独自呆在家中的这样一个害羞的年轻人,最终只会让自己变得更加胆小、更加孤僻。因为害怕乘飞机而专门花了一整天的时间坐火车去参加会议的这样一个人,以后只会更加排斥飞机。

在我们试图逃避悲伤、愤怒或其他有可能侵扰我们的情绪时,这种行为产生的压抑感所导致的一个结果是,我们可能会感到自己毫无生气,可能会将自己与外部世界相隔绝。一个从来不愿意与别人争论的"老好人"在同事没有善待他时便会在工作中感到烦恼,回到家时又感到烦躁。从来不让自己哭出来的"硬汉"在经历了一场严重的车祸后会因为为什么自己会对生活失去兴趣而困惑。在我们试图阻隔不愉快的情绪、试图限制住自己的活动以便获得更好的感受时,慢性头痛、背痛、消化系统方面的问题就会变得更加严重。当某一方引发了一个问题而另一方试图去逃避这个问题时,就会形成不少导致冲突的矛盾。

体验逃避具有一种悖论式的后果:就像我们小时候所玩的中国手铐一样,我们越是努力想从自己所陷入的麻烦中解脱出来,就会被铐得越紧。我们也不明白为什么我们为了缓解痛苦而做的那

> 正念练习能够有效应对那么多不同问题的原因在于,经验逃避在所有这些问题中都发挥着其作用,而正念则是应对它的解药。

么多次努力却常常会导致更严重的后果?尽管这样的做法从表面上看起来合情合理。在本书第二部分,我们将会看到逃避是如何让我们陷入了心理和身体的困扰之中,以及正念修行将会如何帮助我们有效应对这些困惑。

学会与自己的体验共处

当练习正念禅修时，我们所练习的是如何与发生在当下的一切事物共处，而不必做任何事情试图来改变或逃避它们。我们专注于事物的实际状态，而并不关心我们想让它们变得怎么样。这就完全不同于我们通常用来应对不舒适感的方法。我们并没有试图来驱赶它们，只是努力在增强自己承受它们的能力。

我们应对事物的能力，或者说是忍受自己感受的能力是非常不稳定的。现在来想象一下：你患上了重感冒，好几个晚上都没有睡好，当你一大早昏昏沉沉地醒了过来，鼻塞又让你感到很不舒服，这个时候你还要准备去工作或去上学；外面下着雨，漫长的一天在等待着你；因为你的动作很慢，所以你很可能会迟到；在要出家门时，你和丈夫或妻子又因为某件事吵了起来；在你开车途中，你听到砰的一声，于是意识到自己的车胎爆了。这个时候，你觉得自己的感受如何？"我的忍受力已经到了极限！"

现在，你重新来想象另外一个不同的日子：你的身体健康状态很好，吃得好，睡得好，自己还在积极锻炼身体，一大早醒来你就觉得自己精力充沛，并且室外也阳光明媚；今天的工作相对也很轻松。你有足够的时间，不用担心会迟早；在要出家门时，你和丈夫或妻子愉快地告别，言语间充满亲密感；在驾驶途中，有一个司机闯了红灯并撞上你的车。你被吓了一跳，但当你看到仅仅是撞坏了一些金属或塑料部件时，你总算放下了心；你和那个司机交换了双方的证件，车仍然可以开，所以你决定下午再打电话给保险公司。

在这两个例子中发生了什么样的情况？在第一个例子中的那天，你遭遇到的是爆胎，问题的严重程度相对较低，但你的承受能力却非常有限，你已经到达崩溃的边缘。在第二个例子中的那天，你所遭遇到的是撞车事故，其问题严重程度比前者要高得多，但你的承受能力也比前者强得多。因此，这件事根本就不足以让你崩溃。这些例子表明，同幸福感密切相关的一个方面在于我们承受不同严重程度的感受的能力。

在正念修行的过程中，我们改变了自己同负面感受之间的关系。我们没有试图去逃避这些感受,相反,我们迎着它们而去。在一段时间后,这些难以对付的感受会变得更加容易承受,我们也不再那么容易被它们压垮。这个原则将会指导我们应用正念修行来应对生活中的各种问题。

听上去是不是很不错?有没有准备好来进行这项练习?有好几种方法可以作为你进行这项练习的开端。

正念练习的多样性

有这样一个流传已经很久的笑话。有一个旅游者在曼哈顿迷路了。由于他要参加的那场音乐会就要开始,所以他变得越来越焦躁不安。最后,他终于发现在街角有一名警察,于是,他匆匆跑到警察面前气喘吁吁地问道:"警察先生,我怎么样才能去卡内基音乐厅*?"那位警察若有所思地看着他,没说什么,然后又非常仔细地上下打量他。几秒钟过去了,这位旅游者都快没法控制住自己的情绪了。最后,警察看着他的双眼非常认真地告诉他:"你需要练习、练习、再练习。"

有很多方法可以用来培养以接受的态度觉察当下体验。使用这些方法和使用其他技能一样都需要反复进行练习。你可以用健身锻炼为例来想象一下正念练习。通过定期坚持进行身体锻炼,你能够让自己的体形变得更好。同样,通过自觉专注于正念练习,你也能够更加有力地增强自己的正念。比如,你想增强自己的健康,使自己不易患上心血管疾病,你在开始阶段就可以这样做:以某种不是那么太正式的方式将锻炼融入日常生活,你可以多爬楼梯,少用电梯;你可以多骑单车,少开汽车。如果你想更好地塑造自己身材,你可能就要抽出一点时间来进行比较正式的锻炼,或许要到健身院或健身俱乐部才行。为了能够早见成效,你甚至还要去远足或骑车锻炼,或者去得更远一点,去泡健身温泉。

正念的培养也涉及类似的选择,它们包括非正式正念练习、正式正念修行、闭关。

---

* 卡内基音乐厅位于纽约,是由慈善家安德鲁·卡内基出资建于 1890 年,它是美国古典音乐与流行音乐界的标志性建筑,也是经过千锤百炼的杰出音乐家们经常进行表演的地方,故警察有此语。——译者注

非正式正念练习

　　非正式正念练习要求我们在每天的任何时候都能提醒自己要专注于当下正在发生的事情。这就像我们每天都要习惯于爬楼梯而不是乘电梯，习惯于骑自行车而不是开车。如果以对应的要求来练习正念，它指的就是在行走时要能觉察行走的感受；在吃东西时要能觉察食物的味道；在漫步于天地之间要能觉察天上的浮云、地上的树木与你同在。越南禅师一行曾教授过几种正念修行的非正式技术。这些技术都是被设计用来抑制我们在做事时一心多用或心不在焉的行为倾向性。比如，在电话铃响起时（响铃声有可能是鸟鸣声，也有可能是国歌的音乐），你可以尝试先听电话铃响起时的声音，要专注于那个声音的细节，就好像聆听乐器正在演奏一样；当驾车时，前面车的红色刹车灯亮了起来，你只有被迫减速，在这个时候，你可以尝试让自己欣赏车灯漂亮的颜色或质感，就像欣赏美丽的日落一样；在清洗碗碟的时候，你可以尝试让自己去关注清洗液流淌于双手间的感受，去关注食物残片的颜色与质感，在清洗完碗碟后还可以去欣赏碗碟表面的光亮。非正式正念的练习机会是无限的。在任何一个我们没有被某种特定的计划或思考方式所约束的情况下，我们都可以通过感官意识将自己的关注点集中于当下正在发生的事情中。

正式正念修行

　　正式正念修行要求我们专门抽出一点时间去精神的"健身院"中锻炼一下。我们要腾出一定的时间（最好每天都抽点时间）安静地坐下来进行禅修。这种练习方式也就是经过了科学研究与验证的修行方式。

　　在非正式正念练习中，我们在练习正念的同时也正在完成另外一项类似于行走、驾车驶往目的地、清洗碗碟之类的任务。正式的正念修行不同于此，它要求我们专门用一段时间完全专注于自己修行的过程。可以应用的禅修方法有很多种，大多数方法在一开始时都要求选择一个像呼吸或其他感官体验这样的可以让你专注的对象，每次当注意力有所偏离时，我们都要让它重新回到自己所专注的对象中。这就能够在一定程度上增强我们的专注力，它能使我们更好地将专注力集中于我们所选择的对象之上。一旦我们获得了一定程度的专注力，正念禅修就要求我们能将自己的心定位于我们一开始就能最明显觉察到的任何对象之上。通常，我们要专注于体验自己的身体是如何来感受这一对象的。这些专注对象可以是像痒、疼痛或声音这样的身体感受，也可以是一些具体显现出来的情绪体验，如因愤怒而导致的胸口发紧的感觉或因悲伤而引发的如鲠在喉的感受。这种正式的正念禅修方法在传统上有四种修行姿势：坐禅、立禅、行禅和卧禅。我们以后将会发现，不同的姿势往往具有不同的效果。另外还有一些其他类型的相关禅修方法是被设计用来培养类似于感同身受或同情这样一些支撑正念修行的思想境界。

闭关

闭关（retreat practice）是指一种完全用于培养正念的"休假"方式。你可以将其想象为让自己的心去泡SPA*。闭关的方式也有好几种，大多数闭关都要求用更长的时间来进行正式禅修。它常常是将坐禅与行禅、食禅以及其他活动交替进行。这一切通常是在安静的环境中进行的，几乎没有人与人之间的相互交流，除了偶尔可以和自己的导师沟通之外，当天的一切活动都是在安静的环境中完成，包括起床、洗澡、刷牙、吃东西、做家务等。所有这一切都被视作正念修行的机会，正如一位观察者曾经说过的一样，闭关头几天给人的感觉"非常像和一个疯子一同被困在一间电话亭中"。我们会发现专注于当下是多么的不容易。最初，静修者的思想常常会处于一种令人不安的活跃状态，会产生一些像我们做得是否够好、我们和其他闭关者（我们从不和他们交谈）相比怎么样以及其他的想法。记忆中那些没有解决的情感问题也会和对未来生活的奇思妙想一起涌进我们的思想中。在闭关过程中，我们会逐渐清楚认识到，当生活在一个各种需求都能够得到照应的环境中时，我们的心灵是如何给自己招致烦恼的。大多数人会发现，即使只是一次持续一周（或更长时间）的非常专注的闭关过程，也会让人有所转变。我们所获得的对自己思想的进一步认识将让我们终生受益。

---

* SPA 一词起源说法很多，一说是指源于拉丁文"Solus Por Aqua"（Health by water）的字首，Solus＝健康，Por＝精油，Aqua＝水，意指用水来达到健康。SPA 包括水疗美容、芳香按摩、沐浴等养生方法。——译者注

我应该如何开始

当你读到这些种类不同的练习方式时，你有些什么想法？你是不是在想："我可以试一下非正式正念练习，但是这种我以前没有接触过的东西适不适合我？"或者在想："多年来我一直想培养一种比较正规的正念修行习惯，现在是不是我真的应该开始这样做了？"或许你甚至会这样想："我的生活充满了压力，简直是一团糟，我很希望能闭关一段时间。"每个人的要求是不同的。我们中有的人过着非常繁忙的生活，只要想到自己的生活中又要加进点什么东西就会觉得很不安。我们中的另外一些人已经厌倦了因陷入令人痛苦的精神习惯而不能自拔的生活方式，因此渴望抽出一点时间以便可以立刻体验新的生活。

你所选择的练习方式将部分依赖于你被正念练习所吸引的原因。如果你有压力感，或者已经出现一些像头痛、胃痛、慢性肌肉疼痛这样与压力相关的症状，那么你可能会更愿意采取一种定期而正式的练习方式，以便帮助你从今天开始就让自己的生活节奏有所减缓。同样，如果你因过度烦恼、恐惧、焦虑而饱受折磨，因悲伤、抑郁而压力重重，因自我攻击性的习惯而充满内心冲突，你可能就更愿意投入更多时间来进行定期而正式的正念修行。如果你觉得自己还不错，并且也没有太多业余时间，但你仍然很想让自己在更大程度上能够活在当下，你可能更愿意去关注一种更加轻松的非正式正念练习方式。从另外一方面看，如果你现在正在努力想让自己从心理或灵魂的层面上得到真正的成长，你就可能准备去尝试一下像闭关这样一种比较精深的修行方式。

正念练习的一个好处在于我们可以从适合自己特定生活方式的任何程度入手。大多数人会认为，让自己至少先尝试一下某种正式的正念修行方式可能是很有必要的，因为这样才能够感受一下正念到底是怎样一回事。任何人都能够通过非正式的正念练习方式尝试一下每天都活在当下的感觉并从中受益。尽管这样，正式的正念修行还是会让我们更加清楚地认识到分心是如何让自己心怀杂念，以及真正活在当下的感受如何。怎么样才能平衡好你所选择的各种练习方式将取决于你，并且可以在一段时间后有所调整。

一旦开始，你将会发现各种练习方式之间能够相互支持。如果你花固定的时间定期进行正式的正念禅修的话，你就会意识到在其他时候做一些非正式的正念练习将会容易得多，因为你的专注力已经得到了增强。（如果你每周都到健身院锻炼几次的话，你就会发现爬楼梯变得更加容易）。同样，如果你每天都能坚持做非正式正念练习，一旦有时间，你就会发现坐下来进行正式的正念修行变得更加容易，因为你的思想已经习惯于关注当下所发生的事情。

　　愿意进行正念练习的大多数人会选择将正式和非正式的正念练习相互结合的方式。你可以自己决定正念练习的频率和持续时间。科学研究和非正式报告所得出的结果都一致指出，正念练习的效果具有强度相关性。也就是说，你花在正念练习上的时间越多，所产生的效果就有可能越强。规律性同样也很重要。就像到健身院进行锻炼一样，每周都花点时间做几次正式的正念练习能帮助你体会到其逐渐累积的效果。有的人可能每次只花20分钟，而另外一些人可能会花上30分钟或45分钟。再强调一次，如果你现在没有时间或愿望为正式的正念修行做好准备的话，你完全可以每天只做一些非正式的正念练习，这同样也能给你带来帮助。

　　就像正式与非正式的正念练习之间能够相互支持一样，闭关同样也能为这两者提供一定帮助。当然，大多数人不会一开始就做出要闭关的决定，除非他们事先就从另外两种练习方式中有所收获。一旦你亲身体会到正念给你的日常生活带来的好处，你将会认识到闭关对于加深并强化你的修行大有帮助。

　　在接下来的两章中，你将会学习几种正式和非正式的练习方法来作为你正念修行的开端。接下来在第二部分，你将要学习如何将这些方法和其他被设计用来应对各种具体问题的练习方式相结合，这些具体问题包括：烦躁和焦虑、悲伤和抑郁、与压力相关的各种身体问题，人际关系带来的烦恼、具有危害的各种生活习惯、在应对疾病和年老时所遭遇的困难等。无论什么样的正念练习方式都能够帮助我们所有人更好地应对生活中各种不可避免的挑战。如果你只是因为某个具体的问题而饱受困扰的话，你同样可以找到某种适合你的正念练习方式来直接应对你的问题，这些问题可能包括：陷入抑郁情绪或过度紧张状态中、受头痛、背痛或消化系统疾病的侵扰，因竭尽全力也无法处理好人际关系而备感烦恼，莫名其妙地总是想打开冰箱吃点什么。

我们既要探讨能将你从困扰中解脱出来的各种练习方式，也要寻求当你遇到问题需要某种"救生器械"时能够即时为你提供帮助的练习方法，这些问题可能是猛然出现的让你不知所措的焦虑情绪，可能是突然间就将你击溃让你未曾意料的一阵抑郁情绪，也可能是你无法控制对着孩子大嚷大叫的冲动，还有可能是想喝上一口或吃个炸面圈的渴望，其他各种针对你的攻击都可能在潜伏中伺机而出。我们所讨论的各种练习方式会在我们疲倦时发挥最佳效能，在我们压力重重时伸出援助之手，在我们被各种批评挑剔的思想包围时能体现其用途，有的方法能帮助我们应对痛苦和疾病，而有的方法可能指导我们做出健康选择。在逐渐对正念有了更加清晰的理解之后，你将有能力决定什么时候来使用这些种类各异的练习方式，以及如何来修正它们以适应你的具体需求。

避免混淆：正念练习不是什么

多年来，我有幸将正念练习介绍给我的来访者、同事以及其他很多人。或许是因为这些练习方式源于非西方的文化传统并充满了异国色彩，所以，在对它们的理解方面也就出现了大量偏误。这些误解会导致混淆，因此，人们不清楚他们的练习方式是否正确，这会使正念练习难以被人们接受。为了帮助你朝着正确的方向迈进，我们要先来澄清一些概念。

并非让心灵一片空白

在将正念介绍给西方读者和听众的过程中，乔·卡巴金（Jon Kabat-Zinn）做了大量的工作。他曾讲述过这样一段经历：有一个来参加他的工作坊的人带给他一本火箭筒手乔的连环画册（就是那种买泡泡糖时可以得到的漫画册）。在这本画册中，乔以一种禅修的姿势坐在莲花座上和他的朋友莫特交谈。乔说："我已经找到了禅修的方法，现在我的心已经修炼得一片空白。"莫特回答道："这很有趣，我还以为你的心生来就一片空白。"的确，有很多要求非常专注的禅修方法需要我们清空思想中的杂念，但这并非是正念修行的目的。这些方法的目的并不是让我们变得更加愚蠢，或者让我们失去分析能力。相反，正念练习要求我们每时每刻都在关注自己的心灵，包括在思考时要能觉察思考的状态。正念并不是要清空我们心中的念头，它带给我们的是某种观察世界的方法，是一种能力，这种能力能让我们意识到我们的念头仅仅就是念头而已，而不是认为它们必然能够反映外部"现实"。当我们逐渐认识到自己的某些想法既缺乏理性也毫无益处时，正念练习还能帮助我们不再去盲目遵循这些念头的引导。与此同时，它还告诉我们，故意逃避或阻断自己的某些念头只会得到报复性的结果，因为它们还会卷土重来。我们会慢慢发现，拼命去阻断自己的念头无异于搅动一杯泥水试图让它变得更加清澈。

> 正念练习帮助我们看清自己的想法。

并非变得毫无情感

在很多人的想象中，正念练习会让他们痛苦的情绪得到缓解，尤其是在感到烦躁不安时，能够失去情感就被想象为是一件充满吸引力的事。但实际情况却是，正念练习只会取到相反的效果。因为在我们练习觉察自己思想中当下所想到的一切时，我们实际上是在非常清晰地关注自己的情感。事实上，在一般情况下，我们的感受会变得更加敏锐。

所有人都会习惯性地求助于心理防御。防御的方式有很多种——通过健身来弥补情感方面的弱势、将不道德的行为合理化、通过看电视来转移思想、靠吃东西来寻求自我安慰、而正念练习则会让我们意识到我们的这些做法其实是为了获得良好感受所做出的尝试。因此，我们往往能注意到在防御措施后面的真实情感。

> 正念练习能够让我们更加充分和坚定地承受各种各样的情感体验。

并非与现实生活隔绝

最初创建并完善各种禅修方法的人都是和尚、尼姑和隐士，正因为这样，所以人们常常会认为修行就是要过一种与世隔绝的生活。当然，我们可以从闭关、甚至是到寺院闭关的过程中有所获益，但即使是在这样的环境中修行也并非与世隔绝。相反，生活中的各种变化将会被我们更加敏锐地体会到，因为我们专门抽出时间来努力学习如何专注于自己的生活。

比如，在闭关的过程中，大多数人会发现他们的心中充满了对他人的想法。在悄然无声也没有眼神交流的这样一些日子里，如果你发现自

> 正念练习协调我们与他人之间的关系，让我们感到彼此间的联系更加紧密。

己产生了这样的想法其实也是不足为怪的："哇，她在泡燕麦片时看上去可真漂亮"或者"他难道没有看到周围还有其他人吗？他居然吃了五个李子，简直难以置信！"即使我们远离自己的日常活动时，正念练习也并没有妨碍我们的心进入一个人际关系的世界。

并非寻求极乐

非常失望！我们印象中高僧的脸上总是绽放着无比幸福的笑容，根本无须挣扎于每天的现实生活。这一印象对我们充满了吸引力。在最初开始练习正念时，我们中的大多数人会非常不安地发现自己的心灵仍然游荡于各种想法之间，而这种不安的感觉又让我们进一步感到不安。学习正念的人常常会对他们的导师抱怨说："别人在禅修时好像都有能力入静，但为什么我会有那么多问题？"在正念修行过程中，快乐感甚至极乐（Bliss）感的确会时时出现，但修行者会让它们来去自如，既不会依恋于极乐的状态，也不会排斥不快乐的感受。重要的一点是，我们不能

> 正念练习帮助我们接受我们所有的体验，而不是只拥抱快乐的一面。

将一个个当下出现的烦躁、挫折、不安宁感视作失败。当然，就像正念修行的很多其他方面一样，往往是说来容易做来难。

并非逃避痛苦

听上去好像更糟，是不是该把这本书退了，重新换一本能许诺一些更好结果的书来读。正念练习实际上只能帮助我们增强体验痛苦的能力，而不是逃避痛苦。所有正念练习都要求我们有意回避那些我们常常用来缓解痛苦的方法。比如，在禅修的过程中，你突然感到某个地方很痒，这个时候，比较常见的一种正念指导方法是：你要关注痒的感受，要注意到任何随之出现的冲动（如想要搔痒的冲动），但你不能因冲动而有所行动。这样的话，我们实际上已经在更加真切地体验疼痛和不舒适的感觉。我们以后会看到，这种态度不仅仅适用于痒和身体疼痛方面，也进一步延伸到对情感痛苦的真切体验中。在练习如何与这些不愉快的体验相处的过程中，我们对它们的承受能力也在持续增强。我们还会逐渐

认识到疼痛的感受与通常伴随它们的痛苦之间所存在的区别。我们会注意到痛苦源于我们对疼痛的反应（我们以后会再次谈到这个问题）。在我们练习以接受的态度而不是排斥的态度对疼痛做出回应的时候，抵制、逃避和痛苦的反应都会随之被削弱。

> 正念练习帮助我们拥抱疼痛，事实上却缓解了痛苦。

并非重新转换宗教信仰

当人们考虑正念禅修时，让他们经常担心的一件事情是这种修行方式是否有违于自己的宗教信仰。毕竟，很多正念修行的方法来自于佛教和其他宗教传统。为了阐述这个问题，我们现在再回来看一下关于释迦牟尼的那个传说：

在经过49天的修行后，当王子"觉悟"过来时，他开始把他所悟到的一切传授给别人。和王子接触过的那些人发现，他看上去比别人更快乐，并且也不像别人那样过分专注于自己。这些人就问王子一些在他们那个时代很常见的问题："你是神吗？""你是鬼吗？"王子总是这样回答："不，我只是一个人，但是我觉悟了（woken up）。"* 他们还会常常问他一些关于世界起源之类的宏观问题。据说王子是这样回答的："我无法传授这些东西，我是一个心的医生。我知道你们心里的痛苦源于何处，我可以教你们如何来缓解它。"在他们的传统中，我们发现他们非常重视巴利语所称之为的"ehipasiko"一词所表达的含义，这个词大致可以被翻译为"来，自己去看一下吧"这样的意思。它所表达的含意并非是要你去接受并信仰任何教义，而是让你通过尝试和练习并应用自己的体验来发现这个教法是否正确。

非宗教领域的科学研究者和精神健康专业人员现在都开始研究并应用正念技术，而他们正是遵循以上精神来做的。他们并没有建议别人抛弃其他宗教信仰，要接受新的信仰。他们只是邀请来访者或病患者来尝试体验正念禅修，自己感受其效果。

对正念禅修的兴趣不仅仅局限于科学领域，甚至影响到了其他宗教领域。当我在20世纪70年代初次接触正念禅修时，我曾在当时刚刚建立的位于马萨诸塞州巴雷（Barre）的内观禅修社闭关过10天。我当时

---

* "佛"这个字的意思就是"一个觉悟了的人"（one who is awake，也可以译为"一个醒着的人。"）——译者注

非常吃惊地发现,在我旁边居然有天主教西多会的特拉普派修道士在进行禅修。这些修道士发现,正念禅修对于自己宗教的灵修也很有帮助。他们中的一些人继续教授在天主教中现在被称之为"集中或静观祈祷"(centering or contemplative prayer)这样一种祈祷仪式。一直以来,类似于这样的吸收应用不断出现于犹太教、穆斯林以及具有其他信仰的人群中。

正念禅修的影响所造成的结果是它正在成功地被那些希望促进个人心理成长的非宗教人群所接受,同时接受它的还有一些各种宗教的信徒,他们发现正念即能够强化他们的精神支柱,又能够促进他们的心理成长。

<u>无论是什么样的宗教,无论是什么样的思想传统,正念练习都能为我们的努力提供动力。</u>

正念的中心原则是:通过认识事物的原本,通过学会接受它们,我们就能够体验幸福。这一原则的影响永无止境。

在下一章中,你将会看到对各种正念练习方式所提供的详细指导,同时还有一些建议用于帮助你将这些练习方式结合为一种适用于你的特定生活和需求的练习方法。如果你已经做好了准备,请翻到下一页,"来,自己去看一下"正念能给你带来些什么。

第 三 章
学习正念修行

有没有人曾教过你如何保持专注（concentrate）？保持专注在很多方面非常有用，如复习考试、驾驶汽车、记住电话号码。正因为如此，我们大多数人居然从来没有学习过如何才能保持专注，这的确是很让人吃惊。在学校里，老师告诉我们上课时要专心，听课时不能分心，但从来没有人教过我们如何来这样做。事实上，不少在上课时思想容易开小差的孩子都被诊断为注意力缺陷障碍，但相对而言，极少有人会从非医疗诊断的角度来教他们如何保持专注。

非正式正念练习、正式禅修和闭关是正念练习的三种形式，在这三种形式中，对专注力的培养都是一个非常重要的部分。所有这三种形式的正念其实都是在训练我们的心灵能以一种接受的态度来觉察当下的体验。然而，除非我们以前学习过如何保持专注，否则的话，我们很难真正觉察到自己的体验。我们的心灵经常是处于一种自动引航下的工作状态：我们在做一件事的同时，又在幻想着另外一件事。我们总觉得后面的风景会更好，并且会急不可耐地盼望着它的出现，但我们却没有真正关注自己当下正在做的事情。

如果我们一次次丧失觉察自己体验的机会，我们就很难真正认识到引发自己痛苦的思想习惯，也就很难去阻断它，而这也正是正念练习的关键所在。无法看到玫瑰的绽放，我们就无法品味它的芬芳。如果我们陷入各种不健康的精神习惯中，我们就会毫无必要地花很多精力试图证明我们是值得别人去爱的，是有能力的，是正义的。由于没有去关注对我们很重要的人的一些当下需求，所以我们疏远了他们。专注，作为正念的基础，是我们通向明智通达之路的关键一步。

对　焦

你可以把正念练习想象为照相。为了得到一张清晰的照片，你必须首先要对准焦点（至少在自动对焦发明之前一直是这样的）。学习专注就像调节对准心灵中的焦点一样，只有这样我们才能够清楚地看到自己所专注的对象。这样的话，我们就可以使用这种能力来看清自己心灵的工作状态，以便能让我们从引发苦恼的模式中解脱出来。

由于专注是正念的必要基础，所以，开始正念练习的最佳方法是学习如何保持专注。就此而言，尽管非正式和正式的正念练习方式都能帮助我们保持专注，但大多数人还是认为以正式的专注练习作为开端更有必要。

就像大多数技能一样，专注也是通过不断练习而得到培养的。多数专注练习遵循同样的模式。首先，我们要选择一个专注对象。然后，每当发现自己的心偏离专注对象时，我们就要非常自然地将其引导回来。我们所选择的对象可以是几乎任何能被观察到的东西。

- 可看到的物体——或许是一根蜡烛、一座雕像或一幅画。
- 声音——如铃声或潺潺的流水声。
- 当我们处于坐姿时身体中的某种感受——较为常见的是呼吸。
- 当我们活动时身体上的某些感受——如我们行走时双脚触地的感觉。
- 心中的某个影像——如曼荼罗。*
- 心中的声音——或许是一段轻轻反复吟诵的话语或经文。
- 口中发出的声音——如吟唱声。

在进行非正式的正念练习时，我们专注的对象通常与当时所做的那件事密切相关：开车时的专注对象是路边变化的景物和驶过的汽车；淋

---

* Mandala，又译"曼陀罗"、"慢怛罗"、"满挐啰"等；其意义是"坛"、"坛场"、"坛城"、"轮圆具足"、"聚集"等，是密教传统的修持能量的中心。——译者注

浴时专注的对象是水滴落在身体上的感受；清理地板时专注的对象是手握扫帚或吸尘器的感受。不同的专注对象往往对我们的心具有不同的影响。在某一特定的练习时期，我们可能会发现某个对象比另外一个对象更适合我们，这取决于我们的性格和心情。

我们可以把这些专注对象看作是一些在细微度和粗糙度方面有所不同的东西。比如，就大多数人而言，行走的感觉比起呼吸的感觉要更为粗放，其感受也更为明显。因此，在我们的心忙于应付各种各样的东西且很容易分心时，专注行走的感受可能就比专注呼吸要更加容易。相反，如果我们的心相对平静，我们就可以通过专注于像呼吸这样更加细微的感受来培养更为细致的专注水平。

致力于专注练习的关键在于要找到适合我们的那种练习方式。如果我们努力过度，对自己过于严谨，我们很快就会变得非常紧张，也就无法保持专注。在第一次禅修后发现自己的心是如此的不安定时，我们中大多数人会对此相当警觉。如果我们施加压力试图使心保持安定的话，心反而常常会做出报复性回应。相反，如果我们过度放松，没有做出足够努力来保持专注的话，则心只会被无益消耗，我们也无法培养持续充分的专注力。通过不断的尝试和错误，我们最终能够找到一个最佳平衡点。

早期传统的正念修行方式是这样来描述这种平衡的：寻找一个平衡点就像调校一把琵琶一样，如果某根弦太紧的话，它最终会崩断，你也无法演奏音乐了。如果它太松的话，你所演奏的音乐便会走音。演奏家是通过仔细聆听和反复调校来找到最佳松紧度的。

杰里（Jerry）在头几次尝试正念禅修的过程中感到非常沮丧。他被告知禅修的目的并不是要使自己的心停下来，甚至也不是要完全放松自己，但尽管这样，他还是觉得自己无法真正进入禅修。他多多少少能够专注于自己的呼吸并保持上几秒钟，但不久后他就会想：" 我觉得我没有做好，我没有感到什么明显效果。"于是，他拼命试图让自己更加专注，但每当他又没能跟上自己的呼吸时，他就会变得烦躁不安。紧张和烦闷的情绪让他几乎打算放弃了。这个时候，他慢慢意识到，或许他对自己过分苛求，反而无法找到正确的修行方式。他需要更多专注于一种接受的态度，让自己学会去接受所觉察到的一切出现的事物，而不应过于死板，只看重自己是否能跟上每一次呼吸。

乔治（George）的问题正好相反。在他坐下来禅修时，他的心中充满各种各样有趣的幻想和计划。他总是会顺着这些想法想象出让他兴奋的事情：他要加入哪一家俱乐部；要和哪一个女性约会；要看哪一部电影。有时，他会想到自己的车或计算机出问题了，他可以怎么样把它们修好。尽管这些想法很有趣，甚至也给他带来了一些好主意，但他最终还是意识到，他根本就没有努力去将自己的心带回到当下的体验。他需要投入更多努力来专注于当下的感受，而不是随心所欲地跟着自己的思想或幻想走。在寻求这个平衡点的过程中，善待自己是最重要的一个方面。你可能会发现专注练习比你想象得更难。因此，当你在尝试时，你必须培养自己的耐心以及自我接受的态度。一位很受尊重的禅修导师曾对自己的学生说过这样一句很著名的话："只要你有心，它定会游离不定。"

坐好，什么都别做

本章接下来的部分将会向你介绍一些禅修的方法，每种方法需要20~30分钟。如果有时间的话，你可以依次尝试一下。可能的话，请一个个地深入体会一下它们。

如果你现在就有30分钟不受干扰的空闲时间，我邀请你来尝试一种练习专注的基本方法（最好准备一个钟、表或者其他计时工具放在旁边）。这种禅修方法可以坐着完成，也可以躺着完成。如果你是一个随时都容易昏昏入睡的人，你最好还是坐着（有人认为听一些禅修方面的指导性材料来学习这种新的练习方法将会更容易一些。你可以通过进入www.mindfulness-solution.com这个网站来获取这些资料以及很多其他相关资料）。

──────────── *觉察呼吸的禅修* ────────────

如果你想坐着进行觉察呼吸的禅修（Breath Awareness Meditation）练习，你可以使用一把椅子、一个禅修垫或一个禅修凳。假如你使用椅子，请找一把既能让你坐得很舒服又能让你的脊椎部位或多或少保持垂直的椅子。因为这样的姿势有利于你的专注——保持脊椎部位的垂直会增强你的警觉性。如果你愿意，你就可以将脊椎部位紧贴在椅子靠背处作为支撑，或者可以坐得稍微靠前一点，总之，你要找到一个使自己的脊椎可以发挥支撑作用的平衡位置。

如果使用禅修垫，你可以将禅修垫放在一块折叠起来的毯子上面以形成更加柔软的表面，然后你双腿交叉坐在上面。垫子要保持足够的高度，以便你的双膝有可能接触到地面。在你的双膝与地面靠近的地方保持三角形位置不变，而臀部则坐于垫上。你可以将一只腿放到另一只腿的脚踝或小腿部位，或者直接把两只腿都放到地上，双腿的位置可以一前一后，不用真正将它们交叉起来。无论如何，你只需找到一个舒适、稳固、放松且能保持脊椎直立的位置。

如果你使用禅修凳，请把它放在一个折叠的毯子或地毯上。你先要跪下来，使自己的膝盖、胫部、双脚都与地面接触。接着，将凳子放在你的身体下方，以便它能够支撑住你的臀部以及大部分体重。你也可以在凳子表面上放一块垫子或折叠的毯子，这样就能增加你的高度，同时它也垫在了你的臀部支撑处。这样做的目的同样是为了让你找到一个舒适、稳固且让脊椎能够基本保持直立的位置。

无论你选择以什么方式坐下来禅修，这样的一种想象都可能对你有所帮助：有一根绳子固定在你的头顶，它轻轻地在朝着屋顶或上空的方向拉动你的身体并拉长拉直你的脊椎。接下来，你可以前后、左右晃动你的头，让它找到一个自然舒适的平衡点。这样做是为了得到一个松弛、端正且能保持警觉的姿势。你可以将双手很轻松地放在自己的大腿或双膝部位以加强稳定感。但不要用手臂去支撑自己的整个身躯以防止身体后倾，因为这样做容易导致紧张。

禅修和体育锻炼不是一回事，禅修时要尽量保持静止状态，这也是很有必要的。如果你突然产生了某种想要搔一下痒或者调整一下姿势的冲动，你要尝试让自己去观察这种感受而不能有所行动。这里并无意让你去培养一种甘于以苦为乐的禁欲精神，这样做是因为练习某种应对冲动的抑制能力有助于强化你的专注力。当你的心习惯性地对不舒适感做出反应时，这样做也体现了某种与此相关的重要原则，而这个原则同时也是正念修行的关键所在（后面再进一步谈论这个问题）。

一旦你以一种舒适且保持警觉的姿势坐下时，请闭上双眼（当然，你先要将其余的这些指导内容读完）。如果一切正常，你将能够觉察到自己正在呼吸的状态。在禅修的头 20 分钟里，你要让自己专注于呼吸的感受。尽管你可以从不同的身体角度来觉察你的呼吸,但就一开始的这项练习而言,你只需让自己尽量专注于伴随着每一次呼吸过程的腹部的起伏感。看一下你能否觉察到呼吸的整个循环过程——一开始,你先吸入一口气;然后你的肺部有一种相对饱满的感觉;接下来,你感到自己的肺部好像又被腾空了;再次进入下一个循环的开始。你不用以任何方式试图来控制自己的呼吸,这只是一项专注力训练,而并非一种呼吸练习。你可以短促地进行浅呼吸,也可以用相对长一点的时间进行深呼吸。你也可以前一分钟浅呼吸,后一分钟则深呼吸。你没有必要对呼吸进行调整或改变。你其实只是在应用腹部呼吸的感受来练习专注于当下所发生的某件事情。

除非你生来就对此有某种特殊的天分,否则的话,你不久后就会发现自己的注意力开始偏离,它或者会偏离到对其他身体部位的感受,或者会偏离到其他念头。你可能发现你的心已经完全离开了对呼吸的专注而去想一些与此大不相同的事情。这其实是完全正常的(不要忘了,"只要你有心,它就会游离不定")。在你发现这样的情况出现时,你只需很自然地将自己的注意力重新引向呼吸,甚至可以为能够又一次觉察当下而祝贺自己。这个过程有时就像你训练自己的宠物狗一样——当小狗跑开时,你就让它回来,但小狗仍然会再次跑开,那么你只要把它再次叫回来就行了。我们不会因此而对小狗感到烦躁不安的,因为我们知道它本来就是调皮的。

因此,在你继续读下去前,我请你花上20分钟来尝试一下这项专注力练习。你可以使用一个计时器,也可以睁开眼睛时不时看一下身旁的钟或表。请现在就开始做,之后我们要继续进入下一部分的学习。

❁

既然你已经用了20分钟专注于自己的呼吸,你可以再花一点时间来感受一下自己周围的环境。现在请听一下所有传入你耳中的声音,就像你在听一曲交响乐,或者就像在夏日的夜晚,你正在聆听鸟、蟋蟀、风传来的声音一般。要像音乐家一样听音乐,不要把声音贴上好恶的标签。在继续读下去之前,请再次闭上双眼,用几分钟的时间来体验一下。

❁

接下来请觉察一下自己的身体与椅子、坐垫、凳子、地面或与其他物品表面之间的接触感。请体验来自于每一个接触点的各种感受——脚、臀部、等身体接触到某种物体的任何地方。你要注意这些感受实际上并非孤立存在,它们是由成百上千种彼此相关的更小感受所形成。请闭上双眼,用点时间来仔细体会一下这些感受。

现在，请将注意力转向周围大量环绕于你的空气带给你的接触感中。请观察体验一下在皮肤暴露的地方你的感受如何——脸、手或身体的其他部位。请关注你所接触到的空气是温和还是凉爽，是静止还是流动；请觉察鼻尖部位的呼吸感，当你吸气时它是否感到凉爽，在你呼气时它是否感到温和。请再次闭上双眼，用几分钟的时间来感受一下你周围的空气。

最后，你还要用点时间来关注一下周围，注意周围环境中你见到的一切所呈现出的各种颜色、形状和质感。尽量让自己像艺术家一样来接受它们，不要像平常所习惯的将见到的东西贴上好恶的标签。现在，暂时不要看书，请抬起头来，用几分种的时间来体验一下。在这之后，请继续读下去。

你发现了什么？

当我们在尝试训练专注力的禅修时，每个人的体验是不同的。事实上，就算是同一个人在不同的时候也常常会获得完全不同的体验。现在，请花上几分钟的时间记录下你在练习的不同阶段都注意到了什么，记录时就好像你正在把自己的感受告诉你的朋友。

_____
_____
_____
_____
_____

现在，我们来看一下，和一些常见感受相比较，你都观察体验到了一些什么东西。

这比我想象的更难

大多数人都很忙，我们不断地从电视、广播、iPods、杂志、书籍以及其他人那里去寻求自己的快乐，最后我们却发现，想要安静地坐下来，花相对较长的时间来让自己专注于某组感受将会变成一件很难做到的事情。我们被各种不安宁感所包围，因此，让自己沉静下来就显得异常困难；我们被疑惑所困扰，所以，我们不明白为什么我们要这样做。有时，某些强烈的情绪或意象会随之出现，它们或许是我们原先没有充分觉察到的悲伤或愤怒；或许是过去痛苦经历的再现。有时，这些感受会变得如此的强烈，以至于我们想要提前中止自己的练习。

如果你在练习过程中因为这样的感受或记忆而压力重重，你可能就希望让自己下一次能尝试一下专注于外部事物的练习方式。这种方式所针对的是你对行走、品尝食物以及周围的某个对象所获得的各种感受。我将会在不久后教大家相关内容。

练习禅修有时还会让你的身体感到很痛苦，它会让你觉得身体疼痛并产生僵硬感。这或许是因为你不大习惯这些姿势。此外，你以前没有觉察到的一些紧张状态也可能会随之显现，它会让你的背部、颈部、膝部、肩部产生疼痛感。在这种情况出现时，你不要试图去调整自己的姿势，可以让自己尝试去深入体会一下这些疼痛感，然后你可能会发现它们会自行发生变化。我们将在第七章中进一步讨论如何使用正念来应对身体疼痛的问题。

我很想睡

我们很多人长期睡眠不足。外部娱乐或追逐于某个目标的相关活动一旦停止，我们就开始昏昏欲睡。当然，如果我们处于这样的状态，我们就很难将自己的注意力重新引向呼吸。以前，为了应对这样的困境，一个极端的方法被应用于容易入睡的修行者身上：他们必须在深井或悬崖边进行禅修。幸运的是，我们还有一些不那么极端的选择。比如，你可以让自己睁着双眼，让双眼呈大约45度角盯着前面某个地方，或者你也可以以站姿进行禅修。

我喜欢这项练习——它让我很放松

专注练习的一个目的是舒缓思想，让它得到平静。尽管这样的目的不一定能实现，但有时它的确能获得此效果，而它带来的感受会让人觉得非常愉快。除非我们非要期待专注练习一定能获得宁静的良好感受，否则的话，这本不应该成为任何问题。在下一次进行禅修时，当发现自己的思想无法宁静时，对宁静的期待往往就会破坏我们的体验并让我们变得烦躁。

色彩、声音和感受都很强烈

培养专注的一个常见效果就是对感受力的提升。通常，这个效果与强度有相关性，也就是说，少量的专注练习只会使你的感受力得到有限的提升，而持续的专注练习则会大大增强感受力。我对第一次静修时的体验仍然记忆犹新。经过几天的静修之后，我终于有机会可以洗澡了。我之前并没有对洗澡的感受有所期待，但结果我却难以相信自己所体验到的一切。我走进一间很普通的淋浴间，大量水珠溅到皮肤上所产生的感受伴随着香皂游走于身体间带来的湿滑感让我兴奋得几乎无法形容。淋浴时的这种感受比起平日的美食、游乐场的过山车、甚至性生活的体验都更让我感觉真切，让我沉醉其中。尽管感受力的增强并非专注练习的主要目的，但这种感觉的确非常好，它说明了修行用于丰富我们生活的一个方面。

我不擅长于这种练习

这一结论常常源于人们想让禅修给自己带来宁静、让自己得到放松的愿望。当我们的思想具有挑剔与评估的倾向时，它便无法安定下来，它会不停地进行评判。在大多数时候，心本来就是处于一种游离不定的状态。如果我们事先就期待它必须保持安定的话，这当然会让我们感到失望。并且，我们还容易专注于对自己在群体中的能力高低过于担忧而形成的自尊。因此，共同禅修就有可能成为一个自我折磨的理想环境。我们最终会坚信，别人比我们更具理性，因为他们有能力控制自己的思想，而我们却无法做到。前面那个训练小狗的例子能够帮助我们做好这项练习的，原因就在于我们大多数人会原谅一只跑来跑去不安分的小狗。的确，谁会因为小狗调皮、不安分就去责备它呢？小狗并没有接受过什么训练，它还不大懂事。其实，我们的心也同样如此。

专 注 练 习

有些禅修方法本身就是将对专注力的培养视为其基本目标。它们的目标是要通过有效强化自己的专注力来培养一种平静而稳定的思想状态。在20世纪60~70年代，流行于欧美的超觉静坐（transcendental meditation）便是这样一种禅修方法。超觉静坐的禅修者会得到一个密咒作为其专注的对象，以此来培养他们的一种深度放松的安宁心态。同样，哈佛医学院心脏病学专家赫伯特·本森（Herbert Benson）博士曾描述过一种松弛反应技术（Relaxation Response），也是通过使用专注练习来控制自己的生理反应，应对一些与压力相关的医学症状，从而让自己得到放松。

比较重要的一点是，如果你也接受过类似于这样的某种训练，你应该知道，尽管这些训练很有价值，但它们本身实际上并不属于正念练习。然而，它们的确是一些能够帮助我们为正念练习做好准备的非常有用的技术。专注练习教会我们如何专注于自己的思想，以便能进一步清楚观察到自己的思想状态。正念练习则使用这种专注能力来主动观察我们的思想是以什么方式在活动，尤其是要观察它如何引发了一些不必要的痛苦。通过正念，我们进一步认清了自己的生活习惯：活在对过去和未来的思量中；试图通过和别人的对比来增强自我感；通过不断寻求快乐、逃避痛苦反而使自己无法快乐。我们也学会了通过专注于当下所展现的生活并学会接受它来获得消除这些习惯的方法。

正式的正念禅修常常以专注练习作为开端。然而，专注能力一旦被确立，正念禅修的指导方向便会有所改变。它的指导思想就会进一步转变为将自己的专注点转向觉察范围中占据主导位置的任何事物——它可以是呼吸、身体感受、声音、图像、情感、愿望，甚至可以是某种思想。

然而，即使在进行禅修的初期，当我们仍然在锻炼自己的专注力时，我们同样可以开始培养某种程度的正念——以接受的态度觉察当下的体验。我们可以通过以下几种方法，将正念的态度融入我们培养专注力的禅修过程：首先，在心偏离了自己的呼吸时，我们

正念就像在我们知道了如何对焦之后，便将自己的照相机随意对准一切我们感兴趣的事物。

可以先关注一下自己的心到底跑到了什么地方，在这之后，我们再重新将专注力引回对呼吸的感受中。因此，在我们回到自己的呼吸之前，我们就有可能来默默地关注当时"所思"、"所闻"或"所幻想"到的各种事物。其次，正念要求对所出现的各种事物都能持有一种充满兴趣或好奇心的态度。因此，在进行专注力练习时，我们可以尝试将这种充满兴趣与好奇心的态度融入每一次呼吸中——关注每一次吸入与呼出时特征、深度与节奏。我们可以将对它的关注视作一次充满吸引力且非常宝贵的机会。最后，在进行专注练习的过程中，我们可以努力尝试去接受每一样自己关注到的事物——大量的感受，各种必然会出现的思想和情感。

> **在专注练习中培养正念**
> - 当心偏离呼吸时，你要关注（并可以具体标注）它到底去了什么地方。
> - 对每一次呼吸的特征及其他方面保持兴趣与好奇心。
> - 尝试以欢迎的态度去接受每一样你关注到的东西。

一个由呼吸带来的众多体验方法

正如我们前面所提到过的，在培养专注力的禅修过程中，任何可觉察的事物都可以被用来作为关注的对象。即便是就禅修过程中呼吸本身而言，我们仍然可能找到不同的专注点。每一个专注点都有其独有的特征，也往往能产生其独特的效果。呼吸提供了比行走更加细微的感受，同样，专注于呼吸的不同方式也会为我们提供相对细致或相对粗糙的感受。你或许会发现，下列技术中有的方法更适用于烦躁时的心态，而有的方法则较适用于平静时的心态：

专注于鼻尖的感受，而不是腹部起伏时的感受。在呼吸的过程中，你可以将注意力集中于鼻尖处所体会到的更加细微的感受中（就像你在第一次禅修练习时最后所做的那样）。你现在就可以来试一下。你可能会注意到，当空气进入鼻孔时，你会感到相对清凉，而在它从鼻孔中呼出时，你又会觉得相对温和。通过这样的方式来专注于呼吸有时是很困难的，因为这种感受过于细致，你也更容易因此而分心。所以，专注于腹部的感受相对而言要更加容易一些。但在有的时候，专注于鼻尖这种努力将心指向更加细致感受的练习方式能让我们得到更深层次的专注力训练。

独自默语。这是一种用于应对烦躁心态的很好的专注力培养方法。当思想无法平静时，你的注意力甚至难以捕捉到呼吸的起伏感。下面是这样做的示例：你专注于腹部呼吸的起伏感，每当腹部有膨胀凸起的感觉时，你可以默默地在心里说："起。"每当腹部收缩凹下时，你就说："落。"这样做的目的是让你的大部分意识指向身体的实际感受，并通过反复默念"起"、"落"这两个字来帮助你将自己的思想专注于此时的感受。同样，在使用鼻尖作为专注点时，你可以在每一次呼与吸的过程中反复默念"出"、"进"二字。

数呼吸次数。这也是一个心态烦躁时可以应用的方法。你可以只数吸气或呼气时的次数。通常，有此体验的人往往会觉得数吸气的次数可以增强精力，而数呼气的次数则可以获得宁静。在呼吸过程中，你可以默默地从1数到10，在这之后又重新开始数。你也可以从1一直数到100。

传球游戏。如果你很容易受到各种目标的诱惑，你可以试一下这个游戏。数每一次你呼吸的次数，尽量数到100次。不管在什么时候，当你发现自己的心有所偏离时，请从头开始数。这个过程有点像传球游戏，你要看一下你在保持球没有落下的前提下可以来回传多少次球。

我们可以通过一个小小的试验来看一下，在不同的心态下，这些方法中有哪一种能够最有效地强化你的专注力——默念"起、落"或"进、出"；数吸气或呼气的次数，从1数到10或100；将练习转化为一种游戏。有一种方法能够让你获得这些感受：专门腾出一段时间来进行正式禅修，在这个过程中你可以依次练习，大概需要30分钟来完成这一切。因此，如果你觉得现在不合适，你可以过后再回来做。

───────── *专注于呼吸的示例练习** ─────────

就像最初进行专注力练习一样，你首先要找到一个既舒适又能让你保持警觉的姿势。除非你现在就觉得昏昏欲睡，否则的话，你可能会发现闭上双眼将会更有利于保持专注（当然，先要把下面的指导内容读完）。

请依次按照下面所列方法努力专注于自己的呼吸，每种方法尝试五分钟（可使用表或其他计时工具）。如果你觉得这样做有助于观察自己的体验，在你完成后，请打开本书记录下你对使用每种不同方法的体会，以及你认为哪种方法最适用于什么样的心情或心态：

1. 安静地体会呼吸时腹部的感受。

_____

_____

_____

───────
* 可通过以下网址获取相关音频资料：www.mindfulness-solution.com

2. 体会呼吸时腹部的感受，同时在心中暗念"起"、"落"二字。
_____
_____
_____

3. 安静地体会呼吸时鼻尖处的感受。
_____
_____
_____

4. 体会呼吸时鼻尖处的感受，同时在心中默念"进"、"出"二字。
_____
_____
_____

5. 体会呼吸时腹部或鼻尖处的感受，在每次呼气的同时从1数到10，数完后从头再数。
_____
_____
_____

6. 体会呼吸时腹部或鼻尖处的感受，在每次呼气的同时尽量让自己从1数到100，但每次当你觉察自己的心开始偏离时请从头开始数。
_____
_____
_____
_____

你有没有觉得这些不同的呼吸禅修方法中有的对你来说比较简单，而有的则更难一点？有没有哪些方法比其他方法更适用于某种特定心态？

让修行成为你生活的一部分

你已经尝试过了不同形式的呼吸禅修方法，但你有没有想过怎么样才能将它们融入你的生活？尽管有很多正式与非正式的方法都可以用来培养自己的专注力，我们后面还会讨论其中的一些方法，但很多人还是通过呼吸禅修来进行培养。无论如何，重要的是你要有决心来确定一个适合你的练习模式并坚持数日或数周进行练习。坚持进行非正式的练习相对要容易一些，因为它不要求你花额外的时间，不会影响你其他方面的事情。我们可以在淋浴、驾车或刷牙时让自己更加努力专注于当下的一个个体验。然而，是否能坚持正式禅修则是另外一回事。我们很多人的时间都很紧。一想到生活中又多了另外一件事情就有可能让你产生退缩感，你可能会想，开始时还是不要把自己弄得太累了。但出乎意料的是，很多人发现练得多比练得少反而更加容易。这是因为多练往往能够让我们的心态产生更加明显的变化，无论增加练习时间、增加练习频率，还是两者都增加，这些变化转而会强化自我控制力，甚至能缓解我们以后的生活压力感。

> 定期进行正式练习能让我们觉得自己每天好像拥有了更多的时间。

禅修就像其他技能一样。如果我们每隔几周只花几分钟的时间练钢琴，我们的弹奏能力就不可能有明显的提高，这样就会让我们产生挫折感，以至于最后可能会中止练习。相反，如果我们经常练习并且练习时间也足够长，我们就可能流畅地弹奏出一些曲目，这样我们才会真正享受并珍惜坐在钢琴旁的时间。

就算几分钟的禅修也会对你有所帮助，但尽管这样，很多人还是发现每次至少需要20分钟的时间才有利于培养一定程度的专注力。人们常常反映说，45分钟的练习长度比较理想，因为它既能让自己的思想完全平静下来，又不至于因练习时间过长而把身体弄得很不舒服。

正念减压方案（Mindfulness-based stress reduction）或许是美国最著名的一项教授正式禅修的计划。它是由马萨诸塞州大学医学中心的卡巴金博士实施的。这项计划的参与者要学习各种各样的培养专注力与正念的练习方法。通常，他们被要求每天都要进行45~60分钟的正式练习，每周持续六天。因此，要有相当大的决心才能坚持下去。当这些参与者最终反映说，在练习进入这个层次时，他们已经能够体验到自己幸福感的提升。在世界各地教授专注力禅修的超觉静坐练习方式已经有了相当的历史。通常，它要求参与者每天两次进行禅修，每次20分钟。

如果你腾得出时间的话，在开始阶段我建议你选择下列方式中的一种来进行安排——或者每天用45分钟进行一次觉察呼吸的禅修；或者每天进行两次,但每次只用做20分钟。你也可以通过应用一些日常活动并以此为机会来开始培养一种非正式的正念练习习惯。如果你愿意进行这样的尝试,你很可能会发现,尽管你每天只花了一定时间来培养正念,但它将会进一步影响到你这一天的活动——你将更能体会活在当下的感受,也更能接受每天起伏不定的生活。

> **开始形成自己的练习习惯**
>
> - 尽量每天用45分钟进行一次觉察呼吸的禅修;或者每天进行两次,但每次只用做20分钟。每周的练习天数越多越好。
> - 考虑选择至少一种日常活动用于非正式的正念练习——淋浴、剃须、洗碗、梳头、铺床、上下楼梯、驾车上班等。

如果这样的时间安排对你来说不太实际的话,你可以减轻练习强度,它同样会有不错的效果,只不过效果可能不会像上面那样明显而已。即使你练习的频率有所减少,但我仍然建议你每次至少要用20分钟的时间来进行呼吸禅修。无论你为自己确定的练习频率或练习强度如何,只要你每周每天都能够坚持自己的计划,你就可以从中获益(本章后面还会谈到如何通过确定练习模式以适应你的具体情况的其他方法)。

你在不同的时候可能会更适合于某些不同形式的呼吸禅修方法,因此,每一种正式的禅修都有其应有的位置。下面各种不同的禅修方法既可以被用来培养专注力,也可以用来进行正念练习。有的方法同时还可以作为非正式练习方式让你一举两得,即你可以在做其他事情的同时进行练习。如果你有能力来自由支配各种不同技术,你就可以根据不同的环境和需求来选择自己的练习方式。

活动中的禅修:行禅

行禅是对呼吸禅修的一种很好的补充,它既可以作为一种练习专注力的正式方法,也可以作为一种非正式练习方式。当作为正式练习方法时,这项技术特别适用于烦躁、身体僵硬或昏昏欲睡的情况。因此,它是另外一种你将要学习用来培养专注力的非常好的方法。你可以时不时地使用这种方法来替代呼吸禅修，也可以在禅修时将其分为呼吸坐禅和行禅两个部分。

就像呼吸禅修一样，正式的行禅同样需要你在一个相对安静的环境下专门为自己腾出一段时间。或许你可以为自己创造一个最方便的环境来进行这项练习：选择一条长度大约在5~10米之间的路径，你要让自己在没有打扰到别人或不会受到别人打扰的条件下自由来回行进于这条路径。

就像在进行呼吸禅修时一样，你首先要读一下下面这些指导文字，然后再放下书进行尝试。在第一次尝试时，你可能要为自己准备大约20分钟的时间（同样，如果现在不方便，请过后再回来做）。

行　禅

开始时请站在你所选择的路径的一端，闭上双眼，让自己的身体放松，进入一种当下立于此地的状态。你可以穿着鞋做，如果条件允许，赤脚或仅穿袜子则可能让你获得更加丰富的体验。一开始，你可以先花点时间进行站立状态下的禅修：关注双脚接触地面的感受以及身体落于地面时的重力感。然后开始关注周围空气接触身体的感受，是否感到空气正在轻抚自己的脸、手以及其他暴露部位。接下来，请专心聆听周围的各种声音。然后，你可以专注于自己的呼吸，既可以将专注点集中于腹部，也可以集中于鼻尖。

经过几分钟的站立禅修后，请睁开你的双眼，目光自然下垂落于身前数英尺的地方，保持舒适状态。正如你先前呼吸禅修后所做的那样，你要让自己像一个艺术家那样去观察周围视野中的各种东西，观察它们的颜色、质感和形状。

当你觉得自己基本进入一种正在体验站立当下的状态时，你就可以开始行走了。你既可以快步走，也可以慢慢地走。在大多数情况下，慢步走可以更有效地提高你的专注力。开始时请非常专心地抬起你的一只脚，让自己专注于抬起脚时脚、腿以及身体其他部位的感受。然后，慢慢地朝前移动这只脚，同时专注于移动时的各种感受。接下来，集中精力将这只脚放于你身前的地上，同时请体会当脚接触地面时所带来的各种感受。在你抬脚、迈步、落脚的过程中，尽量以一种充满兴趣和好奇心的态度来对待你的各种体验，就好像自己是第一次开始行走一样。

当一只脚稳稳落到地面上时，你可以开始迈出另一只脚。同样，开始时要专心致志地抬脚，然后要专注于脚步前移时的感受，最后要认真体会脚步重新接触地面时的各种感受。你可能需要不断尝试，以找到一个最适合的迈步频率（我在进行这项练习时的动作通常是很慢的，每次抬腿、迈步、落腿的周期大约需要五秒钟，行走速度的快慢仅仅是保持在不至于使我失去平衡摔倒而已）。

请一直以这种缓慢而专注的方式走下去，直到到达路径的另一端。在到达之后，你可以停下片刻进行站立禅修——体会静立的感受以及专注于双脚触地、周围的空气、声音的感受。在你有充分的当下体验时，你可以慢慢转过身，同时要觉察与此伴随的一切感受，然后再朝着相反的方向走回去。下面请用 20 分钟的时间不断沿着你选择的路径慢慢来回行走，并在路径的两端停下来充分体验当下的感受。

你发现了什么？

不同的人对呼吸禅修会有不同的感受，甚至同一个人在不同时候的感受也会有所不同。因此，每次行禅的体验同样也具有其独特性。请花一点时间来想一下行禅和呼吸禅修相比有何特点，请记录下你的感受。

_____
_____
_____
_____

在一定程度上，我们只要在应用行禅这项技术时稍加变化就可以影响到我们对它的体验。比如，我们可以观察到不同行走速度可能会产生不同的效果，这的确很有趣。刚才所描述的那种非常缓慢并且有很强自我控制性的行禅方式往往能够取到平静心态，强化专注力的效果。然而，在你昏昏欲睡或者缺乏禅修的动力时，你就可以选择一种相对轻快的步伐来给你的心充电。和动作缓慢的行禅一样，快步行禅的要点同样是要将自己的注意力专注于接触地面的脚以及向前迈进的腿。在快步行走的过程中，我们常常无法以像慢步行禅那样的精确性来专注于自己的感受，但快步行禅同样能够培养专注力，同样能为我们提供正念的机会。

另外一方面，由于我们在日常生活中都习惯于以相对较快的步伐行走，因此，快步行禅就给我们的非正式练习提供了一个很好的机会。这样，你就有可能利用每天行走的过程作为禅修的机会并形成习惯。

就像大多数练习方式一样，行禅这个过程并不存在某种特定的"正确"方法。通过尝试并观察不同练习方法的效果往往是一种非常有效的做法。它会让你发现什么时候更适合使用某种特定的方法。

和呼吸禅修一样，在进行快步和慢步行禅的过程中，你都可以通过是否选择在心中默语的方式来帮助你进行练习。在慢步行禅时，如果你发现自己很难一直专注于行走时的感受的话，当你在做每一个动作时，你可以在心中默默对自己说："抬脚"、"迈步"、"落脚"。你也可以在行走过程中数着你所迈出的每一步——从 1 数到 10 或者数到 100。你还可以在行走时用前面提到过的计数游戏来帮助你练习。这样做的目的是为了让你的大部分专注力能够集中于你的感受体验中，让心中默念的那些字成为你练习时的助手。

在你的注意力非常容易分散时，另外一种培养专注力的方法是将你的呼吸与你的脚步相协调。你可以在迈出脚步的同时这样做：你迈出一只脚时，开始慢慢吸气；你迈出另外一只脚时，可以慢慢呼气。如果你的步幅非常缓慢，你就可以尝试在抬起脚时吸一口气，在放下脚时将气呼出。如果你的行走速度较快，你可以让自己每走几步呼吸一次。通过几次尝试，你会逐渐发现在不同的环境下哪一种方法最适合你。

根据不同心态来调整行禅方式

- 应用慢步行禅使烦躁的思想获得平静，并强化专注力。
- 在昏昏欲睡或精力不济时，可以使用快步行禅，它也可以用于非正式练习。
- 使用默语、计数、"传球游戏"，帮助你在行禅过程中强化专注力。
- 在注意力特别容易分散时，将你的呼吸与脚步相协调。

就像在呼吸禅修时一样，你可能需要尝试不同形式的行禅方法。你要准备大约 30 分钟来完成它们。所以，如果你觉得现在不合适，请过后再回来做。

行禅示例练习

这项练习将 30 分钟的行禅过程划分成几个不同的部分,每个部分大约持续 5 分钟。和前面一样,如果你觉得这样做有助于你观察自己的体验,请在后面记录下你对每种行禅方式的感受。

1. 安静地慢步行走。

2. 安静地快步行走。

3. 慢步行走,同时在心中默念"抬脚"、"迈步"、"落脚"。

4. 快步行走,同时在心中默念"抬脚"、"迈步"、"落脚"。

5. 慢步行走,将呼吸与脚步相协调。

6. 快步行走,将呼吸与脚步相协调。

你有没有觉得这些不同的行禅方法中有的对你来说比较简单,而有的则更难一点?有没有哪些方法比其他方法更适用于不同的特定心态?

自下而上的禅修：身体扫描

另外一种被称作"身体扫描"的禅修技术可以采用坐姿，有时也常常采用卧姿来完成（在采用卧姿时，最好能躺在一个相对坚硬的物体表面，这样才能让你保持警觉状态而不至于入睡）。就像行禅一样，当你的心很难一直集中于某种比较细微的专注对象时，这项技术就显得特别实用。因为这项技术特别强调我们的专注点所指向的位置，所以，它主要是作为一项专注练习来使用的。你在一开始尝试时可以把本书打开，在这之后，如果你已经熟悉了它的练习方式，你就可以尝试闭上双眼进行练习。你或许需要大约30分钟来比较自如地完成这项练习。如果你有时间，你现在就可以开始。

"身体扫描"禅修

开始时请用几分钟的时间来进行呼吸禅修——专注于每一次呼吸在腹部的起伏感受。接下来，如果你坐着，请将自己的专注点指向身体与坐椅和地面接触时的感受；如果你躺着，请专注于身体与地面、躺椅或床接触时的感受。当你专注于重力轻轻拉动下的身体被支撑物托住的复杂感受时，你可以先将对呼吸的专注放到一边。

在你获得对身体的空间位置感后,将专注力转向你的任何一只脚的脚趾。请注意来自于这些脚趾的一切感受。感受一下它们是冷还是热，是松弛还是紧张。观察一下自己是否能注意到来自于脚趾的这些感受并非是一种孤立的感受，而是由一段时间内的一系列非常短暂的细微感受串在一起后所形成。请将一种充满兴趣和好奇心的态度引入你的感受中，注意观察这些感受在不同时间里的细微变化。如果你在某个时候发现自己的心偏离到了其他想法中，或者被吸引到了别的感受中时，请将它轻轻重新引回对脚趾的专注中。让自己的专注力在脚趾稍作停留，直到你觉得你已经达到一种完全专注的状态。

接下来，请将专注力指向同一只脚的脚面，体会这个位置的一切感受。请注意哪些是好的感受，哪些是不好的感受。你同样要注意这个位置是否有冷或热、有松弛或紧张的感觉。如果你在什么时候发现自己的心开始偏离，请将它轻轻带回对脚面的感受。让专注力在此稍作停留，直到你觉得已经达到了一种完全专注的状态。

如果你已经做好了移向下一个位置的准备，请将专注力转向对脚底的感受。用少许时间保持对这个部位的专注，同时，像刚才一样仔细体会这个部位的各种感受。

就这样依次将整个禅修过程继续下去。在此过程中，扫描身体各个部位的次序并非关键所在。当然，比较系统地来做将最有助于你保持自己的专注力。你可以从身体的一端开始，依次向前，直到你到达另一端（人们常常是从脚部开始一直到达头部）。因此，在完成脚部禅修后，你可以将自己的专注力引向同一只脚的脚踝，依次到小腿腓部、小腿胫部、膝部、大腿、腹股沟部。在这之后，你以同样缓慢而有系统的方式，依次专注于另外一只脚或腿的各个部位，同样是从脚趾开始。然后，你可以将专注点移向腹部、胸部、颈部，接下来是臀部、背部的下、中、上三个部分。对双臂的专注方法和腿部非常相像，从一只手的手指开始，然后依次移向手掌、手背、手腕、前臂、上臂、一直到肩部。另外一只手也一样。最后，将你的专注点移向胫部，先是胫前部，然后是胫后部，接下来是下巴、嘴、面颊、鼻子、眼睛、前额、耳朵，最后一直到头前部和头后部。你可能会发现，你会对像脸部这样感觉神经比较丰富的部位投入更加细致的关注。你可以将背部中间的整块部分或整个腹部仅仅视作一个区域来看待，但你却会单独体会双唇、鼻子、眼睛、面颊等部位的感受。在整个练习过程中，尽量培养一种充满兴趣和好奇心的态度，深入体会你所觉察的各种感受。同时也要锻炼自己学会接受所体验到的一切感受，不管这些感受是否让你感到愉快。和其他形式的禅修一样，当你发现自己从特定专注对象中分心而去时，你只要很自然地将专注力重新引回来便可，就像前面谈到过的训练小狗一样。

你发现了什么？

在尝试了身体扫描的禅修方法后，你可以用点时间来体会一下自己的感受。它和呼吸禅修与行禅相比有什么特点？请记录下你观察到的内容。

_____
_____
_____
_____

如果你对埃德蒙·雅各布森（Edmund Jacobson）的渐进放松法（progressive relaxation）*有所了解的话，你可能会注意到它同身体扫描的相似之处。然而，和渐进放松法不同的是，身体扫描的禅修练习方式并不要求先绷紧身体某一部位的肌肉，然后有意使它放松。它其实并非是专门设计用来帮助你放松身体的。就像我们所描述过的其他方法一样，它是一种被用来作为在正念练习初级阶段所使用的专注力练习方法。与呼吸禅修或行禅这样单一专注对象的技术相比较，身体扫描技术是通过将专注对象在不同的身体部位间进行转换，从而使你容易以更大的兴趣来维持自己的专心程度，这就有可能让你不再那么容易分心。并且，通过不停探索整个身体部位，练习者往往就不那么轻易会产生某些其他念头，这样就可以更加专注地来觉察当下的身体感受。

以少换多：食禅

如果你摄入的热量减少，你怎么又会有可能享受多吃的感觉呢？听起来好像有点意思，其实你所要做的只不过是加强自律与变换方式而已。

食禅是一种用于培养专注力的非常有趣的练习方法，它极有可能帮助我们形成一种健康的饮食方式。它也可以让我们更加真切地认识到强化专注力不仅可以丰富我们的生活，也可以让我们得到回报。我们在吃东西时常常会心不在焉，会情不自禁地去回忆过去，幻想未来（包括过去吃过或未来要吃的东西），这样我们就无法专注于当下的饮食感受。食禅可以让我们认识到，在吃东西的同时，我们的心是如何忙于其他各种事物；它同时也给我们一个可以真正品味食物的机会。像行禅一样，食禅也有正式与非正式之分，它们的练习方式同样有很大区别。

第一次尝试食禅，你开始时最好为自己准备小小的一份简单食物。指导禅修的老师常常会选择葡萄干来进行练习，这不仅是因为葡萄干很容易买到，并且它还能带来某种可以强化我们专注于吃的动机的惊喜感。这个练习通常可以闭着双眼来做，但为了方便你阅读以下指导文字，你在第一次尝试时可以睁着眼睛。你需要准备一粒葡萄干以及20分钟不

---

* 渐进放松法是一种系统、全面和有选择的身体放松技术。其基本方法是先让身体某一部分的肌肉绷紧，然后再有意地使它放松。——译者注

受干扰的时间。

---------------------- "葡萄干"禅修* ----------------------

开始时先用10分钟的时间练习呼吸禅修。在这之后，请睁开双眼，拿起一粒葡萄干。请以非常缓慢的动作按照下列要求进行练习，尽量避免想要匆匆完成的冲动。

将葡萄干拿在手中，用双眼仔细进行观察，观察它的质感、颜色和外形。看一下什么地方比较透亮，什么地方比较暗淡。在手拿葡萄干的同时也要注意觉察伴随出现的任何念头与情感。

接下来，用拇指和食指进一步深入感受葡萄干的质感（你可能希望闭上双眼，以便更好地专注于此时的触觉），感受它的凸凹之处，什么地方比较柔软、光滑，什么地方比较坚硬、粗糙。

在你仔细体会葡萄干在手中的感受之后，请继续觉察手臂移动时的感受，请抬起手将葡萄干放到耳旁，在耳道外用拇指和食指搓动葡萄干，搓动时可施加少许压力（不要因任何冲动将葡萄干塞入耳中）。观察一下在你摆弄这颗葡萄干时，你能不能听到它在你耳旁传来的微弱声音。

聆听片刻之后，请在保持专注的同时将葡萄干移到鼻孔下。吸一口气，同时观察一下你是否能闻到葡萄干传来的淡淡芳香。在你对自己闻到的味道有所反应时，请同时关注你此时的感受——你觉得这个味道是好闻、难闻还是介于两者之间。请深深吸入几口气，让自己充分感受一下葡萄干的味道。

真正让人兴奋的时刻现在终于要到来了。请将葡萄干移到你的双唇前，伸出舌头把它舔过来（就好像只有你的舌头明白怎么样才能做好这个步骤一样）。将葡萄干放在舌头与口腔上部的硬腭之间停留片刻，请关注你口中出现的任何反应和感受。就这样，继续用一两分钟的时间将舌头托住葡萄干。

接下来，请开始用舌头进一步感受这颗葡萄干。观察一下这些感受同你用拇指和食指拿住葡萄干时所获得的感受有何相似与相异之处，同时也要注意觉察当葡萄干在口中停留一段时间后，它是否产生了任何变化。

在你觉得你已经用舌头仔细感受了葡萄干之后（这需要几分钟的时间），请轻轻将它移到你的上下磨牙之间。保持这个位置并观察一下自己的感受如何。你既要注意体会任何想要咬下去的冲动，也要觉察自己正在悉心保护它的愿望。

---

* 可通过下面网址获得相关音频资料：www.mindfulness-solution.com。

现在，你可以让你的上下磨牙咬下去一次，但注意，只能咬一次。请观察所发生的情况。及随之出现的任何味觉感受、冲动和情感。在你的嘴和心共同做出反应的同时，请保持葡萄干被上、下牙咬开时的体验。

然后请再次用舌头把葡萄干舔过去，认真体会自己的作品。观察一下它在各个方面所产生的变化，同时还要注意在你深入感受的同时它所产生的进一步变化。在葡萄干被咬开后，你可以让自己继续嚼碎它，嚼的同时要专注于随之出现的一切不同的感受和冲动。注意观察它被咽下时的反应以及口中不断变化的各种感受。当葡萄干在顺着你的消化道继续它的行程时，请祝它一路走好吧！

你发现了什么？

第一次食禅过程常常会带来各种各样的感受，尤其是在你做得非常慢时。请花点时间记录下你所注意到的一切。

_____
_____
_____

现在，我们将你的反应和别人在第一次食禅过程中的一些常见反应做一下对比。

你在哪里买的这些葡萄干？

在很多情况下，这项练习意味着我们第一次真正有了品味葡萄干的感受。它的味道会让你留下异常强烈的印象。有一些才开始学习这项练习的孩子常常会这样问："你在哪里买的这些葡萄干？"当然，并不是这颗葡萄干有什么特别之处，关键在于专注力有了变化，我们开始注意到分心让我们的生活缺失了很多。

事实上，一粒葡萄干就可以让我们获得满足

我们通常不会认为仅仅一粒葡萄干就能让我们获得美食体验，但如果我们能以正念的态度来吃的话，它的确能。关键不在于这粒葡萄干能否填饱我们的肚子，而在于它同样能够让我们获得相当的满足感。饮食的微妙之处其实是显而易见的。如果我们能够体验一粒葡萄干所带来的丰富感受，我们就有可能满足于一份数量适中的饮食，这样就不大容易让我们吃得太多以至于对我们产生不利。它同时也说明了这样一种可能性：假如我们能够真正专注

于自己生活中任何微小的事物，它们同样能给我们带来更大回报。当我们在第九章中讨论到如何应用正念来应对不良习惯时，我们还将会进一步探讨这个问题。

我不想伤害葡萄干

人们有时会觉得当他们在观察这粒葡萄干，在聆听它、抚摸它、用自己的舌头感受它时，他们会逐渐培养起对这粒葡萄干的某种感情。这个时候，我们几乎会觉得咬碎它是一件比较残忍的事情。这种感受不禁让我们想起了这样一段历史：美洲当地的印第安人会在吃东西前对自己的食物表示感恩，感谢动物放弃了自己的生命来满足他们的需求。尽管葡萄干并不具备像水牛那样的情感反应，但我们仍有可能通过仔细专注于吃它时的体验培养出同样的尊重与感激之情。

我已经想要嚼了

通常，我们在吃东西时，仅仅能部分觉察到食物的味道，因为在咬下第一口的同时，我们往往已经将第二口食物放到了自己的叉或匙上并迫不及待地想要塞入口中。我们在这样做时会觉得自己已经完全丧失了耐心，所以，想要放慢这个过程就显得不是那么容易。就像所有其他正念练习一样，食禅也可以让我们观察到自己的心是如何工作的，我们从这里可以慢慢发现自己趋于向前的某种心理特征——当我们在匆匆寻求下一个目标时，我们是如何忽视了自己的当下体验。

我要吃更多

虽然一粒葡萄干也能让人获得满足感，但人吃下去时所获得的享受往往会进一步触发想多吃一些的冲动。这种冲动能产生相当的力量，它会让我们很难满足于仅吃一粒的感受。观察到这一点后能帮助我们进一步认清自己的心是如何在无止境地不断寻求快乐的体验。正念禅修不仅让我们认清了这一点，同时，我们将会发现，它也能让我们自由决定是否按照自己的冲动行事。

带有正念地进餐

通常，想让自己专心致志地完成整个进餐过程是不太实际的，因此，我们只是用一粒葡萄干来体会了吃的这个过程。然而，用比平常更加专注得多的正念态度来吃东西则是完全有可能做到的。大多数人会发现，培养正念的进餐习惯的确很有好处。

你可以选择这样一段你不必匆匆忙忙吃完东西的进餐时间。你既可以独自一人吃，也可以和希望练习食禅的其他人一起吃。请选择你至少可以获得半个小时不受打扰的这样一种进餐时间和环境。整个过程非常简单。如果你和别人一起吃，请事先约定在这个进餐过程中要保持安静，彼此间不要有任何眼神接触。如果你是一个人吃，请关掉电视、收音机或 iPod，同时也不能打电话或阅读。你的目标是要尽最大可能让自己专注于正在吃的食物。在给自己准备食物时你要注意，以正念的态度进餐可能让你比平常饱得更快，因此，不要准备太多的食物。

────────────── 食　禅 ──────────────

在觉察到自己坐着的感受时，你就可以开始了。请闭上双眼，用少量的时间先专注于自己的呼吸；请体会身体接触椅子、双脚接触地面的感受。让自己进入活在当下的状态。

接下来，请观察自己的食物，要注意观察它的质感、颜色、在餐盘中的位置。要尽量像欣赏一件艺术作品一样来品味它。用点时间想一下它是如何到达你的盘中的。是谁在种庄稼，谁在养动物，又是谁在照管它们，谁把它们带到了你的身旁？请关注别人为生产这些食物所付出的努力以及形成食物的奇妙自然过程。

在你仔细感受食物并思考它的来源之后，你可以咬下第一口。通常，如果你能先放下叉或匙，然后再开始嚼这些食物的话，这会对你更有好处。在整个进餐过程中，尽量让自己每次只做一件事：观察食物；拿起食物；将食物放入口中；嚼动食物。在你把食物拿到口中的过程中，请将此动作过程作为专注的对象；在你嚼动食物时，请将专注点转向嚼动的过程。就像其他形式的禅修一样，你的心同样有可能偏离。一旦你发现自己的心偏离了当下正在发生的过程，请非常自然地将专注力重新引回你正在做的事情。不要吃太多，觉得饱了时可以马上停下来。

通过以这样的方式进食，大多数人会发现吃东西花的时间会更长，但对食物的品味则会更加真切，饱得也会更快。虽然一开始练习时你会觉得有点奇怪，但这个过程同时也会让你觉得很有趣。我们大多数人会因为吃什么或吃多少而大费周折，总想在自己的愿望与最佳判断之间达成平衡。你可能会发现，以正念的态度进食将有助于你突破这一困境。

你发现了什么？

将整个进餐过程作为禅修练习的做法常常会带来各种各样的反应。现在请用一点时间记录一下你所观察到的一切。

_____

_____

_____

_____

正因为饮食是我们日常生活中必不可少的一个部分，因此，食禅既可以作为正式练习方式，也可以作为非正式练习方式，这取决于我们能够腾出多少时间以及是否在与别人共同进餐。当独自一人时，我们可以拒绝让自己像平常那样因各种事情而分心，真正投入对食物的专注之中。如果时间足够的话，我们可以像上面所描述的那样以正式的方式非常缓慢地进行练习。当然，我们大多数人可能只会偶尔有这样的正式练习机会。

在时间不是那么充分时，我们仍然可以尽量投入自己的专注力，但在嚼碎和咽下食物的过程中，我们的动作最终可能会比食禅的要求更快一点。独自进食的过程可以被当作是一个经常进行这种非正式练习的机会。在和别人一起吃东西时，我们的专注力自然会受到影响，但仍然可以提醒自己要尽量专注于食物的味道。在嚼食物时，要放下叉和匙，要注意觉察是否已经吃饱。

我们至少偶尔要腾出一顿饭的时间专门用于正式的食禅练习。通常，利用简单的食物像这样练习一次大约要花半个小时的时间。这样做不仅能让我们更好地感受吃的过程，同时还能影响到其他时候的饮食习惯，有助于我们在进餐时让自己更加专注。

到目前为止你已经体验了几种不同形式的专注练习，既然这样的话，下一步我们就可以来看一下怎么样进一步利用它们来培养正念。我们将在第四章探讨这个问题，了解你可以怎样将正式和非正式的练习方式结合在一起，从而形成一套适合你的特定生活的固定练习方法。

第四章

培养正念的生活

正如我们在上一章中曾讨论过的一样，专注力要求的是内心精力的集中，而正念则是将我们的专注力指向自己觉察范围中任何最突出的事物。专注力练习能有效地平静烦躁的心态，培养稳定的心理，专心于丰富的生活，进一步觉察每一个当下发生于心中的事物，而正念练习则有可能帮助我们认识到自己的心是如何在发挥其功能——尤其是它如何导致痛苦，以及这些痛苦可以通过什么方式得到缓解。一定程度的专注力对于正念练习是必需的。如果缺少它，我们就无法认清内心的工作状态，也就容易迷失于对正在发生的事情的各种想法中，从而无法让自己去直接体验它。专注力是正念练习的基础，因此，到目前为止，我们所做的各种练习在很大程度上都被认为是强化专注力的练习。

从专注到正念

然而，大多数专注力练习也可以被视作正念练习来完成。在专注力禅修的过程中，一旦你觉得自己的心已经定下来，你就可以尝试将其转化为正念练习。正如在第三章中曾提到过的一样，在开始时，这个过程要求你在自己已经分心偏离了专注对象时，仍能注意到心向何处，同时还要在内心默默给自己的偏离方向贴上标签。比如，在呼吸禅修过程中，如果你发现自己的内心正在安排某些计划，你就可以给自己标注"计划"二字，然后重新将专注力引回呼吸中；如果你发现自己产生了一些评判性念头，你可以为自己标注"评判"二字；如果你分心偏离到其他感受中——如屋子中的某个声音让你分心了，在这个时候，你可以给自己标注"听到"二字。在主要专注力仍然一直指向呼吸的这个过程中，你内心的这些标注动作完全是暗自而为，千万不能喧宾夺主。

如果你能进入一种特别宁静的心态，接下来，你便可以像起锚后离岸的船只一样，尝试完全摆脱以呼吸作为专注点的约束，让专注力指向你觉察范围中任何处于突出位置的事物——无论它是坐着时听到的声音、各种与外物接触时的感受、身体所展现的情绪状态，还是其他各种不同的体验。这个过程有时被称作"无选择的觉知"（choiceless awareness），因为此时的我们允许自己以完全开放的心态来接受任何进入我们觉察范围的事物。尽管我们被允许分心，但这种分心不同于丧失正念，因为我们仍然对每一个当下所觉察的各种事物保持警觉。我们甚至有可能让各种念头与形象物成为自己专注的对象。但由于这类东西很容易让我们迷失其中而不能自拔，所以，一般情况下，它们还是在密集闭关修行期间较为实用。

在专注力练习中，我们不断调整自己，让自己的注意力始终指向某个事先选择好的专注对象，而在正念练习中，我们则允许自己专注于处于突出位置的不同对象。因此，要在两者间找到最佳平衡点就成为了一件非常微妙的事情。在一般情况下，你可以通过自己的专注力程度来决定你的练习方式。在专注力很强的时候，你可以尝试正念练习；在专注力较弱、容易分心时，你可以更多进行专注力练习。

在为自己培养一种正式练习模式的过程中，你很有可能无法确定自己更喜欢哪一种形式的禅修方法。有时你可能会很看重坐禅，而在另外一些时候你可能又会觉得"身体扫描"、行禅或食禅也是一种很不错的选择，这取决于你认为每种禅修方法对你的效果如何。无论你选择什么形式的禅修，在练习的时候，你仍然会很难确定是将其作为专注力练习还是正念练习来使用。给出一种固定练习模式不是一件容易的事情，因为每个人的内心和生活都具有其独特性。尽管如此，仍然有一些不是那么太细致的建议可用于作为练习指导：

如果你每次只能腾出 20 分钟的时间用于正式练习，并且是否每天都能还不一定,在这种情况下,或许你更适合专注力练习,因为你没有足够的时间让自己定下心来。如果你能增加自己的练习时间和频率,你就可以得到更多机会来进行正念修行,因为在这种情况下你更有可能定下心来强化自己的专注力。

即使你的练习强度得到增强,但你的内心仍被各种事情所占据并感到烦躁不安,你仍然需要坚持数日或数周进行专注力练习。在别的情况下,你可以在每次禅修开始时先进行专注力练习,一旦定下心来,你就让自己的觉察范围进一步延伸,从而转向正念练习——让自己始终能觉察心向何处,让专注力指向并保持于不同的专注对象。

如何选择的关键在于尝试。两种练习方式之间并不存在哪一种更好一点的问题。它们最终都能帮助我们认清自己的内心,让我们发现我们是如何在不经意间给自己与他人带来痛苦的。专注力练习和正念练习还具有相当的重叠之处——在进行专注力练习时,如果我们偏离了专注对象,我们同样可以注意到自己的心在当下指向何方,而在进行正念练习时,我们一样要专注于眼前的对象。我们最好不要过于担心自己是否能在两者间找到最佳平衡点。在一段时间后,你将能够凭自己的直觉判断出哪一种练习更适用于哪种特定时间状况。

培养接受的态度

到目前为止,我们讨论过的各种正式禅修方法都要求将自己的专注力引向特定的身体感受,并要观察到自己的内心,但不能试图去改变它。这些方法都是在引导我们培养一种以接受的态度对当下体验的觉察。通常,"接受"是禅修中最具挑战性的一个构成要素。这是因为我们的心总是容易处于一种不断进行评判的状态——它会因为我们不能保持专注,因为我们想得太多或者感受了某种本不应该感受的东西而责备我们。但有趣的是,观察这个过程的一种方法居然是用几分钟的时间进行"评判"禅修。

———— 评 判 禅 修 ————

通常,你需要准备10~15分钟的时间来领会其要点。像呼吸禅修那样让自己坐下来,先用一两分钟的时间专注于自己的呼吸。接下来,请开始观察自己的念头。每当出现某种评判性的想法时,你可以默默地用"评判"二字来标注它。

你发现了什么?

请记录你所观察到的内容

_____

_____

_____

很多人可能会注意到类似于这样的一连串内在心流:"哈,我做得相当不错,到现在为止还没有任何评判性想法出现——标注'评判';噢,我就知道我不可能做得那么好的——标注'评判';好啦,好啦,我明白了,不要再乱想了,我只要专注于自己的呼吸,起,落,起,落,你看,这不就好多了——标注'评判';见鬼,我怎么老是会有这些评判性想法——标注'评判'。"

应对我们这种挑剔或评判的心理倾向的传统方法是慈心禅修(loving-kindness meditation)。它可以采用多种形式来进行,这些不同的练习方式都是被设计用来软化我们的内心,让我们更容易接受自己与他人,从而培养出一种被称作"慈爱意识"(affectionate awareness)的态度。一些描述禅修的古代文字资料曾将同情和正念比喻为一只鸟的两个翅膀,并且特别强调只有内心开阔才能眼界开阔。慈心禅修就是通过强化接受与同情的愿望来帮助我们更加清楚地观察事物。它并不是要用虚假的正面情感来掩盖我们在当下的真实感受。就像所有正念练习一样,它的主要原则仍然是观察并接受当下所发生的一切。

最简单的慈心禅修是通过默默重复一些激发性话语来加强自己的同情心。通常,为了发挥最好的效果,我们在开始时先要进行培养专注力的禅修,可以专注于自己的呼吸,也可以做一些动作缓慢的行禅练习。一旦定下心后,我们就可以开始尝试培养接受的态度与同情心。有的时候,在开始时先专注于自己可能会得到更好的效果;有的时候,先专注于别人可能会效果更好。具体应该使用一些什么样的激发性话语其实并不太重要。你可以尝试一些既适合你的文化背景又符合你个人喜好的话语。

如果你想要体验一下这种禅修方法，你最好能为自己准备至少10分钟的时间。假如你现在就有时间，请在开始时先进行专注力练习，然后读一下下面这些指导文字，接下来你就可以尝试一下了。

慈心禅修*

开始时请默默重复下列话语："愿我快乐，愿我平安，愿我能免于苦恼。"你只要在不断重复这些话的同时将这些祝愿送给自己便可。但如果你发现自己的内心被某个问题不断纠缠的话，你可以通过祝愿的方式直接将其表达出来。比如，你可以将祝愿语变为："愿我快乐，愿我平静……"，"愿我学会放下。""愿我能接受一切事物。""愿我能具有面对恐惧的勇气。""愿我能原谅他人。"

正如其他练习方法一样，你可能会在一段时间后发现自己分心了。这个时候你只要将自己的专注力不断重新引向这些激发性话语（显然，就算在我们没有专注于这个过程的时候，我们的内心仍然能机械地默默重复这些话）。同样，关键是要能原谅自己，要将其视作训练小狗的过程来看待。

一旦你有机会沉浸其中，并培养了针对自己的同情心后，你可以尝试将针对的对象转向他人（当然，你也可以以相反的顺序来做，开始时先关注他人，然后再转向自己）。开始时用一个善良的人作为目标将会使你觉得要更容易一些，他（她）可以是一个你觉得慈祥并充满爱心的人——朋友、家人、所爱的同学、老师、在世或离世的某个精神领袖如耶稣、释迦牟尼、嘉瓦仁波切等。请闭上双眼，想象一下这个人和你在一起，你感受到了他（她）的存在。接下来，你可以不断重复这些话："愿你快乐，愿你平安，愿你能免于苦恼。"当然，你也可以用一些类似的祝愿语。同样，你仍然可能会分心，这个时候，请非常自然地将自己的专注力不断引回到你所选择的这个人身上。

在你专注于这个能激发你慈爱心的人一段时间之后，你可以将专注力转向另外一个对你很重要的人身上。就这样，将那些重要的人一个个唤回到你的内心。最后，你可以将这个范围扩展到小规模的群体性形象，如你最亲近的一些家人或朋友。将他们的形象保持于内心中，不断重复刚才那些话，将充满同情心的祝愿送给他们。以这样的方式将这个禅修过程一直继续下去。你的祝愿范围可以延伸到越来越多的人。在你发现自己同情与慈爱的情感似乎正在变得不够充分时，你可以重新将专注力指向那些更容易让你激发情感

---

* 可通过下列网址得到相关音频资料：www.mindfulness-solution.com。

的人身上。

不断延伸你的包容范围，你可以进一步将自己的想象扩展到所有的家人和朋友、同事、顾客、邻居或者任何你所参与的群体。我们最终可以将相同的良好祝愿扩展到越来越广泛的群体中，甚至可以包容整个城镇、整个城市、整个国家，以至于全人类。这项练习甚至可以扩展到包容这个世界上一切生命体的广度。在一个比较典型的例子中，它最后是以这样的方式来表达祝愿的："祝世上所有生命快乐，祝世上所有生命平安，但愿世上所有生命都能免于痛苦。"

你发现了什么？

慈心禅修给我们每个人带来的体验不尽相同。和其他练习方法一样，你在每次尝试的过程中也很有可能会得到不一样的体验。现在，请花上几分钟的时间记录下在每次练习的过程中你都发现了些什么，记录时就好像你正在对一个朋友述说你此时的感受。

_____
_____
_____
_____

慈心禅修同样适用于培养专注力或培养正念这两种不同的练习方式。在进行专注力练习时，它很容易就会让我们不再对自己的分心过于挑剔，因为慈心禅修可以帮助我们强化在分心时善待自我的能力。与此相似，在练习正念禅修，在观察所有那些出现于觉察范围中的好与不好的对象时，慈心禅修能够帮助我们一视同仁地去欢迎对方。它同样允许将培养专注力和（或）培养正念整合到一次禅修过程之中，或者说可以将整个练习过程用于慈心禅修。

悖论式反应

我们很多人对很多事情的反应都具有双重性特征。有时，我们能够觉察到自己复杂的情感；有时，我们只有在终于得到了自己想要的东西时才会注意到这些情感。我们所有人几乎都有过这样的经验：我们在追求某个自己希望得到的人时，当对方终于对我们表现出兴趣时，我们却突然对自己的情感不大肯定了。在别人迫使我们非得以某种方式思考、感受、或行为时，我们也会出现类似的反应：在面对压力时，我们有时会迫使自己采取相反的行动。

米尔顿·艾瑞克森（Milton Erickson）是一位因其创立不同于传统技术的治疗法而闻名的精神病学家。曾经有这样一个关于他的故事：在一个养马场中，有一个人拼命想把一匹马弄进马厩里，但他越是用力向前拉那匹马，马就越是不肯进去。这个时候，站在一旁的艾瑞克森突然有了一个很独特的想法——拉马尾巴。果然，马猛地一下就窜进马厩。

考虑到人性（即动物天性）的这个方面，你也许会发现，在尝试慈心禅修的过程中，你可能会出现一些与慈爱相反的情感，你可能会注意到你的一些针对自己与他人的评判性想法。这一切其实都很正常。这类练习的目的仅仅不是要培养一种同情心以至于你能够更加包容自己与他人，就像正念练习一样，它们也是被设计用来帮助我们认清自己内心的……帮助我们培养一种以接受的态度对当下体验的觉察。因此，当你觉察到自己内心出现类似于守财奴斯克鲁奇和黑武士达斯·维达这样一些缺乏慈爱的人格面时，你的应对方法是学会去接受它们*。慈心禅修可以帮助你觉察并接受像这样的一些情感。

越来越复杂了——我该怎么选择？

现在，我们来看一下我们曾经讨论过的各种不同形式的禅修练习方法。专注力练习是选择一个觉察对象，并将自己的专注力不断引向它。它有助于我们内心的专注与宁静，可以让我们不再容易经常陷入各种占据我们意识的事物中。正念练习首先要求一定程度的专注力，但它允许我们将专注力延伸到自己觉察范围中出现的任何事物，并保持住对它的专注。通过这种方式，正念帮助我们领悟自己的内心，认清痛苦之源，

---

* 守财奴斯克鲁奇是狄更斯的小说《圣诞颂歌》中的老吝啬鬼。达斯·维达又被称作黑武士，是电影《星球大战》里最重要的角色之一，在美国，他已成为大众文化里无可取代的反派角色，他在美国电影艺术学院票选的电影百年百大反派角色里位居第三。此外，达斯·维达也成为邪恶的代名词，比如说，著名政治操盘手李·艾华特常被称为"共和党的达斯·维达"。——译者注

并找到幸福之道。慈心禅修培养的是一种与人为善、与己为善的愿望。因此，在练习专注力与正念禅修的过程中，它可以帮助我们建立一种面对任何事物的接受态度。我们在后面还会发现，慈心禅修在人际关系方面同样非常有用。

正如前面曾经提到过的一样，想要弄清楚某个特定时刻最适合使用哪种禅修方法是一件很微妙的事情。当内心特别分散时，专注力禅修比较适合；当内心被挑剔与评判的想法所占据时，慈心禅修比较实用；在我们已经有了一定程度的专注力并且能理性地接受所出现的各种事物时，正念禅修就会让我们以开放的态度去迎接一切体验。有些人在每次腾出了时间进行禅修的过程中会将这几种练习方式结合起来做。

在过去几周里，凯特（Kate）每天都在进行禅修，她在大多数时候做的是以呼吸为专注点的专注力禅修。她发现自己的内心比原来更加平静，现在更能专注于自己的工作，也更能专注于当下的感受以及周围的环境。有时，在她静坐45分钟后，她的内心会变得非常宁静。在这个时候，她就会转向正念禅修。此时，对呼吸的关注会被放到一个次要的位置，她会让自己的专注力指向与情绪相关的不同身体感受。有一天，她觉察到了自己的胸口有一阵收紧的感觉，这种感觉是由某种负疚感所导致。于是，在想到自己辜负了父母的期望之后，她产生了一些自责的想法。在这种感受持续了一段时间后，她开始进行针对自己以及父母的慈心禅修。那种胸口收紧的感觉有所缓解，她也因此获得了一种宁静感。这使她又能重新专注于自己的呼吸以及周周的各种声音。

另外一些人会在特定的一段时间内只让自己的主要精力集中于某一两项技术上。

乔纳森（Jonathan）练习禅修已经有好几年了。他是一个有很多业余时间的年轻人。因此，他能非常自觉地培养自己的专注力。在进入活在当下的状态之后，他不再过于关注自己的各种思想和情感，这让他获得了宁静，他非常喜欢这种感受。他经常让自己置身于大自然中，享受其千变万化的美。

然而，他也有孤独的时候。渴望找到一个女友的感受会时不时浮上水面。他开始意识到，他之所以能非常严格地要求自己做好专注力练习，部分原因在于他想将这种感受排除于思想之外。在他和一名禅修导师讨论这个问题时，对方建议他应该把练习方式更多转向正念和慈心禅修。

尽管这对他来说不是那么容易，但他还是设法将自己的专注力转向了禅修时所产生的各种情感中。他注意到他充满了被爱的渴望，但同时又非常害怕这种感受——这似乎是一种深藏于内心的痛苦感受。为了能让自己更容易来应对它，乔纳森开始将慈心禅修和正念禅修结合起来交替使用。通过练习，他感到就算自己在一段时间内仍然要面对这种孤独感，他也是有能力来接受它的。

"安全"对"发现"

正念修行的最终目标是让我们能坦然接受一切体验。然而，想一次就达到这个目标是不太明智的。在心理治疗这项技术形成后不久，治疗师们就意识到治疗的进度因人而异。正如我们每天承受体验的能力有所不同一样，这种能力在生命中的不同时间段同样会有所区别。在我们得到了更多支持而压力威胁较小时，我们应对负面体验的能力就会更强。在我们缺乏支持，同时还面临各种问题时，我们的这种能力就会减弱。

承受负面体验的能力在不同人之间也一样会有所区别，其中包括了一些遗传性原因。有些人的神经系统天生就容易对变化或威胁做出强烈反应，而另外一些人的反应就不会那么强烈。我们承受困难的能力也同我们的成长环境有所联系。有幸受到别人关爱并得到情感支持的人往往比那些在这方面有所缺乏的人更容易应对困境。然而，个人成长是一个复杂的过程。有时，当一个人得到过多照料而没有机会去接触各种不利环境时，他（她）会变得更加脆弱，也更容易被困难压垮。这样的人就像温室中的花朵一样，无法去面对自然环境中的风吹雨打。

尽管各种各样的因素导致了我们在应对负面体验时的能力差别，但非常重要的一点是，我们可以通过正念练习来认识自己的能力与局限。像长时间呼吸坐禅或闭关静修这样的练习往往会带来负面的思想或情感。弗洛伊德曾经发现，如果让一个病人躺在长椅上将他（她）所想到的一切都说出来的话，最终，他（她）各种各样的负面思想和情感都会喷涌而出。同样，长时间的静坐禅修迟早也会让各种愉快与不愉快的思想与情感浮出水面。不可避免的是，其中的一些内容是很难应对的。

如果你能够承受这些负面心理反应而没有被压力所吞噬，这就是一次让你得到解脱的有效的禅修。然而，如果你感到难以承受，这次禅修练习就有可能使你更加害怕自己的内心，从而也就产生了适得其反的效果。

和心理治疗一样，考虑正念禅修的进度是非常重要的一个方面。在我们发现自己已经难以承受时，我们就应该考虑一些能让自己定下心来的、最有帮助作用的练习方式。这些方式包括一些侧重于外部专注点的练习，如行禅或食禅。慈心禅修也可以通过培养对自己与他人的同情心来强化自己的安全感。它们可以以一种类似于父母抱住困境中的孩子的方式让我们产生某种包容和支撑感。在后面的章节中，我们将会讨论另外一些技术，如大自然禅修和山禅。这些技术也能够强化我们的安全感以及我们应对困难的能力。

在我们不是那么容易被压力所吞噬时，我们可以使用一些能帮助我们进一步面对负面体验的练习方法。坐禅练习就是这样的一种练习方式，它在开始时要求先专注于呼吸，然后再转向专注于一切内心所想。我们在后面还会讨论一些让自己故意去面对恐惧、悲伤或痛苦的练习方法，以此来增强我们应对这些体验的承受力，并最终培养一种在面对困难时灵活自如的态度。这种方法有时被称作"迎着刀尖上"（Moving toward the sharp point）的方法——它要求我们将专注力指向内心中出现的任何负面内容。

人与人之间有所不同。我们每个人都会发现有些方法在特定的时候比其他时候要更有效。你可以通过一些尝试来感受一下在不同时候对你最有效的是哪种方法。不要忘了自己的主要目标是什么——以接受的态度觉察当下的体验。记住这个目标能帮助你在各种方法间找到平衡点。

非正式正念练习

非正式正念练习需要你将自己的日常生活习惯稍加变化，从而让自己变得更加具有正念。这就好像如果你想让自己更加健康的话，你可以把乘坐电梯上楼的习惯改为步行上楼。这种习惯的改变在每天醒来时就可以开始。你可以在刚醒来时先花点时间专注于自己的呼吸，观察体会一下躺在床上时自己的身体感受、房间的布置、空气的温度、周围的声音。就像大多数正念练习一样，为了能更好地完成这个过程，你不能一心多用。因此，用简单的闹钟叫醒你是最好的选择，不要设置类似于用收音机新闻报时之类的闹钟功能。

你还可以将早上的其他日常生活习惯当作一个练习正念的机会。在刷牙时，请专注于相关身体动作和牙膏的味道；在洗澡时，请专注于成千上万的水珠溅到身体上时的强烈感受以及香皂游走于身体上的体验；在洗完澡擦身时，请关注擦动毛巾时身体的反应；在穿衣服时，请注意衣服的颜色、质地以及穿上它们时的感觉。

当然，早上在准备出门时，你不可避免地会产生一些想法。你可能会想关注一下室外的天气和自己当天的日程安排，以便决定应该穿什么；你也有可能要先计划一下应该随身带点什么。当你在完成这些"思维任务"时，将自己的意识集中于你所想的事情中。但一旦你做了决定，请将专注力重新引回在准备过程中的一个个当下体验中。

在动身出门后，你仍然可以继续练习正念。在你走向自己的汽车、公共车站或者其他目的地时，请专注于双脚接触地面和双腿不断迈进时的感受。就算你是以一种平时的正常步幅在行走，但它仍然是一次练习行禅的机会。在你赶往自己的工作地、学校或购物地的过程中，你可以关注一下天气、声音、味道以及自己视野范围内的一切东西。你可以利用每一个当下时刻进行练习，让自己一醒来就能"闻到玫瑰的芳香"。

一般情况下的饮食过程都可以成为一次练习食禅的机会。你在大多数时候吃东西时都会比吃葡萄干要快得多，尽管这样，你仍然可以尽量让自己真正品味到食物，你也可以尽早觉察到饱时的感觉。在独自一人安静进餐时，你会更容易完成这个过程，但即使是在社交餐饮聚会中，你同样可以时不时地将专注力引向正在品尝的食物的味道。

事实上，每天从早到晚始终保持一种活在当下的愿望是完全有可能的。即使是在像听电话或专注于汽车尾灯这样非常特定的时刻，也可以成为提示我们锻炼专注力的机会。当然，有一些活动需要你能很快完成，或者它们会涉及大量的思考或语言，所以，你很难将这些活动用于锻炼正念。无论如何，通过在每天的日常生活中进行一些非正式的正念练习，你可以不断觉察自己的专注力，也能意识到自己的内心是如何对周围的环境做出回应的。

正念练习同时也是一剂对抗无聊的良药。在你排队、买咖啡或沿街步行时，你无须想象下一个时刻的幻境，可以将自己的专注力转向当时的各种景象或声音。在火车晚点时，你也不用心情沮丧，可以（非常谨慎地）仔细观察周围的乘客、关注车站的建筑风格，或者将自己的注意力转向站或坐时的身体感受。如果你愿意让自己专注于当下发生的各种事情的话，总会有一些有趣的事情有待你去做的。

当你以这样的方式度过一天时，你将会进一步觉察到什么样的活动才更有利于正念，才更能巩固正念。你不用把自己弄得好像是一个出家人一样，你只要一步步强化自己在每一个当下时刻的专注力便可。即使在玩得很痛快时，你也有能力做到这一点。

非正式正念练习可以一直持续到临睡前，而这个时候又是你进行正式练习的一个机会。在躺在床上准备入睡时，你可以将自己的专注力再次转向呼吸时的感受。接下来将会出现两种可能：或者是你将有8个小时的时间进行不中断的正念练习，或者是你可以好好地睡上一觉。我们将在第七章中进一步谈论正念与睡眠。

一次非正式的正念练习计划

尽管你可能很愿意用整天的时间让自己以接受的态度去觉察当下的体验，但将自己的日常生活活动有计划地纳入正念练习范围将更有利于你的练习。让这些活动成为你进行非正式练习的机会，让自己每天都能坚持正念地完成它们。我们曾谈到过很多进行正念练习的机会：淋浴、乘车上下班、早餐或中餐、洗碗、步行上下楼梯、刷牙、喝茶。

现在稍微花点时间来想一下自己平时是怎样度过每一天的。经过仔细考虑之后，请从中挑选几个你想作为正念练习来使用的日常行为活动，并把它们记录下来。让它成为一份你为自己订立的小小的合同。

1. _____
2. _____
3. _____

小型闭关

有一种非常好的办法可以让我们认识一下我们曾讨论过的各种练习方法的巨大效果，这就是将所有方法结合起来形成一次"小型闭关"。这意味着要专门腾出一段相对较长的时间，或许是几个小时或一整天的时间，将其专门用来进行一连串的练习活动。尽管这个要求不是对每个人都适用，但如果你真的能抽出这样一段时间的话，这将会是一次极有推动力的练习体验。更多的时间往往能够让练习者的内心真正安定下来，这样就会让你更容易获得一种对专注力练习、正念和慈心禅修的均衡体验，也就能进一步认识到它们对非正式练习的帮助作用。

一次比较典型的综合修行过程涉及用20~45分钟进行觉察呼吸的禅修；接下来，用15~30分钟练习行禅；然后，再次回到呼吸禅修。在这个过程中，如果你觉得合适的话，你可以在其间插入慈心禅修。如果你的这次"小型闭关"时间段中包括进餐时间，将食禅纳入你的修行计划将是一个非常好的主意。在你从一项活动转向另一项活动的过程中，尽量将这些转换过程当作你专注于一个个当下体验的机会。相对于较短时间的禅修而言，如果我们能像这样将各种修行方式结合在一起进行练习，我们就更容易培养内心的专注力。我们在更加有能力清楚观察自己的内心与身体的状况之后，内心也就更有可能充分安定下来，从而让自己在专注力练习的基础上为正念修行做好准备。

在上一章中，我们曾谈论过密集闭关是一种既能帮助我们禅修，又能让我们进一步观察到自己内心的极为有效的方法。参与由有经验的指导者组织的、有计划的群体闭关修行是一种对自我小型闭关的替代或补充方式，你很有可能会发现这是非常有效的。本书后面的参考资源部分包括了一些帮助你找到适合你特定需求的闭关机会的方法。

救 生 用 具

有时，我们在陷入危机时会不知所措。这种情况通常会涉及他人：孩子在拥挤的超市中哭闹个不停；丈夫或妻子把一个你原本认为昨天已经解决的问题又提了出来。它还有可能以情感方式表现出来：你的心在演讲之前跳个不停，以至于你无法正常思考；当你乘坐的飞机在雷暴中不断试图着陆时，你在心中默默地与家人和朋友道别。有时，我们还会被某些身体感受弄得压力重重：非常想上厕所，但就是找不到洗手间；背痛难忍，但又不得不继续工作。我们也会屈服于自己的欲望：控制不住自己又买了一块糖；在喝了很多酒后，忍不住又灌了一杯下去。

虽然培养一种在正式与非正式练习之间达成平衡的正念有助于我们更好地应对上述情况，但我们有时仍然会在压力之下不知所措。这就是基于正念的"救生用具"（Life Preservers）能派上用场的时候。心理治疗师和正念导师曾对一些传统的练习方法进行改进，以便它们可以用于应对在这些情况下的当下困境。在面对危机时，它们可以帮助我们渡过一次次情绪或情感的难关，使我们不必无奈地屈服于它们。几乎所有这些练习方式都涉及要将我们的专注力引向当下正在发生的事情，要关注身体的反应，要尽量让自己去迎接这样的体验，而不是去抵制它们。尽管任何正式与非正式的练习方式都可以被用来作为"救生用具"，但你仍然会在后面的章节中学习一些适用于不同困境的特定练习方法。

融为一体：过正念的生活

有很多方法可以用于将正念练习结合起来进行使用。非正式正念练习的机会在生活中经常随处可见。尽管我们可以在每天的生活中利用一连串的机会来培养正念，但我们最好还是选择几个日常活动作为非正式练习的重点对象，这将会非常有效。

如果你决定用20分钟的时间进行正式练习，你最好每次能够专心于一种禅修，这样才有利于你培养一定程度的专注力。如果你每次能腾出45分钟的时间进行正式练习，你既可以利用这段时间只专注于一项练习，也可以将这段时间分为不同的部分来进行多项练习（比如，先用30分钟进行觉察呼吸的禅修，然后再用15分钟进行慈心禅修或行禅）。在一段特定时间内，大多数人是依照下列因素来调整自己的练习安排的：内心是平静还是烦躁、是警觉还是懒散，态度是挑剔还是接受。有些人专门腾出固定的时间专注于慈心禅修；另外一些人则会将慈心禅修放到其他禅修的前面或后面来进行。在觉得自己提不起神时，很多人喜欢使用行禅。

不同练习形式之间可以相互促进。非正式练习能够强化我们的专注力，能巩固我们专注于当下时刻的习惯。这样就会让我们更容易做好正式练习。通过对自己内心的强化训练，正式练习则能够让我们在每天的其他时间里更好地培养自己的正念习惯。闭关修行（无论是小型闭关还是其他闭关）可以大大提高上述两种日常练习的作用。"救生用具"虽然是用来帮助我们应对危机的，但它同样可以在相对平静的非危机时刻促进并加强我们的练习能力。

就像我们生活中大多数有价值的事物一样，正念的生活同样要求我们具有愿望并付出努力。这个过程仍然类似于给琵琶调音——你需要经过反复尝试才能找到一种最适合你的练习模式。如果你的目标过于远大，不符合你的实际情况，并且你也无法坚持下去的话，你就很可能会觉得自己经常遭遇挫折，像一个失败者，这样就会让你最终放弃自己的整个计划。如果你为自己设定的目标太容易的话，你可能无法体会到练习的效果，最终会因此而丧失兴趣。毫无疑问，有不同的练习模式可供你选择，下面的例子就是关于一个女性练习者如何将各种练习方法结合在一起的。

詹尼弗（Jennifer）在大学期间曾经接触过瑜伽和禅修，但她直到二十八九岁时才开始形成自己固定的练习模式。在刚刚结束一段持续多年、纠缠不清的关系之后，她觉得心力交瘁，连自己的工作也受到了影响。她希望能重新找回自己。在当地的一家禅修中心上过一堂课后，她决定要每天进行45分钟的禅修练习。开始时她采用的是专注于呼吸的禅修，这个过程其实并不是那么容易。她最初常常会烦躁不安，几乎无法专注于自己的呼吸。在她试图将注意力保持在腹部起伏的感受时，她的注意力便会不停地偏离到与前男友往日的恩恩怨怨中。她尝试用"心神不宁"这几个字在心中默默地来标注这些让她分心的记忆。结果她发现产生了一定效果。有的时候，她几乎无法以静坐的方式进行禅修，这种情况下她就会先用15分钟的时间做行禅练习，然后再进行呼吸禅修。这样她就能相对容易地让自己坐下来进行禅修了。

詹尼弗有时会觉得自己非常累，这种情况下她根本没心情进行禅修，她常常会打开电视看。最初这的确让她感到很放松，但在看电视时，她经常会吃一些垃圾食品。在关掉电视后，她感到心情很糟——她觉得自己不仅浪费了时间，而且还在虐待自己的身体。在詹尼弗决定要继续将禅修坚持下去时，她越来越能够意识到，从长远来看，她原先用于安慰自己的各种方法，如看电视、吃零食、购物、上网，其实都没有什么太好的效果。

作为非正式禅修的选择，詹尼弗决定将专注力集中于早上的淋浴、驾车上班以及遛狗这几项活动中。她尽力在淋浴时让自己专注于香皂和水滴与身体接触时的感受；在驾车上下班时专注于前方的道路，并关掉收音机和手机；在外出遛狗时，她会以比较轻快的步伐练习行禅，她非常享受能够以一种全新的方式来觉察天气与季节的变化。

在独自一人时，詹尼弗的内心常常充满了自我评判的念头。她在周末的夜里都不愿会朋友或外出赴约，这让她开始觉得自己很像是一个失败者。她非常想建立一段新的关系，因此，她煞费苦心地试图反思自己的不足之处。在这个时候，她发现慈心禅修对她很有帮助，因为它能够在一定程度上减轻她对那些负面思想的信念，能让她更多专注于当下的生活。

有一个周末，詹尼弗参加了一次被她所在的禅修中心称之为"城市闭关"的修行活动。在白天，她进行坐禅、行禅和食禅；在晚上，她仍然可以回到自己的家中。她发现自己的内心变得相对平静了，她可以从仅仅专注于自己的呼吸慢慢转向一种更加开放的、正念的觉察状态。当各种声音、情感和身体感受进入觉察范围时，她能够持续专注于它们，同时还能让自己不至于完全陷入某些思想中。这段过程帮助她更好地理解了如何在坐禅时在专注力与正念练习之间达成平衡。

在修行不断获得进展的同时，詹尼弗也发现自己越来越容易被那些有助于当下体验的活动所吸引。她喜欢花更多时间用于行走、静坐于海滩或者在浴缸中泡澡，不再容易被各种消遣娱乐活动所吸引，她的兴趣更多转向了那些有助于正念的活动。在逐渐学会如何享受与自己相处的方法后，她不再急于要尽快为自己建立一段新的关系了。她认为时机一旦成熟，这段新的关系自然就会水到渠成。

基本练习方法

下面是一些基本练习方法，你可以将它们结合在一起，从而形成自己的个人练习计划。

正式禅修练习

- 觉察呼吸的禅修：通过使用相对细微的觉察对象来培养专注力和正念。

- "身体扫描"禅修：通过使用不同的专注对象来培养专注力和正念。这种方法在内心烦躁时特别有效。
- "葡萄干"禅修：用于为正式与非正式的食禅做准备。
- 食禅：使用一种日常生活活动来培养专注力和正念，同时学会欣赏品味我们的食物。
- 行禅：用于在下列情况下培养专注力和正念——内心无法安定时、很难安静地坐下来时、身体比较僵硬时。
- 慈心禅修：用于内心充满了评判性或自我批评的想法时。

非正式练习

- 行禅
- 食禅
- 驾车、淋浴、刷牙、剃须等禅修方法

救生用具

你将在本书第二部分学习如何将上述方法以及其他方法用于特定情境和特定情感状态。

- 行禅（正式或非正式）
- 食禅（正式或非正式）

制订一个计划

你可能会发现制订一个初步计划将会很有用。下列表格可以帮助你组织自己的想法。

练 习 计 划

正式练习	时间	频率
_____	_____	_____
_____	_____	_____
_____	_____	_____

非正式练习	时间	频率
_____	_____	_____
_____	_____	_____
_____	_____	_____

阻碍和支持

在开始定期进行正念练习之后，你可能会注意到，无论正式的还是非正式的正念练习都可以极大地丰富你的生活，并能强化你的基本理性。我们会更有能力来面对在第一章中讨论过的那些挑战。你会发现自己更加容易去接受各种不确定性和变化。像经济问题、疾病、出乎意料的事件、年龄增长甚至死亡这样的困境也不再那么难以应对了。你会变得不再过于专注自己的自尊。因此，成功与失败、称赞与责难对你来说都不是什么大不了的事情了。在观察到不断出现的各种想法时，你不再会轻易服从于它们，也不大容易因为各种"思维疾病"而饱受折磨。在通过练习学会去接受当下所发生的一切之后，你将能超越追逐快乐、逃避痛苦的生活模式。当全身心专注于以接受的态度活在当下的能力有所增强之后，你将能更好地帮助自己所爱的人。你会发现你所遇到的很多特定困难原来就是一些人性中不可避免的问题而已。这样的话，当被痛苦侵扰时，你就不会再过度责备自己了。

所有这些改变都有助于更加有效地来应对家庭和工作中每天所遇到的各种挑战。你将能睡得更好，能更加明智地来对待自己的饮食，并能欣赏到你所拥有的一切。你会感到生活更有意义，一切皆在变化，变得更好。

那么，为什么中断练习会那么容易？

面对正念禅修过程中不可避免的"脱落"，我希望你能事先准备好。在你进行禅修时，各种欲望和要求会逐渐侵蚀过来。你会发现，在你疲倦或烦躁时，当你最需要进行练习的时候，你却逃避了。就像詹尼弗一样，你宁愿打开电视将各种垃圾食品朝嘴里塞，也不愿让自己去练习禅修。为什么会这样呢？

其中一个原因是正念练习会对我们的防御机制构成挑战，它会让我们非常真切地觉察到在内心和身体中当下所发生的一切——包括一些令人很不舒服的事情。和其他生物一样，人类也具有一种逃避痛苦的本能。这里存在一个悖论：即使正念练习能够有效地缓解我们的痛苦，但它却要求我们主动去更加真切地体验这种痛苦。这就好像在清理被感染的伤口时你会觉得疼痛一样，但清理是有助于伤口愈合的，它能从根本上消除我们的疼痛。不管是应对内心的伤口还是身体的伤口，这两者都要求我们能够具备进步的信念和勇气。我们要相信，用短暂的阵痛来换取最终的幸福是值得的。

本书其余部分的内容将向你展现正念练习是如何帮助你来有效应对生活中诸多不同困难的。当然，它也会带来阵痛。坚持练习是你通过努力取得进步的一个不可或缺的要素。所以，下面介绍一些如何才能更好坚持下去的方法。

选择一个固定的禅修时间

一个近乎陈词滥调般的建议，但它确有道理，因为人类是受习惯支配的动物。大多数人每天能很好地完成像刷牙和梳头这样的日常行为；不少人甚至每天坚持用牙线清洁牙齿；在坐车时我们会习惯性地系上安全带。如果我们能够设法让某件事情成为我们日常生活中的一个有机组成部分的话，我们将会更有可能来完成好它。每个人的生活都是不一样的，因此，找到一天中最适当的时间以及一周中最适当的日子进行正念练习，这是一件由个人来决定的事情。无论如何，如果正念练习已经成为你日常生活安排中不可或缺的一个部分的话，你将很有可能将这项练习成功坚持下去。你不仅要选择固定的时间用于正式练习，同时也要挑选几项日常生活活动来作为每天进行非正式正念练习的机会。

和别人一起做

又一个很有道理的陈词滥调般的建议。人类同时还是社会化动物。我们大多数人宁愿让自己失望也不愿让别人失望。如果你知道其他人也对禅修感兴趣，并且对方的生活安排也比较适合你的话，你们可以约定一个固定的时间一起进行练习。这样的话，你可能会很不愿意因为缺席而让别人失望。当你没有心情进行禅修时，这种安排将会很有用。在东方曾有这样一种说法："离山之虎活不长。"这里的虎指的是禅修者，而山则指的是他（她）的修行同伴。即使你没法加入一个固定群体，你仍然要尽量和那些练习正念的人保持联系。这将会让你得到有力的支持。缺少了这种支持，你将很难应对禅修过程中出现的问题。作家安妮·拉梦特曾有过这样一句妙语："我的内心有如不善之邻，我尽量避免孤身拜访。"

期望值要符合现实

如果你初为人父（母），如果你是一个整天都要学习研究的学生或者是一个有两份工作的人，在这种情况下，你就不要期望自己能遵守一份严格的禅修时间表。你可以为自己制定一份比较现实的计划，或许每周只用几天的时间来进行20分钟的禅修，如果有机会的话，也可以根据情况延长练习长度或增加练习频率。如果你对自己的要求不太现实而无法完成计划的话，你最终很可能会完全放弃。假如你为自己制定了比较适当的目标，并且在完成目标后感到心情很愉快，你就很有可能获得更好的练习体验。

让提示物伴你左右

正念练习帮助我们进一步认识我们的内心是如何给自己带来痛苦，以及怎样从中得到解脱。尽管它能带来这样大的好处，但我们仍然会一次又一次地陷入寻求快乐的误区中。我们在前面曾经讨论过进化的力量让我们与生俱来就具备了追逐快乐、逃避痛苦以及巩固自己社会地位的这样一种倾向性。这种倾向性常常会让我们陷入烦恼。因此，如果有一些提示物来提示我们，这将会非常有用。它们可以不断地告诉我们怎么做才能有效提升我们的幸福感，而怎么做则不能。

这些提示同样是因人而异的，这取决于我们的文化背景、宗教信仰和哲学观念。一般说来，有助于培养我们珍惜每一个当下时刻，并能让我们学会接受自己无法改变的事物的那些书籍、诗歌或其他艺术作品都是非常有用的。有一些提示物能让我们意识到自己在这个世界中的位置，意识到变化的不可避免性以及我们与其他人和整个广阔世界的相互联系，因此，它们同样能够帮助我们正念。这些提示物可以表现为众多不同的形式——关于正念的书籍、各种康复计划中的建议、来自于不同文化传统的哲学作品或信念、你所信仰的宗教理论。在本书后面的参考资源部分也列出了一些可供你选择的内容。你可以将这些提示物放在你的卫生间、书桌、床头柜或日常生活中适合摆放提示物的任何地方。

让每时每刻成为练习机会

即使在那些不是用来进行正式或非正式练习的时候，你仍然可以努力让自己以接受的态度来觉察当下的体验。无论在何处，你随时都可以暗自提醒自己去品味玫瑰的芳香。你应该刻意控制住趋于一心多用的行为习惯，这样才有可能以正念的态度专注于你所做的每一件事情。当排队等候、困于交通堵塞中、等待接收邮件这样一些其价值曾经被低估的时间重新体现出其价值性时，你的练习效果也才能体现出其连续性。

记住什么是正念，什么不是正念

我们曾在第二章中讨论过一些关于正念练习的常见错误观念。这些错误认识有可能在我们应对负面的思想、情感和身体感受时浮出水面。请记住，正念练习并不是清空自己的内心、摆脱负面的情感、逃避生活中的问题、让自己免于痛苦、体验无尽的快乐，正念是让我们原模原样地去拥抱自己的体验——有时，当下的这种体验有可能并不是那么愉快。

在你无法控制住自己的内心但却非常想让它归于平静时，你很容易因此而遭受挫折。你的这种努力常常会适得其反。铃木俊隆禅师曾经将内心比作农场的动物。*如果你养了一只性情烦躁的牛或羊的话，帮助它平静下来的最佳方法应该是什么？你是会把它关在一个很小的笼子中还是会将它引向宽阔的牧场？你的内心同样需要有一个宽阔的牧场才能获得平静。你应该让自己去迎接各种不愉快的体验。只要你不畏惧它们，它们就会像其他事物一样，有来便有去。

我们已经了解了生活之所以对我们大家来说会变得如此艰难的一些原因，也已经看到是进化与遗传的力量如何将我们置于困境，我们同时还介绍了一些正式与非正式的正念练习方法。在本书其余部分，我们将讨论这些练习方法是如何来帮助我们有效应对日常生活中的各种挑战。我们的大多数心理问题其实都有很多彼此间共同之处。而正念练习则被证明是一种能够全面应对它们非常有效的工具。当我们转而面对自己的

---

* Shunryu Suzuki 铃木俊隆，生于 1904 年，父亲也是一位禅师。在日本期间，铃木俊隆自年少即开始禅修训练，经过多年的修习而臻成熟境界。1959 年，他迁移至美国圣弗朗西斯科。几年内，他的教授吸引了许多西方学生。他在圣弗朗西斯科建立了禅修中心，并在加州卡梅尔谷地成立了西方第一所禅修院。1971 年 12 月，由于长年疾病缠身，铃木俊隆禅师辞世。——译者注

体验时，无论这些体验愉快与否，这个过程本身就是一种巨大的解脱。

在下面的章节中，我们将会探讨如何使用正念练习来应对当下的一阵阵焦虑、抑郁以及身体疼痛感，同时也要学会来处理由疾病、衰老以及亲密关系而导致的各种问题。我们也将进一步认识到正念练习是如何引导我们超越对障碍的掌控，从而帮助我们去过一种健康、丰富、意义深刻的生活。

后面有些内容可能与你密切相关，但其他一些内容却不尽如此。你可能会忍不住先翻到那些有关如何处理你当前所面临问题的章节，但是，只有按照顺序读下去你才能最好地把握并理解正念。

如果你感到紧张、烦躁不安，对未来充满担忧，或产生怨恨感与不确定感，本书将在第五章中教你一些理解并应对各种紧张、恐惧、焦虑的方法——从对压力、无聊感、不安全感的体验一直到应对惊恐袭来时的方法。

如果你的内心容易纠缠于过去，纠缠于各种悲伤、失望、无能感、抑郁之中，或仅仅是感到沉闷、情绪低落、无法全身心投入，本书第六章将会提供各种各样的方法，帮助你改进自己的思维方式，让你得到一个更加全面客观的视角，让你更加坚定地立于当下时刻，同时也使你的情感生活重获活力，使其充满生机。

我们很多人常常会受到一些身体症状的侵扰，包括头痛、消化不良、背部或颈部疼痛、失眠以及性生活障碍。这些症状有的是由压力所引发，有的是因压力而加重。本书第七章将会向你解释为什么在你试图抵制这些症状时，它们反而会变得更加严重，同时还会告诉你，你如何通过正念练习帮助自己从这些慢性身体症状中得到解脱。

你有没有试图与孩子、父母、爱人、商业伙伴、朋友、导师、老板或下属建立好关系？你有没有注意到这些关系并非总是稳固而愉快的？欢迎你加入"人际关系"俱乐部。本书第八章将会探讨如何使用正念来缓解并解决人际关系中的各种冲突，让你建立更加丰富的人际关系并从中得到回报。

极少有人可以随心所欲地去做他（她）想做的事情。即使这样，我们所有人仍然会有一些容易给自己与他人招致痛苦的行为习惯。这些习惯包括不健康的饮食方式、滥用酒精与麻醉药品、拖延、睡眠不足、无理财能力、忽视家人与朋友、不能对自己与他人坦诚相待。本书第九章将会谈论怎样通过正念练习有效观察并改变这些行为习惯。

随着岁月的流逝，你是否已经注意到自己的身体和内心所发生的一些变化？这些变化有没有让你觉得很不舒服？在经过某一个年龄段之后（在仍然还很年轻的时候），我们所有人几乎都会对不断上升的年龄和各种疾病表示担忧。并且，如果我们的内心防御能力不是非常坚强的话，我们也容易想到死亡。本书第十章将告诉你如何使用正念练习来接受并拥抱生命轮转不断向前的过程中我们应有的位置。

本书的关注点主要是通过应用正念练习来应对一些日常问题以及其他更加严重的困难，但是，其潜在效果却远不止如此。这些练习最初都是被设计用来作为通往幸福的一条途径，希望能引导修行者内心的觉悟并让其获得解脱。古代传承下来的传统智慧为我们指明一条获得解脱、通往幸福的途径，我们将会在本书第十一章中看到这种智慧是如何正在得到科学验证的。

你可能会认为本书中所有章节的内容都对你有用（正如它们对我有用一样）。如果这样的话，请翻开此书，一章一章地读下去。当你因为这样或那样的问题而束手无策时，你完全可以先翻到书中的相关部分。在这之后请不要忘记回过来读一下其他部分的内容，这样你才有可能充分享受正念带来的各种好处。

第二部分

应对身心紊乱和
人际关系的日常练习

第二部分

西欧各国兼并苏
人和东欧的日耳曼化

第 五 章

与恐惧为友：应对担忧与焦虑

> 我是一个年迈的老人，我经历了很多不幸，但这些不幸大多数从未发生过。
>
> ——马克·吐温

生活是令人畏惧的。新的威胁每天都在出现，而旧的威胁周而复始。可能发生差错的事情数不胜数，而其中很多差错由可能变为了现实。此外，我们的内心还会夸大现实，常常认为有很多不一定出现的不幸将会降临。

我们的恐惧其实是不足为怪的，因为我们每天所听到的常常是一些令人害怕的事情——各种事故、成瘾行为、侵袭、动脉瘤、通奸、老年痴呆症、攻击、截肢、诱拐、动脉硬化、遗弃、艾滋病等。而这些仅仅只是以字母表的开头而已。* 有的不幸源于他人；有的不幸源于自己；很多不幸的发生仅仅是因为事物的变化规律——我们会自然衰老，我们的孩子也会不断长大，经济状况会不断变化，暴风骤雨会慢慢逼近，树木会腐朽，金属会生锈，生命有生便有死。

恐惧是我们的内心和身体对每一次可觉察的威胁所做出的与生俱来的固有反应，这种恐惧感有时可能是微不足道的。因此，我们在大多数时候有可能处于恐惧感中，尽管我们常常并没有意识到这一点。很多情

---

* 上述各英文单词的首字母皆为 a，分别是 accidents, addiction, assaults, aneurysms, adultery, Alzheimer's, attacks, amputations, abductions, atherosclerosis, abandonment, AIDS, 言下之意为，以字母 b-z 开头的苦难数不胜数。——译者注

况下，我们只是感到紧张。在威胁较不明显时，我们可能会感到烦躁、无聊、坐立不安（"电视上没有什么好看的"）。或许我们会发现自己为了避免去面对某件事情而有意拖延（"我明天再去付账单"）。我们有时也会发现自己被迫要去完成某项计划、目标，或者要在规定时间内完成某项任务（"除非我把这件事做完，否则我是不能停下来的"）。

恐惧感还有可能通过一种与压力相关的身体症状表现出来，如，头痛、消化不良、背痛、失眠（我们会在第七章中详细讨论这部分内容）。它会促使我们过度饮酒、不断在冰箱中搜寻食物、浪费很多时间用于上网（第九章所讨论的内容）。我们可能由于恐惧而逃避去做一些事情，结果会因此感到遗憾，这些事情包括我们没有去接的某个电话、放弃了的某个机会、推迟了的某个重要约会。因为我们担心自己由于害怕而将要面对的麻烦（来自于自己或他人的），所以，这种逃避会导致进一步的恐惧。

有的时候，我们不能马上意识到自己的恐惧感，而有的时候我们非常清楚地意识到自己很害怕。我们会觉得焦虑、紧张、心情不安并不停地感到担忧，甚至有可能会出现像手心出汗、肩膀僵硬、心跳不停、惊慌失措等症状。这些感受有时会变得如此强烈，以至于我们拼命想要摆脱它们。

恐惧也会不断变化。有的时候，我们的感受不是那么强烈，但有时又会变得非常强烈。我们的焦虑感可能会经常出现，也可能只会偶尔出现。无论情况如何，大多数人会发现恐惧、担忧、焦虑至少会时不时地妨碍我们享受自己的生活。毕竟，在我们感到轻松时，几乎每一件事情都会带给我们更多快乐（世界各地很多人都喜欢喝酒的原因可能就和这有点关系）。

当恐惧感非常强烈时，它会妨碍我们在学校、工作、家庭或社会交往中能力的发挥。我们因为无法集中精力而把数学考砸了；在重要场合讲话时因为紧张而结结巴巴；因为担心孩子的行为不妥而大声呵斥；想要约会别人时因为害怕而犹豫不决。恐惧有可能妨碍到我们所做的每一件事情。

无论你是否认为自己是一个充满焦虑感或恐惧感的人，正念练习都可以帮助你来应对生活中不可避免的大大小小的各种威胁。如果你想利用正念来帮助自己，请在一开始时先填写一下下页中的这份记录表，确认一下在你的个人生活中，恐惧、担忧、焦虑出现的频率。

如果你和大多数人一样的话，你可能会非常吃惊地发现，恐惧和焦虑竟然如此频繁地在影响着你的生活。有些人认为这两种体验是有所区别的。他们习惯用"恐惧"一词来描述对眼前实质性危险的反应（汽车车轮打滑失控或孩子跑到道路中央）；"焦虑"一词则被用来描述担忧的心情（在一次重要讲话或考试前感到紧张）。其实这两者的区别并非关键所在。正念练习是要帮助我们认识到，在所有这些情况下，我们的内心和身体都会做

恐惧、担忧、焦虑调查表

1—极少　2—有时　3—常常　4—频繁　5—大多数时候

请使用从1到5严重程度有所不同的数字来评估标注下列情况发生的频率。

- 我感到紧张。（＿＿）
- 我觉得除非我将工作完成，否则，我就不可能停下来。（＿＿）
- 我会为一些小事感到担忧。（＿＿）
- 我会想象将会发生最严重的事情。（＿＿）
- 我受到头痛、颈部或背部疼痛、失眠或消化不良的影响。（＿＿）
- 我觉得自己的心跳得很快，呼吸急促或者浑身颤抖。（＿＿）
- 我发觉自己很难安静地坐下来。（＿＿）
- 我担心别人对我的看法。（＿＿）
- 我对我的外形、智力和成就缺乏信心。（＿＿）
- 我坐立不安。（＿＿）
- 我觉得很无聊。（＿＿）
- 我无法完全放松自己。（＿＿）
- 我比较担心像钱或健康这样一些重大问题。（＿＿）
- 我不愿去约会别人或请别人帮忙。（＿＿）
- 在众人面前讲话时我会感到紧张。（＿＿）
- 在坐飞机、在很高的地方或者在封闭空间中我会感到很不安。（＿＿）
- 周围的蜘蛛、蛇、狗或者其他动物会让我感到很不舒服。（＿＿）
- 别人发火会让我感到很不安。（＿＿）

出相似反应，并且，有些恐惧或焦虑的出现方式是很有规律的。正念既能帮助我们应对不断出现于内心的一阵阵不太严重的恐惧和焦虑感，也能帮助我们对付那些给我们带来巨大压力的严重的恐惧与焦虑。可能你自己在这方面做得还不错；也可能你一直都在设法应对恐惧与焦虑；你甚至有可能正在接受心理治疗或正在进行禅修，不管怎样，本章都将向你展示如何通过使用正念练习来更加有效地应对生活中的这些不可避免的问题。

作为开始，一个很好的做法是使用本书第三章和第四章中曾经讨论过的那些正式或非正式的正念练习方法。然而，通过进一步理解我们是如何对各种威胁做出反应，并学会一些专门设计用来对抗恐惧的具体的正念技术，你就有能力更加有效地来应对它们了。

无论你的恐惧和焦虑是轻微还是严重，它们都是来源于同样的适应性进化机制。通过认识这些反应机制并进一步认清它们是如何导致问题产生的，我们就能发现正念练习是如何有针对性地发挥其功能的。

到底什么是焦虑

研究人员指出，我们所称之为"焦虑"的心理状态实际上是由三个彼此相关的方面构成：生理、认知和行为。

我们是通过身体感受来体验焦虑的生理方面的。这些感受包括：心跳加快、呼吸急促、精神恍惚、手心出汗、烦躁不安、疲惫、身体颤抖、肌肉紧张、喉咙哽咽、头痛、胃痛、背痛以及其他与压力相关的各种症状。这些症状有时很可能不太明显——在你不得不面对一个很难对付的顾客时，你由于不停地清嗓子而感到有点尴尬；在看病前等在候诊室中时，你觉得自己坐立不安。

焦虑的认知方面是通过对未来充满担忧的思想表现出来的——想象出各种可能发生的灾难，并想出一些方法要来避开它们。有可能在你同刚才那个顾客通电话的过程中，你潜意识中的某个声音在不断地告诉你对方觉得你很愚蠢；当你在候诊室时，你认为你的头痛是由脑瘤引发的。

焦虑的第三个方面涉及逃避性行为。这一点都不奇怪，人们总是会试图避开那些导致不愉快生理反应和思想的情况。因此，在焦虑时，我们会避开一些我们认为会让自己产生焦虑的活动和环境，但这样做最终

第五章　与恐惧为友：应对担忧与焦虑

会限制住我们的生活范围。不幸的是，它还会使事情变得更糟。我们不仅会因为躲避顾客或延误治疗时间而让自己陷入困境，并且，逃避自己所害怕的事情往往会强化这样一种想法：这件事的确很危险。

生理现象的悲剧：另一个进化故事

我们再来看一下进化与遗传给我们带来了一些什么。正如我们曾在第一章中讨论过的一样，人类是一种相当可怜的动物。你可以再想象一下，数百万年以前，我们人类中的某一个人生活在非洲大草原中的情景：他（她）长着一付毫无力量的牙齿和爪子，薄薄的一层皮，身上很可笑地覆盖着一层毫无用处的毛，纤细无力的双脚，试图依靠有限的视力、听力、嗅觉来为自己探路。那么，我们到底是怎么样存活下来的呢？

你或许知道答案：主要是依靠我们具有抓握能力的指头（让我们能够拿起东西）和结构复杂的大脑（让我们能思考）。其他灵长类动物也有着和我们类似的指头，但思维的能力让我们成为了地球的主宰者。

作为人类，我们将一天中大部分的时间用来进行思考。我们在不断寻求适应环境的方法，同时也在设法将自己的快乐最大化，将痛苦最小化。我们努力提高自己在群体中的地位并设法来巩固它，想方设法让自己的身体和心理需求得到满足。我们人类是思维动物。

如果你曾尝试过前面那些正念练习的话，毫无疑问，你应该已经注意这种不断思索的倾向性是非常顽固的。我们几乎每时每刻都在思索。如果考虑到思索是人类能够幸存下来的关键所在，我们就会觉得不停地思索是很有道理的。

和其他竞争者相比，我们的牙齿和爪子的确很弱小，但我们具有几种和我们同类动物一样的其他有效生存机制，其中比较重要的一种是被科学家们称作"战斗或逃跑反应"的机制。

你可以想象一下，一只正在安静吃草的兔子发现远处有一只狐狸。这个时候，它的身体就会出现几种可预测的反应，这些反应是由与其荷尔蒙系统相互协作的自主神经系统所做出的。它的耳朵会偏向于狐狸所在的方向（在做这个动作时，兔子看上去很可爱）。它的听力会变得特别敏锐。它会看着那只狐狸，而它的视力在这个时候也会有所增强。

它的体温会上升，心跳会加速，呼吸会急促，全身所有的随意肌都会变得很紧张，它会做好"战斗或逃跑"的准备（由于兔子并不是什么善战的动物，它一般只会准备逃窜）。所有这一切都只是发生在几秒钟之内。

但假设那只狐狸已经离开了的话，另外一次可预测的变化反应将会随之出现，它与刚才那个"战斗或逃跑"的反应过程正好相反。不久后，兔子将会平静下来，注意力又会回到吃草的动作中。

兔子是一种相对低级也比较可怜的动物，它没有我们人类这种复杂的语言和思维能力。假设兔子也有幸具备我们人类这样具有分析能力的大脑，它可能就会像这样想："不知道狐狸要去哪里？它会不会去告诉它的朋友我在这里吃草？它会不会去我妻子和孩子正在吃草的旁边那块草地？"如果兔子真的拥有这样复杂的思维能力的话，它甚至可能会计算它所摄入的401卡路里的热量是否能让它躲起来后也不至于饿死。

你可以想象一下这些想法在兔子的"战斗或逃跑"反应机制中将会发生什么作用——它们会让兔子一直处于一种紧急反应状态，而这正是我们人类的现状。我们整天都在想这只狐狸究竟想做什么。我们会想到迟到、生病、亏损、被拒绝、错过好时机、房间里没有食物来准备晚餐等，这份名单可以一直写下去。就算这些想法并没有真的涉及任何紧急事件，但每一个想法都伴随着我们紧急反应机制的一次激活。进化让我们拥有了两种高水平的适应性存活机制：复杂的思维能力和"战斗或逃跑"的机制。正是因为这两种机制，我们的先人才能够应对生活中无数的威胁。但问题是，当它们共存于同一个大脑中时，它们便会在很多情况下导致某种恐惧感，进而还会带来一连串与压力相关的身体症状。

幸运的是，相比之下，我们的指头似乎并没有给我们带来太多麻烦。

我们的思维疾病：前倾性

这就是我们的困境。因为思索对于我们的存活是如此重要，所以，进化便让我们总是处于一种思索的状态中。当我们的想法指向未来时，这些想法中常常会包括一些未来会出现什么问题的念头。这样就会触发我们的"战斗或逃跑"机制，让我们感到焦虑。如果你注意一下你的思维模式，你或许会发现你常常在做计划，试图在进行一些选择，想让自己的愉快体验最大化，痛苦体验最小化。在大多数时候，这样做当然是很有道理的。如果外面要下雨，你就很有必要为自己准备一把伞；如果你要离家过夜，你就很有必要带上自己的牙刷。

但内心同样有其自身的生命规律。这种计划的倾向性很容易产生副作用。有时，它会让我们无法享受当下时刻的丰富体验。我们在前面曾谈到过这样的例子。当我们和朋友一起到一家新的餐厅进餐时，大家的话题常常会慢慢转向别的地方有什么好吃的东西。一方面，我们在吃别人辛苦准备的美味食物；一方面，我们的内心又沉浸在对另外一个地方的美食的幻想中。当我置身于大自然中时，类似的事情也会发生在我身上。在冬天，当我在一条冰封水面的美丽湖边漫步时，我会想："这里一定是夏天来游泳的好地方。"我们总是在盼望下一件美好的事情，但却常常会错过品味眼前美好事物的机会。

和想象下一个季节或下一顿美食不同，如果我们想象的是一些不愉快的事情，情况就会变糟。这正是一切焦虑的关键所在。焦虑是一种预期，它涉及对未来痛苦的想象。

无论当前的情况如何，我们都会倾向于对未来的想象。一些紧急救护人员曾这样说道，当他们将人们从毁坏的汽车中救出来时，对方对未来的担忧常常会大于当前的痛苦。他们担心："我以后还能站起来行走吗？""我的朋友以后会有什么问题吗？"即使伤者现在疼得很厉害，他（她）的内心仍在不停想象以后情况到底会如何。

> 我们的前倾性习惯既会让我们成为优秀的规划者，也会在我们想象一些未来的痛苦时让我们产生焦虑。

担忧的快乐

在事情挺好的情况下，我们还是非常容易感觉到痛苦不堪。这方面我很擅长。我把自己搞得痛苦不堪的一种方法就是担忧。

我培训其他精神健康专业人员。因此，我经常要在主持工作坊活动的头一天晚上乘飞机赶到另外一个城市。一天下午，在我驾车前往机场的途中，公路上突然出现了严重的交通堵塞，以至于人们都走下车来试图了解一下到底发生了什么事情。这个时候，我的心中马上涌现出这样一些想法:"如果我错过飞机怎么办?我想后面还会有一个航班吧,但我今天的日程非常紧,并且很有可能买不到下一个航班的票了。或许我可以乘火车赶过去,但我不确定我是否能准时到达。如果开车去的话,路程实在是太远了。简直太糟糕了!满满一屋子的同行专家请假来参加这个工作坊,并且他们还付了钱,可我却没能出现。真希望我当初早点出发。反正现在也没办法了。在我赶到机场后再想别的办法吧,现在只有好好呆在这里等了……"

我开始专注于自己的呼吸,但不久后我又接着想:"如果我错过飞机怎么办?我想后面还会有一个航班吧,但今天的日程非常紧,并且很有可能买不到下一个航班的票了。或许我可以乘火车赶过去,但我不确定我是否能准时到达……"

为什么我的心中老是会这样想?为什么老是会不断重复这样的想法,但最终仍然得出同样令人烦躁不安的结果?当然,我们纠缠于一个问题的原因是因为我们想找到解决问题的方法。有时,这的确能产生效果,所以我们会一次又一次地在考虑我们遇到的某个问题。但是,导致这类痛苦心理活动的另外一个原因在于它能让我们产生这样的感觉:我们一直在努力。当我被困在车里时,我并没有被动地在等待自己的命运。我在主动有所作为——我在"担忧"!

对危险进行评估的代价是有可能让事情变得更糟。我们很难认清什么时候我们的恐惧是有道理的,而什么时候没有。关于这个问题,人们的看法很不一致。你可能会认为,容易焦虑的人所担心的事情都是很不现实的,但事实却不尽如此。

比如,我们可以想象一下,有一个焦虑的人正在驾车沿着州级公路行驶。他(她)可能会这样想:"我正以每小时100公里的时速在一个铁盒子里驾车飞奔。如果我犯了一个错误的话,如果我的车辆检修工当初有所疏忽的话,如果另外一个司机不够专心的话,这一切都有可能导致我受伤、残疾甚至死亡。这真是太可怕了。"

另外一个不容易焦虑的人在驾车沿着同一条公路行驶时却可能产生完全不同的想法:"我坐在一辆设计出色的新型号汽车里。我相信我的车辆检修工是一个认真的人,我也相信我周围车辆中的那些驾驶员都非常专心,旁边那辆车正在打手机的那个人显然也注意到了如何顾及我的安全。滥用药物后驾车的情况其实很罕见,我相信周围没有哪个司机会这样做的……"

你都看到了，结果竟然是容易焦虑的那些人常常能更加准确地觉察到危险的存在；没有焦虑问题的人却不能清楚认识到危险。怪不得当心理治疗师试图说服焦虑症患者摆脱恐惧时，他们常常会遭遇挫折。因为焦虑症患者理所当然地会认为他们的治疗师试图在否认现实。所以，我们不久后将会看到，安慰其实并不是解决焦虑问题的最佳途径，正念可以提供一种更好的解决方案。

我们真正害怕的是什么

胜利与失败

触发我们"战斗或逃跑"机制的那些想法可能与像错过航班或死于车祸这样的眼前威胁有所关联，但尽管如此，另外一些数量众多、更为抽象的担忧同样会影响到我们。我们的很多焦虑涉及对我们内心的自我所构成的威胁。我们担心自己的健康、财富和自我形象，担心自己或自己所爱的人将会遭遇痛苦或错过机会。正如在第一章中曾经讨论过的一样，我们生活中的每一个变化都会随之带来有可能失去我们所珍惜的某一样东西的威胁，而变化既持续不断又不可避免。此外，我们都容易依恋于自己的自我形象，担心在和别人相比时自己的地位是否稳固，而没有谁是能够永远保持第一的。

正念练习既能够帮助我们改变对自我的观念，也能让我们改变自己对生活的期望值，从而使这两者更好地与现实接轨。在我们禅修或者专注于非正式正念练习时，我们可以逐渐观察到自己的思想、情感或身体感受的变化是如此的频繁。我们通过自己就可以认识到，我们不可能一直保持愉快状态，并将不愉快排斥在外。我们也会注意到，我们的自我形象是如何在不断变化的。有的时候我们觉得自己很成功，而有的时候我们会觉得自己就像是一个失败者。我们觉察了自己的成与败，同时也观察到自己情绪的起与落。

认识到这一点之后，可以让我们不再将自己的成与败看得过重，这样就有助于我们放松自己。在英国温布尔登网球场的球员入口处悬挂着一个标牌，上面写有引自鲁德亚德·吉卜林的一句名言：迎接胜利，迎接失败，对两位虚名嘉宾一视同仁。*这句话的目的是用来激励选手的。如果我们能让自己达到这样的境界的话，我们将不再那么容易恐惧。

当我们的正念程度在一段时间后有所提升时，我们会更加清楚地认识到自己在生命轮转这个过程中的正确位置。在面对不可避免的疾病、衰老、死亡时，我们也将更加容易接受它们（第十章将讨论此内容）。我们不再容易将自我看作是一个孤立的个体，我们会开始将自己视作广阔宇宙中的一个有机组成部分来体验自我。事实上，正如在第八章中将会看到的一样，我们甚至可以观察到我们的这种将自己与他人以及整个世界相分离的自我感实际上是一种扭曲的认识。

考虑到众人的这种习惯性预后，我们实际上只有为数不多的几种选择。我们可以学会将自己当作生命这张巨大网络中的一个有机组成部分来体验自我的存在，让我们不再过于担心自己的命运；我们可以否认自己的现实命运，也可以永远焦虑下去。正念练习帮助我们选择的是第一条途径。

内心之虎

我们应不应该这样想或者应不应该这样感受，关于这个问题的想法构成了另外一个焦虑之源。在我们还是孩子时，我们和父母生活在一起。他们帮助我们区分对错，教我们处世之道。有趣的是，不同文化在此方面所呈现的标准是不同的。为了确立一种正确的行为标准，大多数社会传统认为某些思想或感受是有违传统的，或者是罪恶的。如果我们观察一下基督教中的《十诫》**，我们将会发现，有的戒律关注的是行为（"不可偷盗"，"不可杀人"），而有的戒律关注的是思想或欲望（"不可贪恋别人之妻"）。在很多文化传统中，连产生要做坏事的想法或冲动都被认为是一种罪恶。因此，人们绝对不能产生偷盗或杀人的想法。不管我们是否成长于某种正式的宗教传统中，我们所有人都在自己的内心保留着一份我们认为是"坏"的想法或感受的清单，但我们有时却不愿承认这个现实。

这就是产生烦恼的根源。和动物亲属一样，人类也有某种行为冲动，

---

* Rudyard Kipling，鲁德亚德·吉卜林是英国著名的诗人、短篇小说家，1907 年英国首位诺贝尔文学奖获得者，也是历史上诺贝尔文学奖最年轻的获得者。——译者注

** 圣经中的十诫是犹太教、基督教的戒条，系上帝对以色列人所讲的戒律，在西奈山上启示给摩西。——译者注

第五章 与恐惧为友：应对担忧与焦虑

这些行为有时符合道德，有时则不符合道德。我们大多数人有一些潜伏于内心的、连自己也不能轻易接受的思想、冲动或欲望。对某一个人而言，它可能是愤怒；对另一个人，它可能是悲伤；对第三个人，它又可能是依赖性渴望。有的人害怕承认自己的恐惧。我们很多人有一些情感方面的问题——会渴望得到不应该得到的人，或者会因为没有思念应该爱的某个人而感到内疚。有人会因为在性方面的要求过强而感到羞愧；另外一些人之所以羞愧是因为性能力较弱。我们所有人都对我们曾做过或想要做的一些"坏"事保留着记忆，而又一直试图将这些记忆排斥在自己的意识之外。

我们的内心会对我们试图排斥的这些想法或感受产生一种有趣的反应：我们抗拒的东西会一直存在。结果，我们必须不停地投入大量心理能量（常常是无意识的）试图将心中的某些想法排斥在自己的意识之外。一旦某一种思想、情感或冲动接近我们的意识时，我们就会开始焦虑。弗洛伊德将这种焦虑称为"信号性焦虑"（signal anxiety），这是一种当某些被排斥的、具有巨大的潜在压力感的体验有可能浮出水面时我们所感受到的恐惧。这些心理内容将会闯入我们的意识中从而造成恐惧感，作为对这种恐惧感的回应，我们的"战斗或逃跑"机制将会被激活。压力心理学家将这个过程描述为对"内心之虎"的回应，这种回应方式类似于我们在进化过程中对野生世界的老虎所做出的回应。

彼得（Peter）是一个大家公认的好人。他的朋友和家人对他温和的脾气称赞不已。最近，当彼得和老板在一起时，他会莫名其妙地感到紧张。这个现象不太有道理，因为彼得的工作表现很好，而老板也很喜欢他。

有一天，他做了一个梦。醒来时，他感到很害怕，因为他在梦中凶狠地将老板刺死了。那天早上，他慢慢地明白过来。几个星期以来，他因为老板曾经说过的一番话而一直怀恨在心，但又不愿承认这件事给他造成了烦恼。他的这种"紧张"其实就是一种信号性焦虑——他害怕自己内心所隐藏的这种愤怒感。无论什么时候，在我们试图将自己的情感隐藏起来时，我们都很容易陷入这种莫名其妙的症状中。

正念练习同样能够为我们提供一种应对这个问题的方法。在冲动促使我们要有所行为之前，正念可以帮助我们觉察到这些冲动，这样就可以让我们的行为更符合道德规范，但尽管如此，正念却无法帮助我们清除不道德的想法和感受。相反，在练习正念的过程中，我们要努力让自已学会接受内心中的一切,不管是好的方面还是坏的方面。

如果我们成长在一个甚至连想到坏的行为都是一种罪恶的文化传统中的话,那么这种要求对我们来说就是一种巨大的挑战。大多数文化传统之所以要教授这样的观念是因为它们想让它来规范好人们的行为。这样做的目的是想要让做坏事的冲动在到达我们的意识之前就被切断。教授这种观念是希望通过这样的方式来杜绝做坏事的途径。

正念练习提供了另外一种方法:通过觉察自己内心的想法和感受以便我们可以有意识地来决定是否按照这些想法和感受来行为。这种方法对于减轻信号性焦虑具有长期效果。一段时间后,当我们越来越能够更多地接受自己内心所想时,有可能带给我们恐惧的、让我们出乎意料的内在积累物将会变得越来越少。

> 我们抗拒的东西会一直存在。

逃避行为:活动中的潜水员

我们已经看到,我们的那些和想法与感受相关的心理反应是如何促成我们焦虑的。焦虑的第三个构成要素是逃避性行为,它也在促成焦虑的过程中扮演重要的角色。

逃跑-回避习得效应

我们在前面曾经讨论过我们求助于自我诊疗或分心的方法来逃避不愉快体验的倾向性。这种应对焦虑的方法是经常被使用的。很多人通过喝酒、服用药物、看电视或饮食试图减轻焦虑感,也会努力去避免一些有可能导致焦虑的环境。从短期来看,这些方法似乎还是有效的。但长期来看,它们有可能会限制住我们的生活,并最终带来更多焦虑。下面是一个比较典型的例子:

假设有一个人走进一家超市,他开始买一些食品杂货。当他走过可可松饼的陈列架时,不知不觉间,一段令他不安的童年往事在毫无意识的情况下进入了他的思想,这段往事与谷类食品有关。他开始感到有点焦虑,但并没有意识到是什么原因。如果这个人过去曾有过对抗焦虑的经验,或者习惯于通过分心来摆脱这种感受,他就有可能比较担心自己的生理激发。这种担心会进一步激活他的"战斗或逃跑"机制，这样就会产生更强烈的感受。这个时候，他真的开始担忧了，或许他会认为自己的身体出了什么问题了（"我是不是心脏病发作了"），也可能他会想象不久后别人就会注意到他痛苦的样子。这种感受让他很不舒服，于是，他决定离开超市，改天再来购物。

走出超市后，他一下变得轻松了。心跳慢了下来，呼吸也比较缓和了，他感觉好多了。学习理论家认为，这种缓解会导致负强化作用——这是一种促使摆脱负面感受行为再次发生的倾向性。当这个人下一次再走进这家超市时，你觉得会出现什么情况？就算没有什么新的刺激因素让他感到焦虑，即使他根本就没有走近谷类食品通道，他或许同样会产生担忧的想法："我希望不要再出现上次那种情况。"这种想法足以再次激活他的"战斗或逃跑"机制，从而导致焦虑激发。接下来他又会想："见鬼，怎么又出现这种情况了。"这就会导致更多的激发、更多的症状和更多的负面思想。如果他再次决定离开超市，他就会经历另外一轮缓解和负强化作用。在他第三次来到超市时，他几乎肯定会产生焦虑情绪，于是，他可能产生完全放弃到超市购物这种想法。

陷入这样一种反应模式很可能会让我们的生活受到限制，最后可能会拒绝坐飞机，拒绝从桥上过，拒绝站到人群中，拒绝游泳，拒绝去邮局，拒绝到树林中，因为我们害怕恐慌会又一次袭来。最初到底是什么样的记忆或事件导致焦虑其实并不重要，通过逃避困境让自己得到缓解，我们学会了害怕和逃避这个面对困境的过程。有些人偶尔还会因为经常逃避各种活动而患上广场恐惧症，也就是害怕去像超市那样人多的地方。他们会不愿意离开自己的家。我们大多数人的问题不会那么严重，其涉及的范围也仅限于生活中的个别领域。

你可能会发现自己不愿意去约会别人，不愿意在公众场合讲话，不愿意在公路上驾车，不愿意见到蜘蛛或蛇。可能你试图让自己避免和那些容易发火的人打交道，也可能在别人待你不公时，你不敢主张自己的权利。或许很高的地方或封闭的空间会让你感到很不舒服。我们所有人都会因为在某些方面出于对恐惧感的害怕而限制住了自己的生活。然而，试图去避开那些会让我们感到焦虑的活动其实是一件很自然的事。

解脱

　　幸运的是，心理学家开发了各种各样的方法帮助我们从陷入这种行为模式的困境中解脱出来，其中大多数方法涉及一种被称之为"暴露和反应预防"（exposure and response prevention）的治疗模式。这就意味着要面对我们的恐惧——将自己置身于导致焦虑的环境中，一直这样直到焦虑自行退去。在这类治疗法的试验阶段，心理学家常常以蛇恐惧症作为试验对象。大多数人对蛇的恐惧其实并不是什么大问题，但尽管这样，它还是有可能变得如此的严重，以至于有的人甚至不愿意在公园中行走。这种症状在20世纪80年代曾被广泛地进行研究，研究者们甚至开玩笑说，当时的美国大学没有任何一个四年级的学生没有接受过蛇恐惧症的治疗，这是因为这些学生都曾被学校的心理学系招募作为这项研究的实验对象。

　　证明其有效的治疗过程是这样的：开始时，我们将实验对象安排在一间房子中，把蛇放在另一间房子中，它被锁在一个笼子里。在实验对象平静下来之后，那条仍然被锁在笼子里的蛇就被带到他（她）的房间中。在实验对象感到焦虑时，他（她）仍然必须呆在那里，并尽可能长时间地盯着那条蛇看，直到焦虑感缓和下来。这个过程仍在继续。笼子的锁被打开，上面的盖子被揭掉，就这样，一个个步骤继续下去，直到实验对象能够用手来触摸这条蛇。研究者事先准备的是一条没有毒的蛇。用不了几次，蛇恐惧症就会被治愈。

　　接近我们恐惧的事物并与其共处直到焦虑感最终自行消除，这一原则同样适用于几乎所有因焦虑而导致的问题。它同上一个部分从逃脱与逃避的反应中所得到的经验正好相反。这是一条获得心理解脱的途径。正念练习实际上就是一种与此类似的古代治疗方法。这就是为什么它在应对焦虑方面如此有效的原因。下面是释迦牟尼在大约2500年前所描述的这样一个过程：

　　为什么我在生活中总是担心和害怕？在担心和害怕来拜访我时，如果我仍以同样的姿势来回应制服它们又会怎样？在我行走时，如果我感到担心和害怕，此时，我既不停下来站着，也不坐下或躺下，我要一直这样，让担心和害怕自行退去。

第五章　与恐惧为友：应对担忧与焦虑

这段简单的描述就是应用正念来应对恐惧的关键所在，不管这种恐惧是严重还是轻微。我们很快就将要讨论应对焦虑的方法。作为事先的准备，我们可以先来感受一下如何迎接而不是逃避"恐惧与担忧"，这将会很有帮助。这样做的一种方法是故意让自己感到焦虑，并在焦虑出现时练习与其相处，它可以增强我们承受恐惧的能力。

有一种基于正念的练习方法可以帮助你学会如何从逃避恐惧转变为拥抱恐惧。你需要准备大约20分钟的时间进行尝试。如果有时间，现在就可以开始做；如果不行，可以过一段时间再回来做。

―――――――― 走 进 恐 惧* ――――――――

开始时先用几分钟的时间静修，将注意力集中于你的呼吸，同时闭上双眼。在你觉得已经能专注于自己的身体时，请再次把书拿起来，读一下其余部分的指导内容。

你已经用了少量的时间专注于自己的呼吸，现在请开始扫描自己的身体，看一下你是否能觉察任何焦虑或紧张的情绪。如果不能，请想象一件能够激发你焦虑情绪的事情，尽可能让自己感到焦虑。用一两分钟的时间来完成这个步骤。

如果你发现自己的身体中产生了某种焦虑或紧张的情绪，看一下你是否能够设法强化这种情绪。或许你可以将注意力集中于导致焦虑的生理激发，或者是想象出一些更加让人恐惧的形象或情景。关键是要尽可能激发出最强烈的焦虑感以便你能锻炼自己的承受能力。用几分钟的时间完成这个步骤，在这之后请继续读下去。

如果你已经真切体验到自己的焦虑感，请尝试不断强化它。在你拿着书静坐的同时，尽最大可能加强这种焦虑感。你不用担忧，这个过程是很安全的。我向你保证这种状况是不会一直持续下去的。

在你觉得你已经尽最大能力激发出了最强烈的焦虑感后，你可以看一下

―――――――――
* 相关音频资料可以从以下网站获取：www.mindfulness-solution.com

你是否能让它保持下去。尽量让这种焦虑感保持在同样的程度持续至少十分钟，你可以用一个计时器或表来帮助观察。如果焦虑感开始减弱，请再次设法强化它。10（多）分钟过去后再回来看指导文字。

❖

在你练习了如何承受焦虑感之后，你可以再次将自己的专注力引回你的呼吸并持续几分钟，感受一下现在的感觉如何。

你有没有发现什么？对于这项练习，不同的人有不同的反应。有些人发现他们的焦虑感变得非常强烈，甚至在练习结束后还会持续一段时间；另外一些人发现想要将焦虑感保持在一个很高的程度是不太容易的，他们需要不断想象一些极为严重的事情才能够一直保持住这种强烈的焦虑情绪。有的时候也会出现一些让人担忧的身体感受。有些人会被这种体验弄得不知所措，近于崩溃，以至于非常想早点停下来（提前停下来并不是一种被推荐的做法，因为这容易强化以后对焦虑的恐惧）。

在我最初向乔治（George）介绍"走进恐惧"的练习方法时，他将信将疑。自从他换了一个工作后，他一直被焦虑所纠缠。他尝试过一个又一个能让自己放松的技术。尽管他有的时候也能控制住自己的恐惧感，但这种恐惧感最终还是会在与他的争斗中占据上风。他觉得故意让自己产生焦虑感的做法似乎太危险了。我告诉他，我从来就没听说过有哪个人会因为这项练习而死去。出于渴望摆脱焦虑，也出于对我的信任，他最后还是决定一试。

在乔治刚刚专注于自己的呼吸不久，这种焦虑感就出现了。将注意力引向内心中能触发焦虑的事情让他感到非常忧虑。他发现，只要把注意力集中于自己的身体感受，他就能轻而易举地强化焦虑感，这些身体感受包括喉头和胃部收紧、心跳加快、肩膀僵硬。虽然他很想转而使用松弛技术来放松一下自己，但在鼓励之下，他还是坚持了下去。在被要求进一步强化自己的焦虑感时，他想到自己在不久后要做一个工作汇报。很快，他就感到惊恐万分。

尽管想要摆脱焦虑的冲动始终在不断涌现，但乔治还是坚持让自己处在这样一个快速心跳的紧张状态中。不久后，他发现他的症状开始起伏不定。他不得不想象一些可怕的场景来维持住强烈的焦虑状态：老板在其他同事面前指着他破口大骂；他被解雇了；他失去了住所，无家可归。最后，他甚至想象自己遭遇交通事故并受重伤而被送进医院。不久后，这一切开始变得似乎有点可笑了。虽然在练习将近结束时他仍然感到有点焦虑，但其程度已经不是那么严重了，更重要的是，这种焦虑感变得不太真实了。

和乔治一样，很多人发现，当焦虑出现时，如果他们能够让自己去迎接焦虑而不是试图去减轻它的话，这种焦虑便会失去锐气或被看穿，而抵制行为正是焦虑所需要的用来助推自己的动力。对抗焦虑的挑战在于尽可能长时间地与其共处。这是一个很重要的发现。在我们没有试图去抵制焦虑时，我们会发现，焦虑是一种既可以接近又有自身缺陷性的东西。认识这一点，可以帮助我们获得我们所需要的、勇于迎接焦虑的勇气。这正是正念之所以能够用来对抗恐惧的关键所在。

如果你发现自己经常会产生这样一些想法："我希望在……时我不会焦虑不安"或"我必须停下来"，那么，"走进恐惧"的练习就可能对你有所帮助。你可以时不时将这项练习加入你进行正式正念禅修的过程中，也可以在你发现自己的内心中产生抵制恐惧的想法时来进行练习。练习时，请给自己准备足够的时间，以便在焦虑感变得异常强烈时，你能有充分的时间让自己坚持下去，直到焦虑感逐渐消退。

效果显著的认知行为疗法

除了用来对抗让我们陷入焦虑的经验性逃避之外，正念练习还能够帮助我们应对另外一种产生恐惧的推动力——思维疾病。通过禅修可以发现，我们有非常顽固的思维习惯，而我们为了终止这种思维习惯所做的努力往往收效甚微。然而，正念练习却可以帮助我们从一个新的角度来观察自己的思维过程，而不是试图去控制它。

我们可以注意一下我们的一切想法是如何被自己的经历所塑造的，并且，它在让我们产生焦虑的过程中又发挥了什么样的决定作用。假如你过去曾经有过被抛弃的经历，你可能就有非常害怕被人抛弃的感觉。如果你出现过健康方面的问题，你可能就会对自己的健康感到焦虑。如果你在学业方面遇到挫折，你可能会害怕别人说你笨。这样的例子可以一直举下去。假如你能够看清自己来来去去的各种想法并能认识到你对这些思想的反应是如何由过去的经历所决定的，你就不容易将它们想得过于严重。

你也会逐渐认识到，无论你怎么做，愉快与不愉快的想法与感受始终会不断出现。我们常常会这样幻想：假如我们能把一切事情都安排得井井有条就好了——希望能非常完美地处理好自己的工作与家庭事务，这样的话，我们就不会有什么压力，也就会过得很快乐。正念练习则会告诉我们，无论你的情况如何，你内心的烦躁与不安会一直持续下去，你的心情也会不断变化。我们不断出现和消失的内心想法与感受只会被一些新的内容所代替。即使那些可怕的想法与感受最终也会改变的，知道了这一点我们就不容易将它们想得过于严重。

如果人们能以这样的态度来使用正念的话，它将可以被用来作为对心理治疗中各项技术的一个有力补充。认知行为疗法（CBT）是一项广为使用的心理治疗法，其疗效曾得到过大量的研究证明。这项治疗法的核心内容在于学会识别我们想法中有哪些内容是理性而有益的，哪些内容是非理性而有害的。关键是要对那些非理性想法进行驳斥，并用理性想法来替代它们。以焦虑为例，这项技术的使用有可能就涉及要识别自己的灾难性想法。我们会不断产生各种各样的我们认为非常严重的想法："如果我在给大家讲话的过程中紧张的话，他（她）会认为我是白痴的，这样我就会被解雇。""飞机可能会坠毁，我们所有人都会死掉。"类似的想法简直太多了。

在认知行为疗法中，人们要学习如何来挑战这些灾难性想法，而正念练习却采用的是另外一种方式。我们不用试图来驳斥这些无益的想法，只要学习将所有想法视作像空中浮云或溪中流水般迟早都会离去的事物便可。我们无须辩驳，只要让这些想法自然离开，我们就可以避免陷入非理性或有害的思维陷阱中。正念所提供的让一切想法自然离去的练习方式意味着本书中的相关练习方法能够使认知行为疗法发挥更加广泛的作用，因为认知行为疗法只是致力于对相对有限范围内的非理性思维提出挑战。

尽管正念练习本身的确能够帮助你应对各种各样的焦虑，但如果恐惧感让你不知所措的话，寻求其他方面的帮助也是一种比较适当的选择。对如何才能做出相应的决定，本章结尾部分将进行讨论。

> 通过学习如何让非创造性想法自然离去，正念练习可以帮助我们避免陷入其中。

焦虑时的正念练习方法

作为通过正念来应对焦虑的第一个步骤，你需要像第三章和第四章中所提到的那样，为自己安排一个经常性的练习计划。这样可以为今后有针对性地应对焦虑打下基础。

不管是在正式练习期间还是在其他时候，进行这项经常性练习的一个重要方面在于要能够识别并接受我们内心中出现的一些想法。造成痛苦的一个原因很可能是信号性焦虑。当你想回避的想法或情感有可能潜入你的意识中时，这种焦虑便会出现。尤其重要的一点是，无论这些念头让你感到如何的难受，你都要努力来迎接它们。

在经常性练习渐入正轨之后，你可以稍加改动以更好应用于你产生焦虑感的特定时候，你也可以在焦虑感特别严重的那一天使用一些有针对性的特定技术。具体使用什么样的方法将主要取决于你当时的感受（当然，这种感受总是在一直变化的）。你曾经按照自己的内心是专注还是分散、态度是自我批评还是自我接受，设法在专注力、正念和慈心禅修之间达成了平衡。同样，你也可以根据焦虑的类型、强度和自我应付能力选择应对焦虑的不同方法。你可以单独使用此处所介绍的这些技术，但如果你正在接受心理治疗的话，你也可以将其作为治疗计划的一个有机组成部分来使用。

对自己的经常性练习计划稍加修改

当你感到焦虑，但情况还没有严重到让你不知所措时，你可以对自己经常使用的正念练习计划做一些简单的修改，这样有可能会对你有一定的帮助作用。修改时，你所选择的练习方法将主要取决于你当时所经历的焦虑感的类型。尽管一切焦虑感都有其生理、认知和行为的不同方面，但其中某个方面有时会表现得特别突出，在这种情况下，特定的焦虑就会对特定的方法产生最佳反应。

焦虑在身体方面的表现

有时，恐惧或焦虑有其明显的生理性特征，像登台表演、与同事正面交锋、听到考试结果这样一些突如其来的恐惧感有可能会让我们感到紧张，我们会产生呼吸急促、心跳加快或出汗这样的一些症状，而像担心自己所爱的人的健康、担心工作计划能否完成以及担心自己的经济状况这样一些长期性焦虑，则有可能导致肩膀僵硬、胃痛或烦躁不安这样的症状。如果我们出现的主要是一些身体方面的症状，将自己的专注力引向身体将会是一种有益的做法。正如前面所描述的"走进恐惧"练习一样，下面这项练习的关键在于要去迎接自己身体的感受，而不是试图去逃避或对抗。类似于其他正念禅修练习，这项练习也需要你准备至少20分钟的时间以便其能发挥最佳效果。然而，在有了一些体验之后，你可以缩短练习时间，将其作为一种焦虑出现时的救生用具来使用。

专注于身体的抗焦虑正念

像前面一样，开始时用几分钟的时间专注于自己的呼吸。当这样的状态持续几分钟后，将对呼吸的专注放到一旁，然后选择自己的焦虑感受作为主要专注对象。体会一下这些感受在身体中的表现方式——关注心跳、呼吸节奏、出汗的感觉、肌肉的紧张程度、烦躁不安的情绪等。尽力以一种充满兴趣和好奇的态度去迎接这些感受——不要去想它们意味着什么或者它们因何而出现，你只要深入体会每一刻的感受便可。观察一下这些感受是持续不断还是每时每刻都有着细微变化。和前面一样，无论什么时候，当你发现自己的内心从这些感受中有所偏离时，请非常自然地将其引回。

你同时也要注意是否会产生想要摆脱对焦虑感受的冲动，如站起身来、变换位置、中止练习。这项练习的关键在于学会如何与身体中出现的状况和谐相处，而不是试图中止或摆脱对身体的感受。

就像大多数应对焦虑的正念练习方法一样，这项禅修练习要求你能够与自己的体验和谐共处，让这些体验自行其道，不要试图去改变它们。在这样做的过程中，维持焦虑的一个重要机制已经被破坏了，这是因为我们不再会由于担心焦虑的出现而产生恐惧感。这种方法也可以帮助我们更加自由地做出明智而巧妙的决定，不再由于担心某种选择是否会导致更大的恐惧而将自己束缚住，这都是因为我们获得了信心，相信自己有能力与任何感受和谐共处。每一次焦虑的出现都可以成为一次我们用来锻炼强化自己承受能力的机会——让自己变得更加强大，使自己得到更多解脱。

这其实也是一种用来培养勇气的强有力的方法。我曾经听到一位演员谈起过他和一位早已退役的宇航员之间的对话。这个演员将在电影中扮演这位宇航员，因此，他想了解一下驾驶航空器的感觉如何。那个演员问道："你是怎么做到的？我可没有你那样的勇气。我会被吓死的！"宇航员回答道："我也吓得要命。每天醒来时我都会感到害怕。以前从来没有人可以飞得那么远，我们也不知道这些航空器是否足够可靠。勇气其实并不是指你不会害怕，它指在充分感受到害怕的同时，该做什么就做什么。"

应对担忧

一切担忧都源于预期。即使现在的情况很糟，但我们担心的仍然不是眼前的事情，而是接下来会发生什么。因为正念练习培养的是以接受的态度觉察当下的体验，因此，它往往能将我们的注意力从过去和未来中引回到当下。

当下往往又是安全的。就像在狐狸离开之后，专注于吃草的那只兔子马上就不再觉得焦虑了。同样，如果我们能将自己的专注力引到当下，我们就可以让自己的内心变得更加宁静。事实上，通过正念练习，我们最终将会意识到，只有当下是实际存在的，其他一切都只不过是关于过去和未来的一个故事而已。所以，提醒自己回到当下的体验将有助于我们看清导致自己担忧的思想。

普通的正念练习可以让你不断将自己的专注力引向当下的感受，可以帮助你不用将那些预期想法想得过于严重。尽管如此，在此基础上稍加修改的一些练习方法，可能在你陷入担忧情绪中时为你提供更大帮助。如果你可以为自己准备至少20分钟，下列练习将有可能发挥最佳效果。就像专注于身体的抗焦虑正念一样，在练习一段时间后，你可以缩短练习时间，将其用于在你陷入焦虑担忧思想时的应对之法。

> 只有当下是实际存在的，其他一切都只不过是关于过去和未来的一个故事而已。

想法就只是想法

开始时，请用几分钟的时间专注于自己的呼吸。看一下你是否能让自己专注于呼吸的整个过程，从开始时的吸入到腹部产生饱满感，然后再呼气清空腹部，接下来又开始第二次呼吸。如果你的内心感到担忧，你不久后就会产生关于未来的某些想法。在练习的前几分钟，只要你觉察到自己的专注力偏离呼吸跑到了这些想法中，请慢慢地将专注力重新引回到自己的呼吸中。

像这样几分钟后，你可以试着来发挥一点自己的想像力。在担忧的想法出现于内心时，请将它们想象为天空中掠过的浮云。注意，此时的这个"你"并不代表这些流动的想法，"你"所代表的只是能觉察想法的意识而已——你就像是天空，天空是永恒不变的。而想法则是在天空中稍作停留的云、雨、雪。

另一种替代方法是将这些想法想象为溪流中的潺潺流水——它们出现，它们消逝，它们只是匆匆的过客而已。这时的"你"就是这条溪流两边的岸，你看着不断流去的潺潺流水，它们匆匆来又匆匆去，时而激流涌来，时而匆匆远去。如果你对机械的喜爱胜于大自然的话，你甚至可以想象"你"正在看着一条流水线上的传送带，传送带上是你的一个个想法，它们在你眼前缓缓而过——噔，噔，噔，这一个个想法最终都掉到了传送带尽头的另一端。

这一练习的关键并不是要你设法去中止或改变这些想法，只是让你不再将它们与自己绑定在一起，不再相信它们的真实性。

伊拉娜（Ilana）是一个非常容易担忧的人。在10多岁到20多岁，她为自己的健康和成功而担忧。现在，已经成为母亲的她又开始担忧孩子的健康与成功，甚至会情绪失控。比如，她会由于担心下面这些情况而烦躁不安：儿子会不会在从车站走回家的途中摔倒在冰面上；女儿会不会又患上化脓性咽喉炎；儿子会不会在球队中沦为替补；女儿会不会完不成历史课布置的论文。

开始时，她很难让自己静下心来完成正念练习。她很快就发现自己不得不依赖一些分心的方法才能平静下来。在独自一人时，内心的想法常常会让她焦虑不安，这个时候是她最容易担忧的时候。因此，她很渴望能够尝试某种可以帮助她解脱的方法。

在开始尝试"想法就只是想法"的练习时，伊拉娜先是尽力让自己专注于呼吸，但和往常一样，她甚至连一次完整的呼吸都无法坚持完成。才刚让自己有所专注，她的专注力又跑到了各种其他想法中。但是，她并没有设法去驳斥这些想法，或者去将这些想法一个个列入她有待克服问题的清单中，她只是任由这些想法自由来去，将它们视作溪流中潺潺流去的溪水。

"我希望吉米在学校不会出什么问题。"
"不知道晚餐应该做点什么。"
"可能会下雪吧,我要不要到车站去接孩子?"
"星期二我怎么才能让每个人去做他们该做的事情?"
"我真的该把注意力集中在我的呼吸上了。"

这样的想法在不断产生,而伊拉娜则让它们来去自如。尽管在每个想法出现时,她忍不住要去做出一个相应的决定,解决一个相应的问题,或者是将其列入自己的计划,但她并没有这样做,她决定让自己做一名观众,看着这一幕幕来来去去的景象从自己的思想中穿行而过。经过一段时间的练习后,她的问题开始有所缓解。

汹涌海水中的救生用具

我们的焦虑症状有时强烈,有时微弱。同样,我们与自己的体验相处的能力也会时强时弱。当我们觉得自己摆脱了各种束缚的时候,我们可以充分体验自己身体和内心中出现的一切,但有时我们却没有准备好来面对这一切。我们可能会觉得过于烦躁而无法让自己安静地坐下来,我们可能会被迎面而来的恐惧弄得不知所措。

当焦虑袭来让我们难以应对时,我们可能无法充分发挥自己的能力,更不用说坚持练习正念了。幸运的是,有一些正念练习可以增强我们承受焦虑的能力,同时还能让这些焦感得到控制。这些练习可以用来替代我们通常使用的正式正念练习(在我们被焦虑弄得不知所措时,有些平常使用的正念练习是很难完成的),它们也可以被用来作为焦虑特别严重时的非正式正念练习方法。

正如前面曾提到过的一样,在焦虑引发了一些很严重的身体感受时,专注于身体的抗焦虑正念可以被用来作为一种救生用具。其他一些练习同样可以很好地用来应对不同状况和心态下的焦虑。

活动中的禅修

在我们的心情特别烦躁不安时,行禅往往比坐禅更容易完成。你在第三章中曾学习过行禅,它是一种专注力练习,它要求我们将注意力集中在脚和地面接触以及腿向前迈进时的感受。那么，为什么在我们特别焦虑时行禅会比坐禅更容易完成呢？其原因有二：

首先，身体的活动往往能缓解肌肉的紧张状态（这就是为什么人们在紧张时会走来走去，坐立不安），从而减轻焦虑的生理感受强度，使其更容易承受。其次，相对于对内心的关注而言，行禅更强调对外部的关注。在我们静坐并专注自己的呼吸时，我们的专注力投向了自己身体的内部，这样就让我们更容易觉察自己的思想和感受。从长期来看，能觉察并学会接受它们是非常重要的。尽管这样，在我们被焦虑感弄得不知所措时，我们更需要首先获得一种安全感。专注于像双脚接触地面和双腿向前迈出这样一些外在感受往往能让我们更容易找到外部现实的依托感，它可以为我们提供安全感和力量。

当焦虑袭来让你无法应对时，你可以在自己的练习计划中加入更多正式行禅的练习。你也可以尝试将行禅作为一种非正式的练习方式，在焦虑让你感到压力重重时，你可以在每天行走时尽量专注于自己的步伐。但要记住，这样做的目的不是要消除焦虑感，而是要依靠对其他当下感受的专注来强化自己承受焦虑的能力。

求助于外部现实

另外一种在焦虑重压之下非常有效的练习方法是对大自然投以关注。这是一种甚至比行禅更强调专注于外部的方法，因为它所专注的是一些完全脱离于我们身体之外的事物。在焦虑感极为严重时，这种方法将会很有帮助。

一天，一个我熟悉的病人走进我的治疗室，她看上去很难过。她出生在一个充满虐待的家庭。在别人对她恶意相待时，她很容易想不通，并因此而压力重重。她最近刚刚受到一个人的欺侮，因其导致的焦虑感让她身心疲惫。她的情况非常严重，她心乱如麻并会想象看见一些其实并不存在的事物。她几乎没法自己开车来找我。她发现讨论一下导致她这种状态的原因会对她有所帮助，但即使在讨论之后，她仍然觉得压力重重、不知所措。

我问她是否有兴趣尝试一下禅修练习，以帮助她增强承受能力。在她同意之后，我请她和我一起站到窗旁，并让她盯着一棵树看。我让她从树顶开始看，与此同时，她要详细描述她所看到的一切——树叶、树枝、树的颜色和质感中的每一个细节。在看完后，我又让她将目光移到另一棵树。最后,我们一起观察了窗外的每一件事物。我告诉她,我们并不是要消除她的焦虑感,或者是要让她摆脱充满敌意的冲突所导致的负面情绪,我们只是将她的一些专注力转向此时此地这个外部世界中的现实——以便她能注意到,她所产生的那些虚幻的思想与感受有违于当下现实这个大背景。

以这样的方式专注于外部事物15分钟后,她觉得稍微有了点信心,她不再像原来那样害怕自己的那些幻觉,她的能力也有所恢复。由于治疗时间就要结束,而后面还有另外一个病人等着我,所以我建议她在离开后再用一个小时的时间在周围走一走,关注一下周围的树木,就像我们刚才在窗旁一样,她可以将自己的专注力投入眼前的一草一木。她的确这样做了。当我再次见到她时,她告诉我,她上次开车回家时觉得情况已经有所改善,并且整天都没有出现什么严重问题。尽管这种方法不一定能够帮助每一个焦虑症状特别严重的人重获信心,但它确实能经常发挥作用。

大自然禅修

为了能亲自体验一下这种禅修方法,你需要将专注力引向你周围这个世界中。如果你能走到一扇窗户旁或者直接走到室外,你就可以像我上例中的病人一样将整个自然界中的事物作为你专注的对象。但如果你必须呆在屋里,同时又不方便走到窗户旁的话,你可以将墙、地板、房间中的各种物品作为专注对象。关键是要系统地关注你视野内的每一样东西并——加以描述。假如你分心到了其他想法或身体感受的话,你只要将其缓缓引回你所专注的外部世界便可。和行禅一样,它可以作为一项正式禅修练习来使用,用来在焦虑感比较严重的时候替代呼吸禅修,也可以作为一项非正式练习使用于你的日常生活中。在将其用于正式练习的时候,请尽量给自己准备20分钟的时间,以便让内心的专注能够达到一定程度。

幸运的是,我们大多数人并不会常常被焦虑击垮,但这项技术可以在我们陷入焦虑时为我们提供帮助,知道这一点总是很好的。我们只要将专注力投入外部世界的对象便可,但当分心让我们感受到恐惧时,我们便把专注力重新引回到这些对象中。这个过程可以帮助我们更加清楚地认识到事物的本质。

培养稳定心态

在焦虑像排山倒海般袭来时，还有另外一种方法可供你选用。这是一种强调内在专注的正式练习方法，是被设计用来增强你承受焦虑的能力，并让你在此过程中能控制住焦虑感。

当感到非常焦虑的时候，我们可能会完全陷入自己的焦虑思想中。这就好像我们已将自己的专注对象完全移向流动的浮云，却没能关注到浮云之上广阔无边的天空。类似于"想法就只是想法"练习，这项练习可以帮助我们将自己的专注力从内心的特定内容转移到觉察体验本身。不同于另外一些专注于感受的练习，这项练习强调对想象的描述。

────────────────── 山　禅* ──────────────────

在这个练习中，你要将自己想象为一座经历着季节变迁的山。在第一次尝试时，你最好只读第一个季节中的内容，读完后把书放下，用几分钟时间静坐想象。在你觉得你已经将专注力完全投入并体验了这一季节之后，你就可以睁开眼睛读下一季节的内容，然后再次闭上双眼进行想象。

春天

将自己想象为一座山。你高大挺拔、坚不可摧。你已经屹立在此很长、很长时间。当然，像一切事物一样，你也在不断变化着，但在地质时期，你的变化非常缓慢。现在是春天，到处生机盎然。树上长出了新叶；鲜花盛开；蝶虫翻飞。动物在悉心照料着自己的幼崽，鸟儿也从迁徙地飞回来了。天气每天都在变化——有时凉爽、多云，甚至会下雨；有时又阳光明媚、气候温暖。在昼夜交替时，你始终耸立在那里，体验着每一处展现在你眼前的生命。随着时间的流逝，你渐渐感到昼长夜短，你也在经历着不断变化的每一天。你会一直这样岿然耸立，坚不可摧。你会体验着发生在你身上和周围的一切变化。

（现在，请闭上双眼几分钟，体会一下作为一座屹立在春天里的高山的感受如何，注意关注在你身上和周围所发生的一切活动。）

夏天

白天变得越来越长，现在一直要到很晚天才会黑。天气有时会很热，动物到处去寻找避荫处，昆虫在四处爬行、翻飞。年幼的动物跃跃欲试想要探究这个世界。有时空气会凝固、阳光异常强烈；有时又电闪雷鸣、雷雨交加。

---

* 相关音频资料可在下列网站获取：www.mindfulness-solution.com

有时，山上的溪水顺着山坡奔涌而下；有时又水流断绝、几近干涸。当你屹立在那时，这一切都展现在你的眼前。随着时间的流逝，你发现白天渐渐变短，但天气仍然很热。你始终那样岿然不动，将周围一切尽收眼底。

（现在用几分钟的时间闭上双眼专注于夏天的感受。）

秋天

现在太阳很早就落山了，晚上也开始变得凉气袭人。你发现树叶的颜色开始在变化，动物开始在为过冬而做准备，鸟儿也开始离开了。天气每天都在变化——有时阳光明媚、温暖舒适，而有时又凉意逼人。在昼夜交替时，树叶也在不断变化着——有些树叶变成了灿烂的金黄色。天气在变化，有时绵绵细雨；有时大雨倾盆；有时平和。白天在不断变短，很早天就黑了。晚上天气变得越来越冷。现在，你发现很多树叶纷纷落下了，绿色的树木也转为了落叶后的淡棕色。尽管你身上和周围的一切事物都在变化，但你仍然屹立在那，不为所动。

（闭上双眼，专注于秋天的感受）

冬天

第一场雪到来了，一切都变了。溪水被冰雪封冻，万物被覆盖上一层白色。动物很少出现在你眼前，多数时候你只能看到它们留下的足迹。很少有鸟儿会飞来，昆虫也消失得无影无踪。有时出太阳，天气会变得稍微暖和一点，但其他时候天气都非常寒冷。刺骨的寒风、鹅毛大雪，你仍然岿然不动，没有一丝畏惧，将一切尽收眼底。

在一次次昼夜交替之后，你发现白天开始变得越来越长。有的时候天气会变得很暖和，足以让冰雪消融、溪水流动；但有时它又会变得寒冷异常。最终，暖和的日子渐渐多于寒冷的日子，而你也开始见到了冰雪消融后露出的洁净地面。你发现各种植物开始绽放出嫩芽，你知道春天已经离你不远了。

（请再次闭上双眼专注于冬天的感受。）

在焦虑感排山倒海般压来时，行禅、大自然禅修和山禅并不是唯一能发挥作用的正念技术。像瑜伽和太极拳这样具有类似于禅修特点的身体运动方式，同样能够有效地将我们的专注力引向当下，并能够增强我们的安全感和接受当下体验的能力。除此之外，这些练习方式的好处在于它们可以缓慢地伸展并活动肌肉，从而帮助缓解肌肉的紧张状态，而肌肉紧张也是恐惧感的一种反应。在本书后面的参考资源部分，你可以找到一些很好的关于瑜伽的基本指导方法。

明智的行动

到目前为止，我们一直在讨论如何通过正念练习帮助我们应对各种各样的焦虑，以及如何对付导致我们焦虑的各种心理习惯。然而，有些恐惧感的产生是很有道理的。为了对付它们，我们就不得不采取相应的行动。例如，我的病人抱怨说，当夜晚行走于一条危险的街道，或者当车胎摇晃不停时，她就会感到非常紧张，在这种情况下，我不会建议她通过禅修来应对恐惧，而会建议她采取相应行动。在我们的生活中，恐惧感发挥着其重要的保护功能。在我们碰到火炉时，因疼痛而产生的反应会让我们的肌体免受伤害，由此而产生的恐惧感就可以向我们提供避开危险的信号。事实上，不知道害怕的人往往会让自己不断陷入各种麻烦（那些喜欢在汽车保险杠上贴有"老子什么都不怕"字样的人的确比普通人更容易出车祸）。

有很多外部环境因素会导致焦虑感。在我们的健康、安全、经济状况受到威胁时，我们就会感到害怕。同样，和恶人生活在一起，处在紧张的工作环境下，卷入了一段彼此欺骗的关系中，这都会让人担忧害怕。但即使在这样的情况下，正念练习仍然能发挥其作用。它可以让我们更容易观察到我们所处的现实以及无时无刻不让我们感到害怕的原因。在我们有所觉察后，我们会意识到仅仅正念禅修是不够的——我们需要改变自己的生活状况。

除了使用我们一直在讨论的这些练习方法来认清焦虑思想之外，我们也需要这样问自己："这个想法有道理吗？"如果有的话，最好的方法就是采取行动，不能任由担忧的想法时来时去直到灾难出现。

结合应用

恐惧和焦虑会以多种形式出现，因此，没有哪一种方法能对所有人都产生最好的效果。但有一些原则性的方法是可以参考的。这些方法可以让你在日常生活中尽可能远离焦虑情绪，以更大的勇气面对焦虑。

就像前面提到过的一样，正念的关键在于综合应用好各种正念练习方法，包括定期的正式正念和日常的非正式练习。除了在专注力、正念和慈心禅修这几种正式练习之间达成平衡之外，你还可以在焦虑的身体症状比较明显时使用专注于身体的抗焦虑正念，或者在你感到非常担忧时进行"想法就只是想法"的练习。无论你的焦虑主要在身体方面还是认知方面，增加每天进行非正式练习的次数都将让你更容易将专注力集中于当下，不再那么容易陷入焦虑情绪与思想中。如果你因为过于焦虑和烦躁以至于无法静下来禅修而产生了一些自责想法的话，你可以求助于慈心禅修（第四章）。

你可能会陷入一些逃避性行为——因为害怕焦虑而产生了像这样一些想法："我希望这种状况不要变糟。""我希望我不要因为＿＿＿而紧张。"在这种情况下，"走进恐惧"练习将对你有所帮助。给自己准备充分的时间（至少20分钟），看一下你的恐惧感能够有多强烈，并尽量将其维持在最强烈的程度。通过定期使用这项练习，你最终将不会再过于害怕自己的焦虑感。

如果严重的焦虑感让你不知所措，让你感到非常痛苦，或者干扰了你能力发挥的话，求助于一种或多种救生用具将会让你得到很大帮助。在你过于烦躁以至于无法静坐下来时，行禅是一种很好的选择。在你日常应用过程中，它即可以作为一种正式练习，也可以作为一种非正式练习来很好地得到使用。当你的身体症状异常强烈时，你也可以用相对较少的时间来练习专注于身体的抗焦虑正念。

在一阵阵强烈的焦虑感袭来时，大自然禅修是很有帮助的。它可以将你的专注力从自己的身体或思想中引出，让你重新认识到你的世界仍然存在，你什么都不会失去。你既可以用较长时间进行正式练习，也可以在日常生活中用片刻的时间通过关注你周围的环境进行非正式练习。

如果你可以腾出10~15分钟的时间静坐练习，山禅就会让你更加能够观察到内心中不断变化的各种事物。它可以帮助你减轻对一阵阵忧虑和紧张情绪的专注，培养你克服更大心理波动的勇气。

在你进行一项无法脱身的重要活动的过程中，如果焦虑感突然袭来，最好的方法是将这个活动转变为一次非正式正念练习的机会。有时，它要求对我们曾经讨论过的某种练习方式进行创造性的修改。即使是在一个重要的会议中，你也可以腾出片刻时间去关注焦虑引发的身体感受（用片刻时间练习专注于身体的抗焦虑正念),或者去专注于房间中你所能观察到的各种颜色、质感、声音和触感(用片刻时间练习身处室内的大自然禅修)。以这样的方式进行练习会让我们不断认清这样一项原则:我们不必再试图去打败自己的恐惧,只要将专注力引向当下,恐惧就能得到控制。

尽管你的感受可能会不尽相同,但我还是希望在这里通过使用我的一个病人对抗焦虑的方法来描述一下各种正念练习是怎么样相互结合加以应用的。

杰里(Jerry)一直认为自己是一个很容易焦虑的人。他小时候很聪明,不仅学习努力而且也爱好运动。他的父亲一直激励他,因此,他在各个领域都能够获得成功。然而,他却一直都很害羞。尽管他很能干并且也很有吸引力,但他却很少和别人约会,和女孩在一起总会让他感到很不自在。

大学毕业后,杰里进入商界并且发展得很快。在30岁时,他已经成为一家非常有影响力的大公司的副总经理,承担着很大的责任。他对自己的分析决策能力很有自信,但也有一些随之而来的不安全感。一方面,他很担心上司会认为他太年轻了,怀疑他是否能胜任这个职位;另一方面,他又害怕下属嫉妒他,因为很多下属的年龄都比他大。

一天,在一次董事会上,杰里出现问题了。他的心脏突然间跳个不停以至于无法正常思考。他找了一个借口去到洗手间,用冷水洗了一把脸,回来之后胡乱对付着完成了自己的陈述。

杰里很担心这样的情况再次发生。无论什么时候,他感到紧张时都会非常关注,经常想方设法要让自己平静下来。他常常在深呼吸后告诉自己不要过于担心,但他越来越害怕这种焦虑状态会影响到他的事业。于是,他前来求助于我。

我们一起探讨了杰里应对情感的方法(不允许自己恐惧和悲伤)以及他对自己的形象定位(在成功与不胜任之间摇摆不定)。我们也谈到父亲对他的高度期望以及他对成功的执着。虽然传统的治疗方法也产生了一定的效果,但杰里还是会不断陷入焦虑的思想中,并且对这种焦虑症状越来越害怕。于是,我向他推荐正念练习。

开始时情况并不顺利。杰里是一个很主动的人,他非常希望能够做点什么事情来解决自己的问题,而不是仅仅坐在那里不动。接受而不是去改变自己的感受的观点对他来说是非常奇怪的。然而,出于对我的信任,他还是愿意尝试一下。

一方面他很忙，但另一方面他又很想通过练习来改变自己，于是，他给自己安排了一个每次20分钟、每隔一天进行一次的正式练习计划，并且还计划在上下班的途中进行非正式练习。不久后他就意识到，他的思想异常活跃，其中有很大一部分内容都和担忧有关——包括担心自己的焦虑症状。他发现，在他不焦虑的时候，他常常会感到很悲伤。他也注意到他颈部和肩部的肌肉很紧张，一旦静坐时间超过20分钟他就会觉得疼痛。

由于杰里很害怕焦虑感的出现，因此，我让他先在治疗室尝试一下"走进恐惧"练习。他没用多长时间就激发起了严重的焦虑感，在这个过程中，他好几次问我这样做会不会有什么问题，因为他觉得情况正在变得越来越糟，但无论如何他还是坚持下去了。最后，他发现他要费很大劲才能将焦虑感维持在一个很严重的程度，并且意识到焦虑感本身实际上并不是那么可怕。

经过这个练习之后，杰里决定，在正式禅修练习中，如果他感到焦虑，他就要试一下专注于身体的抗焦虑正念。他注意到，在每次静坐的过程中，他的焦虑感都会毫无规律地变化。他也发现，当他担心自己会紧张时，焦虑感常常会变得更加严重；当他以一种接受的态度来对待身体中发生的一切时，焦虑感就会有所缓解。他还意识到，他的悲伤似乎就隐藏在焦虑感的背后。

杰里的焦虑症状从来都没有达到一个让他难以承受的程度。因此，他并没有在正式练习中使用过任何救生用具。在工作时，他的焦虑感偶尔会变得非常严重，在这种情况下，他会求助于大自然禅修和专注于身体的抗焦虑正念，为了能适应相应的场合，他会对这两种方法的使用形式和时间稍作修改。不管是参加会议、准备陈述内容，还是出差参与重大活动，当杰里觉得严重的焦虑感已经影响到了自己时，他就会将专注力引向周围实实在在的环境中：如果他能看到窗外或者他正在外面行走，他就会专注于自然景物；如果条件不允许，他的专注对象就是他所处的房间。他还会让自己激发出尽可能严重的症状，以便用少许时间来练习专注于身体的抗焦虑正念，然后将专注力投向周围环境中。

在不断练习正念、不断专注于情感的过程中，杰里变得不再像原来那样担心自己的焦虑感了，而更有兴趣去寻找生活中有价值的东西。他开始观察到底是什么原因让他很难和别人建立亲密的关系，并发现自己内心深处对这种亲密关系的渴望。工作上的成就不再是他唯一重视的东西，他开始和别人有了更多约会，也更有兴趣来感受自己当下的生活。通过回顾整个过程，他认识到他的焦虑是其价值观失去平衡的一种体现，因此某些重要而细微的情感一直被他排除到了意识之外。杰里很高兴自己能够醒悟过来。

应对焦虑和恐惧的正念练习

在你根据第三章和第四章中的内容制定了一项经常性的正式与非正式的练习计划之后，下面这些内容可能还会对你有很大的帮助作用：

正式禅修练习

- 专注于身体的抗焦虑正念：用于焦虑引发的身体症状较严重时。
- 身体扫描禅修：用于学习忍受强烈的身体感受。
- "想法就只是想法"练习：用于引发忧虑的想法难以控制时。
- "走进恐惧"练习：用于对焦虑产生越来越强烈的抵制时。
- 行禅：用于很难安静入坐时。
- 山禅：用于增强观察焦虑，让其来去自如的能力。
- 慈心禅修：用于一旦焦虑出现便对自己过于严厉时。

非正式练习

所有下列练习都是通过将专注力引回到对当下的感受，从而帮助缓解对未来产生焦虑的思想倾向。你可以经常使用它们，即使在很烦躁时也一样。

- 行禅
- 大自然禅修
- 食禅
- 在驾车、淋浴、刷牙、剃须等日常活动中进行非正式禅修

救生用具

- 行禅（正式或非正式）：用于焦虑让你不知所措、感到非常烦躁时。
- 大自然禅修（正式或非正式）：用于在工作中焦虑突然袭来让你不知所措时。
- 山禅：用于增强你观察焦虑，让其来去自如的能力。
- 专注于身体的抗焦虑正念：在焦虑引发的身体症状比较严重时可用较少时间进行练习。

制定一项计划

你可能会发现为自己制定一项应对恐惧和焦虑的练习计划是一种很有效的做法。下列图表可帮助你组织自己的想法。

练 习 计 划

开始时请回想一下焦虑是以什么方式在什么情况下出现于你的生活中的。

我最容易感到焦虑的各种情况：_____
_____
_____
_____

我最常见的焦虑症状：
生理方面（身体感受）：_____
_____

认知方面（担忧的想法）：_____
_____

行为方面（试图逃避的事情）：_____
_____

我最需要救生用具的时候：_____
_____
_____

现在，请基于你所学习到的内容和对不同练习方法的体验来制定一份初步练习计划（必要时你可以加以改动）。

正式练习	时间	频率
_____	_____	_____
_____	_____	_____
_____	_____	_____

非正式练习	时间	频率

救生用具	可能应用的情况

在你需要更多帮助时

　　尽管正念练习能够非常有效地应对焦虑，但有时去寻求一些其他方法也是一种很明智的做法。杰里是在心理治疗之后才来尝试正念练习的；而其他一些人则可能在正念练习之后又去尝试心理治疗。如果你发现你已经陷入了一种恶性循环，焦虑感让你试图逃避像工作或社交之类的活动，并转而导致容易引发更多焦虑的一些新的问题，在这种情况下，专业治疗方法或许就是一种比较适当的选择。这种方法涉及去咨询一位心理健康专业人员、弄清焦虑产生并持续的原因及尝试并选用应对它的各种方法。在有的情况下，药物治疗也能够有效地阻断恐惧和逃避的恶性循环。有一些隐藏的情感对你的焦虑具有助推作用。在帮助你识别这些情感方面，专业人员的指导能够补充正念的不足之处。心理动力疗法和其他探究性技术就能在这方面发挥作用。它们试图探究你对过去体验的现实反应的根源所在，并重新解决那些当时难以被充分解决的问题。如果强迫性思维或强迫性行为是焦虑问题的一个原因的话，前面曾经提到过的认知行为疗法就会特别有用。它可以帮助你识别导致焦虑的一些思维模式并为你提供一个系统应对恐惧的计划。你可以在本书后面的参考资源部分找到一些关于寻找合适的治疗师以及应对焦虑的方法建议。

　　心理治疗和正念练习的最终目标本来就是一致的——使我们能够自由自在地生活，并学会接受内心及生活中的一切。长远来看，我们应该增强自己的能力以便更好地去感受自己的情感,接受自己的想法,承受而不是对抗焦虑。这种能力就是让我们能充分体验丰富生活最需要的。

当你已经完全掌握如何对这个世界中让你恐惧的各种事物做出回应的方法时,你或许可以准备学习怎么样去应对其他情感问题。下一章将会告诉你为什么正念练习可以帮助你有效应对生活中的另外两个不速之客:悲伤和抑郁。

第六章

进入黑暗之地

以全新的眼光来认识悲伤和抑郁

你有没有考虑过悲伤（sadness）和抑郁（depression）的区别是什么？我曾对一些心理治疗师提起过这个问题，他们给出了各种答案。有些治疗师认为，抑郁持续的时间比悲伤更长，但我向他们指出，一个人完全有可能一连几天悲伤不已，而陷入抑郁的时间却仅仅持续一小时。另外一些人认为，悲伤源于对外部事物的反应，而抑郁却来自内心，它有其自身的心理轨迹，但我这样提醒他们，像失去工作或与爱人分手这样的不幸完全可能使我们陷入抑郁，而我们也会因为一些莫名其妙的原因而感到悲伤。最后，在经过了一些讨论之后，他们得出这样一个结论：悲伤是具有活力且容易解脱的一种情感，它是充分体验生活的一个不可或缺的部分；抑郁则是一种丧失活力且难以解脱的状态，它会妨碍生活。这一认识导致了另外一个让人吃惊的结论：通过帮助我们真正接受悲伤的感受（以及其他情感），正念练习可以让我们免于陷入抑郁。

抑郁的多样性

抑郁可以表现为多种形式，它既可能很轻微，也可能很严重；既可能很短暂，也可能持续很长时间。它可能由环境因素所导致，也可能因先天性格所决定。严重时它可能让人丧失生活能力。它会让我们生活中的一切快乐丧失，会摧毁我们的各种关系，干扰我们的工作，让我们失去对生活的希望。即使在抑郁症状比较轻微的时候，它也可能让我们很难去真正享受并欣赏自己的生活。

奇怪的是，有些人身陷抑郁却毫不知晓，这种情况并非罕见。很多人可能会认为，抑郁的人应该是一副意志消沉、毫无生气的样子，但实际上它却可能表现为一种在不知不觉中丧失精力与兴趣的状态。我们可能会因为小小的打扰而烦躁；因为自己的想法和行为而内疚；因为自我责备的思想而悲观、苦恼并缺乏决断力。抑郁有时会给我们带来一些像失眠、嗜睡、不安、丧失性欲、饮食过量或不足等身体症状。抑郁的影响有时很微弱，以至于我们只会感到有点疲惫、烦躁、不太想与外界打交道。

就算你认为你不是一个特别容易抑郁的人，正念练习仍然可以帮助你在负面情绪出现时以建设性的方式来应对它们。为了能更清楚地认识到为什么它能够发挥这样的作用，我们可以先花点时间来观察一下抑郁是如何影响到你的生活的（请使用下页中的那份记录表）。

你有没有发现什么？大多数人认为，他们至少偶尔会对其中的一些内容有所体验。尽管很多内容有可能来源于身体方面的疾病、不健康的习惯、焦虑或专注力方面的问题，但如果其中很多方面的内容同时出现在我们身上的话，抑郁往往是引发这一切的元凶。

本章其余部分的内容将会讨论抑郁出现的各种方式，以及如何让正念来帮助我们应对它。我们可以通过正念来拥抱悲伤和其他一些情绪，这样做可以帮助我们避免陷入抑郁之中。你可能会非常吃惊地发现，如果你能以正念的方法来应对抑郁的话，它甚至有可能成为一次唤醒你心理或精神世界的机会。

或许会有这样的可能：一项特定的练习方法会让情况变得更糟，它可能并不适合你当前的具体状况。我会给你一些建议，让你来决定什么时候适合尝试什么样的方法。每个人的具体情况不同，因此，你要尽最大努力进行尝试，同时还要相信自己对特定时候的特定需求所做出的判断。在抑郁已经干扰了你生活的时候，其他一些应对抑郁的方法也有可能让你从中受益，如心理治疗、药物或者某种更加具体的自助方法。我会在本章后面谈到你应该如何来决定自己需要什么样的帮助以及怎么样来得到它们的方法。

抑郁记录表

1—极少　2—有时　3—经常　4—频繁　5—大多数时候
根据从 1~5 不同的程度来评估下面每种情况发生的频率。

- 我感到悲伤、情绪低落、不快乐。(＿＿)
- 我发现自己在不注意饮食时就会发胖或变瘦。(＿＿)
- 我对一些原先看重的事情失去了兴趣。(＿＿)
- 我觉得自己缺乏精力和力量。(＿＿)
- 我在夜晚不是失眠就是嗜睡。(＿＿)
- 我感到内疚或良心不安。(＿＿)
- 就算是有什么好事情出现我也不会感到真正快乐。(＿＿)
- 我很难把精力集中在像读书、看电视、业余爱好这样一些事情上。(＿＿)
- 我有一种被束缚的感觉。(＿＿)
- 我觉得烦躁不安,很难让自己真正得到放松。(＿＿)
- 我觉得自己像一个失败者。(＿＿)
- 我很难做出自己的决定。(＿＿)
- 性生活不再让我有很大兴趣。(＿＿)
- 我觉得自己缺乏活力,很难投入自己的生活。(＿＿)
- 即使在没有什么特别糟糕的事情出现的情况下我也会哭。(＿＿)
- 我不是太喜欢自己。(＿＿)
- 我很难受到激发或鼓励。(＿＿)
- 我觉得自己已经认命了。(＿＿)
- 我不是太有信心。(＿＿)
- 我不是胃口太差就是吃了停不下来。(＿＿)
- 我不太看好未来。(＿＿)
- 我觉得别人很烦。(＿＿)
- 我厌倦了生活。(＿＿)

全 或 无

悲伤和抑郁之间有着某种有趣的关系。作为抑郁的一种表现,我们可能会感到悲伤,也可能会因为经常悲伤而陷入抑郁,甚至会因为抑郁失去了自己的生活而悲伤不已。我们应对悲伤的方法和我们陷入抑郁的原因之间也有很大的关系。

我们大多数人不喜欢悲伤。就像应对焦虑一样,我们应对悲伤的方法是试图摆脱它。我们可能会设法让自己分心,希望通过将注意力转向其他事物而唤起自己的正面情绪。我们可能会通过一些快乐的想法来设法让自己振作起来(就像家庭教师玛丽亚在电影《音乐之声》中所唱的一样:"我只记得我最喜欢的事物,这样我就不会感到难过")。当然,还有一些在这种情况下我们可以依靠的其他事物:酒、各种药物、毒品、食物、赌博、购物以及性。

然而,我们似乎应该小心看待我们到底需要些什么东西。如果我们的情感生活中缺少了悲伤这个组成要素的话,我们还能够真正体会快乐吗?事实上,我们之所以能对负面状态有所觉察的部分原因就在于它们与正面状态之间所形成的对比。有了安全作为对比,我们才知道恐惧;有了爱与接受的对比,我们才知道恨;有了快乐与幸福的对比,我们才知道悲伤。实际上,我们正是通过对比其对立面才认清每一件事物:有大才有小;有空才有满;有湿才有干;有热才有冷。

生活中的悲伤不仅仅让我们有可能认识到快乐,而且它也让我们感受到快乐。无论什么时候,如果我们试图去阻断自己情感体验的某一个方面,它同时就会造成一个有趣的对应结果:我们也会破坏掉它的另外一个方面。情感就像我们身体世界中的波浪,我们可以想象一下水中的波浪或者示波器中的波浪图形(它看上去就像一个倒下去的"S"形)。如果你将这个波浪的后部切去,那么它会产生什么后果呢?波浪的前部就会变得更平。在我们把情感体验的一端切除后,另外一端就会受到压制。假如你在餐厅进餐时由于太饿而在开始时吃了太多的面包,剩下那些菜的美味就会大打折扣。我们应该有过这样的体验:为了避免受到伤害而中止了恋爱关系,但结果却让我们无法享受到爱的快乐。

第六章 进入黑暗之地

试图消除痛苦情感的做法会让我们的情感生活变得更加平淡，它可能会导致我们的整个生活失去生气，这也正是抑郁之所以产生的一个方面。在我们试图逃避悲伤感的同时，我们也将自己隔离在快乐与兴趣之外。最终的结论是：我们要不然就得到一切——去接受生活中的起起伏伏，要不然就失去一切。

> 没有悲伤，我们就不可能认识或感受快乐。

因此，对任何情感的压制，包括兴奋、性快感、恐惧或愤怒，都有可能会导致抑郁。这里似乎有几个机制在发挥着作用。在上一章中我们曾讨论过信号性焦虑，这是一种当不希望出现的想法或情绪有可能进入我们的意识时而产生的恐惧。当这种焦虑长时间无法散去时，我们可能会以下面这几种形式感受到它的影响：筋疲力尽、失眠、注意力分散或其他抑郁症状；我们会觉得自己身心疲惫、毫无活力。让问题变得更加严重的是，为了防止自己觉察到这些想法和感受，我们的内心会进入一种疏离或关闭状态，这样就会让我们进一步感到死气沉沉。

从这个角度来看，对愤怒的压制似乎尤其会引发问题。弗洛伊德曾作过这样的假设：抑郁有可能是由针对自我的、被称作180度自我谋杀的愤怒所引发。针对他人的某些我们未能确认的愤怒被转而指向自己，并以下列形式表现出来：内疚、无能感、自我责备的思想。虽然不是所有人都会因这种愤怒而产生"180度的自我谋杀"，但未能确认的愤怒的确常常在抑郁中扮演重要角色。

正念练习可以帮助我们进一步觉察到这种潜在的情感，并在抑郁出现时让我们阻断或抵制住它。在第一次闭关静修的过程中，我曾对此有过切身体会。

在我刚从大学毕业后不久，我就和女朋友分手了。尽管整个过程很复杂，但最终的结果是她离我远去，又和以前的男朋友住在了一起。我被一个人甩到一边，心情压抑到了极点。尽管我的生活能力没有受到严重影响，但我的生活已经失去快乐，心中充满对她的渴望。我觉得自己要做点什么才行，于是，我报名参加了为期10天的闭关静修。我想这样可以帮助我更加专注于当下，同时也能减少我对前女友的思念。

在闭关的第一或第二天，我的内心被各种想法充斥，以至于根本无法平静下来。在自我鼓励之下，我最终还是设法让自己的专注力得到了加强。随着时间的流逝，我的内心变得越来越平静，我甚至可以体会到周围自然环境带给我的那份当下愉悦感。

接下来，恶魔登场了。我内心中涌现出前女友栩栩如生的形象。首先出现的是突出了她有多美的形象，然后是我们在一起彼此相爱的一些具体记忆，其中充满了我对她的渴望和对性的渴求。接下来，当这些形象像电影画面般一幅幅展现在我内心时，我觉得自己好像被悲伤的巨浪吞没。这个时候我意识到自己对她的想念有多么的强烈。当时没有什么能让我分心，只有这些画面在我心中一连数小时不停地反复播放。

然后，我想到她和她男友在一起时的景象，这让我的心都碎了。随之出现的便是愤怒，不是一般的愤怒，而是一种怒不可遏的感觉。我想象着自己怎么样在毫不留情地痛揍这个家伙，甚至把他的双手双脚给扯了下来。这个场面真够血腥的，它一遍又一遍在我心中不断闪现。虽然我知道禅修可以帮助一个人接触到自己隐藏的情感，但我却没料到会是这个样子。

在闭关静修不断持续的过程中，这些画面和与之相伴的情感也在不停地来来去去。其他情感也会不时出现，包括片刻间的快乐与宁静。在闭关结束时，我又重新回到了"正常"生活中。虽然我仍然感到很孤独，也很想念我的前女友，但我的心情已经有了变化。我不再像原来那样感到抑郁，我觉得自己的生命中有了活力——我在经历着一阵阵悲伤和愤怒，但我的生活中也不乏快乐和兴趣。

情绪的正念

通过以这样的方式充分体验自己的情感，正念练习可以帮助我们免于陷入抑郁。这个过程即可以在闭关期间完成，也可以在每天的禅修或非正式正念中完成。我们可以通过专注于当下的感受让自己重获生机——专注于当下所发生的事物，而不是试图去弄清它发生的原因，也可以通过一个简短而简单的练习来体会整个过程。在这之后，你既可以将其作为一种回归自己情感的日常练习方式，也可以把它作为一项正式禅修练习，用于发现自己没能充分接触情感体验时。这项练习只需要几分钟，或许你现在就可以来试一下：

──────── *关注身体中的情绪* ────────

在读完这些指导文字之后，请闭上双眼，用几分钟的时间专注于自己的呼吸。接下来看一下，你能观察到有什么情绪出现？它们是如何展现在你身体中的？你有没有在喉咙、眼睛、胸口或腹部感受到它们？你要尽力让自己接受这些情绪或感受，同时保持正常呼吸。注意是否有什么东西让你偏离这些情感体验，而你又是如何重新将自己的专注力引回来的。

在抑郁中，我们会由于试图摆脱痛苦反而让痛苦得到了强化。我们难以充分觉察自己的情感，进而让自己失去了生命的活力。正念练习让我们将专注力转向当下的体验，去挑战抑郁的威胁。这样做的关键在于，当情绪出现时，要对其保持关注。我们可以认识到，所有情绪实际上都是一些伴随着各种想法与想象的身体感受。通过接受并专注于在禅修过程中觉察到的各种愉快与不愉快的身体感受，你可以在自己的情绪出现时学会如何来深入了解它们。这样就可以让你更加容易来承受它们，也就能强化你接受它们的能力。

在"关注身体中的情绪"这项练习中，如果你很难让自己观察到各种感受的出现，那么有另外一种稍做改变的替代方法可以帮助你更加清楚也更加系统地从身体感受的角度来观察自己的情绪。你可能愿意找一些机会来尝试下页中的这项练习，以便学会它。如果观察到身体中不同的情绪对你来说有一定困难的话，你可以定期抽时间进行练习，直到获得这样的能力并形成自己的第二天性。这项练习每次大概需要10分钟。

在正念练习中，你也可以专注于自己对各种情绪的反应。你经常逃避的情绪有哪些？你经常进行评判的情绪有哪些（比如"我真的不应该有这样的感受"）？和应对其他思想一样，正念练习可以帮助你像看待天空中来来去去的浮云一样来观察针对情绪的各种思想。这将会使你更容易接受自己的各种情绪并学会与其和谐相处。

米里亚姆（Miriam）一直在努力对抗抑郁。母亲很喜欢米里亚姆的弟弟，并对这种偏爱毫不隐讳，而父亲对她则一点也不关心。因此，米里亚姆缺乏安全感，并且在和别人沟通时也很有问题。

最近，她和马蒂的关系遇到了麻烦，马蒂是她为数不多的朋友中的一个。他们之间这种保持了很长时间的柏拉图式的恋爱关系从来就没有和谐过。最近，马蒂变得越来越以自我为中心。一天，他在最后一刻取消了和米里亚姆的约会，这让米里亚姆一下陷入抑郁。

米里亚姆开始认为自己的生活一直毫无变化。别人都有爱，但她却感受不到。她认为自己不够聪明、缺乏吸引力、没有能力在这个竞争激烈的世界中保护自己。她觉得自己很无助。

觉察身体中的情绪

　　抽出一段时间让自己闭上双眼,并专注于呼吸,然后将专注力引向身体中的感受。一旦你的内心安定下来,你可以想象发生了一件给你带来巨大快乐的事情。请注意自己的身体是以什么方式在感受快乐的,你的脸部、胸部和其他部位有什么样的反应?请用少量时间将感受写到下面标有"快乐"一词旁的横线中。

　　现在请再次闭上双眼,专注于自己的身体和呼吸。请想象一件曾经发生过的并给你带来巨大悲伤的事情。请注意你的脸部、喉咙、胸部、腹部和其他身体部位有什么样的反应。用少量的时间将这些感受记录在下面"悲伤"一旁的横线中。

　　以这样的方法继续填写横线中的相应内容,用一定的时间觉察其他各种情绪,包括恐惧、愤怒、厌恶、羞愧和内疚,注意它们带给你的具体感受。记录下你的身体有哪些部位对各种情绪的反应,以及这些部位的具体感受如何。

快乐:＿＿＿＿＿＿＿＿＿＿＿＿＿＿＿＿＿＿＿＿＿＿＿＿＿＿
悲伤:＿＿＿＿＿＿＿＿＿＿＿＿＿＿＿＿＿＿＿＿＿＿＿＿＿＿
恐惧:＿＿＿＿＿＿＿＿＿＿＿＿＿＿＿＿＿＿＿＿＿＿＿＿＿＿
愤怒:＿＿＿＿＿＿＿＿＿＿＿＿＿＿＿＿＿＿＿＿＿＿＿＿＿＿
厌恶:＿＿＿＿＿＿＿＿＿＿＿＿＿＿＿＿＿＿＿＿＿＿＿＿＿＿
羞愧:＿＿＿＿＿＿＿＿＿＿＿＿＿＿＿＿＿＿＿＿＿＿＿＿＿＿
内疚:＿＿＿＿＿＿＿＿＿＿＿＿＿＿＿＿＿＿＿＿＿＿＿＿＿＿

　　在断断续续练习禅修一段时间之后,米里亚姆觉得禅修对她有帮助。她知道,她的抑郁是由她和马蒂之间的关系引发的,但她却无法处理好自己的情感。在练习过程中,她开始时先是将注意力集中于自己的呼吸。在这之后,随着觉察范围的延伸,她开始进行"关注身体中的情绪"练习。

首先，她觉察到自己的喉咙好像塞了块什么东西一样让她产生哽咽的感觉；然后，泪水涌上来，她觉得眼前一阵模糊；接下来，一种失落感涌向心头——这是她所熟悉的由悲伤和失去爱交织而成的一种感觉。这样的感受在她内心中持续几分钟后又开始发生变化，她感到胸中有种沉甸甸的感觉，肩部也开始变得僵硬，同时还产生了这样的念头——马蒂简直就是一个混蛋。她意识到自己实际上很讨厌他，但又很害怕有这样的想法，因为她不愿失去她为数不多的一个朋友。米里亚姆回想起马蒂好几次像这样伤害她，但她始终没有抱怨。在她决心把自己的感受告诉他，要求得到更加公平的对待时，她发现自己的焦虑感又开始有所加强。

寻找缺失的情绪

我们会发现有的感受容易觉察到，而有的则较难。米里亚姆很容易就感受到自己的悲伤以及缺乏别人的爱，但她的愤怒感却隐藏得很深。另外一种觉察自己情感体验的方法是去寻找被自己忽略掉的各种情感。如果你想这样做的话，你可以花上几天的时间来填写下页中的这份表格。在每天临睡前，你可以回顾表格中的每个项目，注意有没有发生什么触发事件，你产生了什么样的情绪，其强度如何，你又是怎么样对其做出反应的。

在几天之后，你可以看一下这份表格。有哪些情绪是反复出现的？有哪些情绪是缺失的？有哪些情绪是你总想设法摆脱的？这些缺失或你不希望出现的情绪尤其值得加以关注。以后不管什么时候，当你注意到它们出现时，无论你在进行正式禅修练习还是在从事一些日常事物，你一定要关注它们在身体中的感受，尽量让自己专注于它们，直到它们自行消失。

思维疾病再次来访

思维在抑郁中扮演着一个重要角色。在抑郁时，我们会陷入有关自己和自己所处状况的各种负面思想中。像这样一些想法会不断地反复出现："我是一个失败者。""没有人会在乎我。""我一定有什么地方做错了。"心理学家把这种现象称为"反刍"（ruminating）——像母牛反刍般一遍又一遍地重复着同样的想法。我们会"反刍"自己的损失、失败、错误、缺陷以及毫无希望的前途。

正如焦虑之所以会持续存在是因为对未来的不幸始终存有担忧的思想一样，抑郁往往也是由于陷入过去的负面思想无法自拔而造成。因为思维对于我们的生存是如此重要，所以我们会不断求助于它，即使在毫无用处的情况下也一样。在焦虑时，我们每一个担忧的念头在不断重复同样的轨迹，直到最后变成一个灾难性的想法并导致更严重的焦虑。正如焦虑时我们会担忧一样，在抑郁时，我们也会思来想去或"反刍"——我们会使用自己具有分析能力的思想，让我们觉得我们好像正在努力解决这个问题一样。我们会审视问题所在，以便为后面发生的事情做好准备。但不幸的是，抑郁心情导致抑郁的想法，所以，我们得出的常常也是一些令人抑郁的结论。

观察一天中的情绪 *

触发事件及其引发的情绪（快乐、悲伤、恐惧、担忧、愤怒、挫折、厌恶、羞愧、内疚等）	感受强度 1= 轻微 2= 中等 3= 强烈	对相应感受的反应（排斥、承受、忽略、表达、转化为行动等）
家庭		
朋友/社交活动		
工作/学校		
业余爱好/消遣娱乐/休闲活动		
其他		

* 改编自 Ronald D. Siegel、Michael H. Urdang 和 Douglas R. Johnson 的《背部感受：抑制慢性背部疼痛循环的一种独创性方法》一书。本书由位于纽约的百老汇图书公司出版发行（2001 年出版，123-124 页）。版权所有人：Ronald D. Siegel、Michael H. Urdang 和 Douglas R. Johnson。改编已获许可。

从悲伤到抑郁

认知行为疗法的科学家描述过一种我们可能会陷入负面想法的机制。在同反复经历严重抑郁症发作的病人接触之后,这些研究人员发现,有过抑郁发作的人对悲伤的回应方式不同于那些从来没有陷入过抑郁的人。这种情况之所以会发生是因为我们记忆体系中的一种独特工作方式。

我们的记忆高度依赖于与其相互关联的一些信号。我们可以想象这样一种场合:你回到母校去参观。这个时候,大量的记忆有可能重新涌向心头——它们可能是你已经多年没有想到过的一些事情:你曾经喜欢过的某个女孩或男孩、某个善良的或苛刻的老师、你经常休息或思考问题的某个地方。相互关联的信号会激活我们的记忆。

同样,在我们要学会某样新东西时,如果我们可以在最初学习它的环境中来回忆它,我们记住它的可能性便会大得多。在一项有趣的研究中,英国心理学家分别在海底和海岸上把一些单词显示给潜水员看。在之后对潜水员的记忆进行测试时,心理学家发现,当这些潜水员重新回到他们最初学习单词的那个环境时,他们可以最大程度地回忆起单词的意思。

当我们思想中这种相互关联的信号指向某种心情时,上述原则就可能引发一些较大的问题。如果我们上一次由于悲伤或沮丧而感到抑郁,我们这种沮丧的心情或许会伴随着一些自责性的负面思想。因此,当下一次感到悲伤或沮丧时,我们内心将会再次唤回那些负面思想。假如我们没能认清这一点,我们很可能会相信这些思想并因此而再次陷入抑郁。在这种情况下,我们并没有意识到我们只是在重新体验过去的思想而已——只是把一盘旧磁带重新放了一遍。相反,我们会将它们当作现实。在我们每次经历抑郁时,沮丧的心情和负面思想之间会建立起更加紧密的联系,这样就有可能促进这一恶性循环的延续。

> 在抑郁用负面思想充斥我们内心后,以后无论何时,只要我们感到悲伤和沮丧,自我指责的同一盘磁带就有可能再次被放响,进而导致新一轮的抑郁。

情绪气候

在应对抑郁的过程中,认知行为疗法的治疗师们往往鼓励病人学会区分理性与非理性的想法,从而使病人能够认可其理性想法。他们帮助病人识别其自发的负面想法——也就是识别那些不断重复播放的磁带,让病人学会拒绝其中的内容。尽管这种做法非常有用,但它仍然会遭遇到这样一个问题:抑郁的心情会影响到我们的思维。这里有一个简单的练习能让你认识到这一点,你可以经常做一下。抽点时间来试一试。

> **觉察思想的变化**
>
> 　　如果你现在觉得很抑郁的话,你可以回忆一下上次你觉得自己心情好是在什么时候。你还记得你当时的想法吗?你还记得当时那种乐观的感受吗?是不是对未来事物的想象都是愉快的?请闭上双眼,用片刻时间来回忆一下你当时的生活状态如何,以及你当时是怎样想象自己的未来的。
>
> 　　如果你现在感觉很好,请回忆一下上次你觉得抑郁是在什么时候。还记得当时的负面想法吗?你有没有想象情况再也不会变好?有没有为自己感到难过?请用片刻时间闭上双眼回忆当时的感受。
>
> 　　我们的心情像气候一样变化多端。每一次变化都会带来一种不同的思想状态。在我们处于一种特定的心情时,我们往往会相信与其伴随而来的各种想法。因此,在我们试图反驳自己以便能够看清事物的另外一面时,我们却很难相信某个有违于自己当时心情的观点。在感到抑郁时,人们会这样想:"我原先一直认为自己没有什么问题,但现在我意识到我只是在骗自己而已。"

正念的选择

　　正如正念练习能够让我们动摇自己对焦虑思想的信念一样,它同样可以帮助我们不再过于看重自己的抑郁思想。它并没有让我们努力去反驳自己的负面思想,相反,我们只要像看待过往烟云般来对待这些思想便可——它们只不过是一些暂时掠过天空的乌云而已。这正是由加拿大的津戴尔·塞戈尔(Zindel Segal)和英国的马克·威廉姆斯(Mark Williams)以及约翰·堤斯道(John Teasdale)所开发的治疗体系的核心所在。这种治疗体系被称作"正念认知疗法"(MBCT)。这项治疗法在帮助人们避免再次陷入严重抑郁方面具有显著的效果。它让人们学习一些正念练习方法，这些方法特别强调始终专注于当下此时此刻的现实感受，而不必过于看重其他任何想法。

有一项针对这种方法的重要研究为正念练习在心理治疗中的运用提供了科学依据。心理学家教一些过去曾患过严重抑郁症但当前并没有发作的病人进行正念练习，同时还告诉这些病人他们的负面思想是如何由压抑的心情所引发，以及他们怎么样才能有效觉察自己的情绪。研究结果令人吃惊。对于那些过去曾有过三次以上抑郁发作的人而言，在参与至少四次练习之后，一年中的复发几率就下降了一半。在最近进行的另外一项研究中，正念认知疗法被证明，其在防止抑郁复发方面的效果等同于抗抑郁类药物，它帮助很多研究对象摆脱了对药物的依赖。

想法并非现实

就其他方面而言，正念练习同样可以让我们不再过于看重自己的想法。它不仅能够帮助我们对付严重的抑郁发作，也能帮助我们应对很多人可能常常会遇到的短暂或轻微的心理症状。正念练习可以让我们从各个方面深入了解自己内心的运作机制。在这个过程中，可能最难以把握的一个方面便是想法并非现实的这样一种观念。我们过于习惯给自己的生活划定一条内心的叙述轨迹，并且趋于相信自己所叙述的内容的真实性，因此，换个角度来看待事物反而就变成了一个阻碍我们的巨大挑战。

观察一下我们在不同心情下在内心中为自己叙述的不同故事，这将会是一件很有趣的事。你可以想象自己正在街中漫步，此时，你看到一个熟人走过来。你向她挥手致意，但她继续在走，似乎并没有注意到你。这个时候会发生什么？在某种特定心情下你可能会想："她可能是在想什么事吧，所以她没有注意到我。"在另外一种心情下你可能又会想："我可能在她心中不是什么重要人物，她似乎并不太看重我。"如果你很抑郁，你可能就会认为："她觉得我根本就不值得打招呼。"

在这种情况下，我们通常是无法来确定事实的。我们的结论是由自己的心情所决定的，因此，这是一个很不可信的结论。正念认知疗法的创始人曾有过这样一个描述："我们的生活就像一部无声电影，而这部电影的解说词则是由我们自己写的。"一位禅师在试图说明我们的思想并非现实这个观点时曾这样说道："指着月亮的手指并非月亮。"不幸的是，在大多数情况下，我们就是相信自己所叙述的故事是真实的。

在陷入抑郁时，我们同样也陷入了自己的思想中，而它们往往又是一些负面的思想。此时，帮助我们不再看重这些思想的正念技术就有可能凸显其应用价值。有两种我们可以用来尝试一下的基本方法。

回归理性

有一种方法可以用来将我们的专注力从自己内心所叙述的故事中转移走，这种方法需要强化我们与当下现实感受之间的关系。在你发现自己陷入抑郁的思想轨迹时，你可以花点时间尝试一下。

────────── 求助于当下感受 ──────────

现在请将你的注意力集中于自己右手的感受。注意一下，当手和空气接触时，皮肤的感受如何：温和、冰冷还是介于两者之间？同时也感受一下来自于手掌内部压力带来的接触刺激感。观察一下是否感受到手指间的距离、手指和这本书之间的接触感。稍微用点时间让自己专注于这些感受。

现在请集中精力慢慢地将手上下滑动于本书边缘，关注一下此时的感受如何。注意这种接触感和拿着书时的想法和印象有何区别。请先睁着双眼进行尝试（以便可以看到手的移动过程），然后再闭上双眼尝试，观察一下视觉印象在这两者间造成了什么样的区别。

────────────────────────────────

你可能会发现，这项练习和第三章中曾经描述过的身体扫描禅修有类似之处，只不过在身体扫描禅修中我们并不需要做任何动作，并且我们所关注的也不仅仅是自己的右手，而是我们身体的每一个部分。在正念认知疗法中，治疗师会让病人每天用 45 分钟的时间进行身体扫描禅修，一周共做六天，以此来强化他们关注自己身体感受的习惯，从而让他们不至于经常陷入自己的思想中。如果你发现自己也经常"反刍"的话，专注于自己身体感受的这一"高剂量药物"可能会对你有所帮助。如果不是这样的话，你同样可以在抑郁思想出现时来做一下"救助于当下感受"这项练习。

以这样的一些方法将我们的意识引向自己的身体感受是应对陷入自己思想的一剂良药。另外一种同样可以帮助我们强化身体意识的替代方法是低强度的瑜伽练习。你在本书后面的参考资源部分可以找到一些介绍这方面内容的很好的资料。

思维的正念

有一些认知练习是被设计用来帮助我们不再盲从于自己的思想的,它们可以作为对专注于自己身体感受的各项技术的一种补充。有一种传统的练习方式强调的是给内心中出现的某种想法贴标签。你现在就可以用几分钟的时间来尝试一下,当然,你也可以在下一次进行正式正念练习时再来尝试。

给想法贴标签*

开始时请先在椅子上坐好。请觉察身体在同椅子或坐垫接触时的感受。专注于自己的呼吸,并开始关注腹部起伏时的感受,也可以关注气流在进入或离开鼻孔时的感受。在身体或内心平静下来之后,你可能发现有各种想法开始出现。当这些想法出现时,你可以在它们蔓延开之前在内心中将其贴上标签。你没有必要将这些标签的名字分得过细。你可以这样来分类命名这些标签:"计划"、"怀疑"、"评判"、"幻想"、"困扰"、"批评"。具体将这些标签命名为什么其实并不重要,关键是要使用它们来避免让自己陷入内心的各种故事或"某盘反复播放的磁带"所渲染的内容中。一旦你为某个思想贴上标签后,你可以以慢慢地将注意力重新引回呼吸中。

如果你发现自己的注意力常常会被某些特定的故事带走的话,你可以为这些内容编造一些有趣的标签,给这些经常播放的内心中的"热门专辑"取一些属于它们自己专有的名字。比如,你的内心中存放有以下几盘经常被播放的"热门专辑"磁带:"我又搞砸了","我无法忍受不受尊重","我总是得不到我想要的",等等。

如果你发现自己的内心经常会被抑郁的思想侵占,你就可以将这些练习列为禅修练习的组成部分。这项练习也可以帮助你深入观察到各种伴随着烦躁不安的心情所出现的令人困扰的焦虑思想。

当米里亚姆再次见到马蒂时,她终于将自己受到的伤害以及愤怒说出来。马蒂的态度很不好,他愤怒地为自己辩护并告诉米里亚姆她的要求太过分了,这就是为什么她几乎没有朋友的原因。

米里亚姆一下觉得自己快要崩溃了,负面想法顿时涌了上来:"他说的是对的。""大家都不喜欢和我在一起。""我根本没什么希望了。""我

---

* 相关音频资料可从下列网站获取:www.mindfulness-solution.com。

再也找不到真正的朋友了。"这种挫折感让她只有更多地去求助于禅修。

开始时，她进行了"关注身体中的情绪"练习。她再次感受到了自己的悲伤，但这一次她发现自己很难再将愤怒完全指向马蒂了。负面思想完全牵制了她的注意力，她觉得自己好像正在被卷入一股暗流，在黑暗中越流越远。

为了增强承受力，避免完全崩溃，米里亚姆开始每天抽出时间来进行"求助于当下感受"练习。在练习过程中，她不断地让自己注意到她的思想并非是绝对的现实反映，在生活中还有各种她可以摸到、看到、听到、闻到的现实事物。这让她不至于完全沉陷下去。与此同时，她还在正式禅修练习计划中加入了更多内容，尤其侧重于"给想法贴标签"的练习。这项练习帮助她不再对那些自我怀疑和自我批评的思想深信不疑。她意识到，自己的一连串负面思想都源于对马蒂的反应。这个时候，因对马蒂的愤怒而引发的各种思想有了一定缓和，这促使她更加小心地来观察并控制自己的愤怒情绪。

"给想法贴标签"的练习仅仅是认清我们思维方式的多种练习方法之一。在上一章中，你曾通过"想法就只是想法"练习尝试过如何让自己的思想像天空浮云或溪中流水般来去自如。另外一种类似的练习方法是听禅（我们在第一次练习呼吸禅修将近结束的时候曾有过几分钟的听禅体验）。你现在就可以尝试这项练习，当然，你也可以将其作为日常禅修计划的一个部分来进行练习。这是另外一种帮助你缓解抑郁思想的练习方法。

──────── 听　禅* ────────

开始时你仍然要坐到一把椅子上，并将注意力集中到自己的呼吸中。在身体和内心平静下来之后，你可以开始将注意力从呼吸转向周围的各种声音。在将专注力投向你所能听到的任何声响时，你对呼吸的感受可以暂时先放到一边。尽量让自己像听交响乐或者像听大海的声音般来聆听传入耳中的声响。你不必努力去识别自己听到了什么（是鸟声、空调声还是别的什么声音），你只要将它作为一种感官体验便可，就像你在听音乐一样。

---

* 相关音频资料可从下列网站获取：www.mindfulness-solution。

听禅可能会在我们同自己想法的关系之间产生某种有趣的影响。长期以来，一些认知行为疗法的科学家一直认为：我们称之为"思维"的这种机制，事实上是人类发展偏后阶段才获得的一种能力。通过研究一些古代文献，这些科学家提出，直到荷马时期*，大多数人仍然将我们所称为"思维"的这种机制描述为聆听来自于上帝或灵魂的声音。如果我们能用片刻时间仔细观察一下我们到底是如何体验"思想"的，我们就会意识到，它的确涉及一些在内心中默默组成的语言叙述内容。如果你现在愿意默默地从1数到5，你将会明白我指的是什么。真的，你现在就可以闭上双眼试一下。当你内心中的声音"说"出这些数字时，你有没有注意到它们在你头脑中呈现出什么样子？年幼的孩子常常会将自己的思想描述为"声音"——就好像这些"声音"是来自于某个动画形象的天使或魔鬼，他们站在孩子的肩上，告诉孩子去做某种好事或坏事。

在练习听禅时，我们是在听的世界中识别自己的意识。这个过程可以很自然地将"所听"转化为"所想"，就好像我们的思想只不过是一些声音——这些声音来自于外界，我们没有必要太当回事。我们逐渐学会将自己的思想及其附属情绪视作一些过往烟云般的事物，它们就像我们曾听到、看到、闻到、品尝到、触摸到的其他感受一样。这个认识可以帮助我们防止用某些思想盖过自己的其他体验。

无所不爱

有时，尽管我们努力让自己专注于现实感受，让自己的各种思想自由来去，但我们仍然发现自己会被各种针对自我的、严厉的评判性思想所困。在我们感到抑郁时，这些评判性思想尤其活跃。好与坏、称职与否、是否被别人爱、聪明与愚蠢——在这个评判过程中，我们总是得到负面评价。

当这样的心理倾向特别强烈时，你可能会发现慈心禅修将会对你有所帮助，它可以培养一些针对自己以及自己所面临的情感困境的同情心。正如在第四章中曾经描述过的一样，这项练习可以通过不同方式来进行。你可以在开始时先唤起一些针对他人的爱心情感，也可以在开始时先针对自己。你可以将自己使用的祝愿语稍作修改，以适应当前的场合。比如，

---

* 荷马是公元前9世纪前后的希腊盲人诗人。——译者注

为了应对内心中的某个评判性想法,你可以重复下列内容:"愿我快乐,愿我平安,愿我能远离痛苦……但愿我能善待自己"或者"愿我能接受自己现状"。关键是要能够通过唤起一些自我同情的祝愿语来应对针对自我的严厉态度。当然,就像我们原先讨论过的一样,在这个过程中你可能会遇到某些针对性反应,你可能会这样反驳自己:你根本就不配祝愿语中所呈现的这些内容。在这种情况发生时,你大可以完全接受这样的想法,但你仍然要把自己的注意力重新转回针对自己的良好意愿中。(如果你想寻找其他培养自我同情的技术,你可能愿意读一下我的朋友和同事克里斯多夫·杰默(Christopher Germer)所写的下面这本书:《自我同情的正念之道:让你从破坏性思想和情绪中解脱出来》(The Mindful Path to Self-Compassion: Freeing Yourself from Destructive Thoughts and Emotion.)。

求助于当下时刻

做到下面几点,你就有可能让抑郁在相当长一段时间内无处容身:对你的情绪状态有所觉察;认清它们是如何影响你的思维的;学会不再过于看重自己的思想;培养自我同情。即使这样,你仍然有可能在某些时候会完全陷入负面思想的内心阴影中。有的时候正念会给你带来极大的帮助,但也有一些时候你却很难为自己安排时间进行正式禅修,甚至很难利用自己的日常活动作为非正式练习的机会。

正念认知疗法的创建人教给病人一种简短而简单的练习方法,这种方法就是用来帮助病人在上述情况下促进其认清事物本质的能力的。很多人发现它可以作为一种应急方法,在关键时刻很好地发挥作用——甚至是在我们因绝望而导致的冲动之下有可能去做出某件事的时候。在我们感到不知所措,或发现自己正在被什么东西困扰又不清楚到底是什么时,我们也可以从这项练习中获益。这项练习可以帮助我们降低对自己思想的认同度,让我们直接体验当下发生的一切,并帮助我们去面对任何困难。开始时,我们可以先有计划地进行练习,或许每天都可以练上几次。在练熟之后,我们可以在任何需要用到它的时候很方便地进行练习。这是一项非常简短的正式练习,因此,我们可以把它作为一种身陷困境时的"暂停"措施。这项练习分为三个部分：

三分钟呼吸空间*

第一步：有所觉察

开始时故意让自己以一种挺拔而正式的姿势坐着或站着。如果可能的话，请闭上双眼。将意识引向内在的感受，问自己："我当下此刻的感受如何？"

- 什么样的想法进入了我的内心？将其视作思想中的过客并关注它们。
- 出现了什么样的情感？尤其要将自己的专注力引向不舒适的情绪或不愉快的情感。
- 产生了什么样的身体感受？快速扫描身体，看一下是否有紧张等感觉。

第二步：收

将注意力引向呼吸——当一切都准备好时，让自己进入一种专注于呼吸的状态。注意每次吸气时腹部的"起"以及每次呼气时腹部的"落"。尽力专注于一次次呼吸循环，将注意力进一步集中于当下。

第三步：放

现在可以将你对呼吸的觉察延伸到对整个身体的关注，包括身体姿势和面部表情。注意，将对呼吸的专注依次转向挺直坐着（或站立）时身体任何让你感到紧张的部位，就像你在身体扫描禅修时一样。让身体保持放松，让自己呈现一种接受的态度。你可以这样暗示自己："不管发生什么我都可以接受，因为事已至此。让我来感受它吧。"

尽自己的最大努力，将这种以接受的态度觉察一切的意识延伸到你当天生活的每时每刻。

---

* 改编自 Mark Williams、John Teasdale、Zindel Segal 和 Jon Kabat-Zinn 的《改善情绪的正念疗法》(*The Mindful Way through Depression: Freeing Yourself from chronic Unhappiness*) 一书。本书由位于纽约的吉尔福德出版社出版发行（2007年出版，183-184页）。版权所有者：吉尔福德出版社。改编已获许可。

这项练习的目的并不是要设法摆脱不愉快的情感，而是要增强我们承受它们的能力。它是通过下列方式来完成的：将我们的注意力从因自己的感受而发挥的故事中转移到当下的现实；从日常活动中抽出一小段时间来提醒自己，我们能够以接受的态度来觉察当下的体验。这是一个利用片刻时间来求助于当下的机会。"三分钟呼吸空间"是将其他练习

的各种元素融合为我们在绝望时可以很方便地去求助的一种救生用具。

进入黑暗之地

在我们试图逃避焦虑时，我们反而有可能身陷其中。同样，逃避负面情绪也有可能让我们陷入抑郁。我们有必要接受负面情绪的理由是多种多样的，一个很有说服力的理由是：它可以让我们充分体验自己的生活——体验生活的快乐与奇妙，体验生活的起起伏伏。如果你有充分的时间进行正式正念练习（就像我第一次闭关静修时那样），负面情感很有可能就会开始出现。在你已经做好准备要进一步探究一下它们时，你也可以故意将这些情感体验引入你的日常练习中。

面对痛苦的情绪是很不容易的，其理由无需多言。我们大多数人在很小的时候就学会将自己的负面情感隐藏起来。在你悲伤或生气时，父母可能会想方设法让你高兴起来，他们在不经意间传达着这样一个信息：你的负面情绪说明你一定出什么大问题了！或许他们比较顾及脸面，毫不隐瞒地告诉你闷闷不乐或愤怒的样子既不招人爱又没有礼貌。当我们和同伴在一起时，我们大多数人会形成这样一种印象：只有失败者才会表现出一副情绪低落的样子。这当然也有道理，如果你成功了，心情自然就会很好。假如你的男朋友或女朋友很有吸引力，假如你在运动或学业方面很成功，假如你很受别人欢迎，那么你为什么还要感到悲伤或愤怒呢？这说明我们有一种固有的愿望：要将自己好的一面表现给别人看——要努力提升自己在同类群体中的地位。几乎每个人都会时不时地通过刻意表现自己的快乐来保持好自我形象。当人们问"你怎么样"时，我们常常会回答"很好。谢谢"（有些人做得会更过分一点，他们会给出这样一个令人不快的回答"简直太糟了"，巴不得别人也和他一样心情变糟）。

情感解脱取决于你是否能克服上述这种状态，包括从对孤独的恐惧、绝望、愤怒以及自我厌恶中得到解脱。从这个角度来看，能够真正发挥作用的关键是你是否能故意让自己去面对负面情感。和上一章中的"走进恐惧"练习一样，你首先需要确认一下，在你打算这样做时，你是否有足够的把握来确保自己不会出什么问题。当你的抑郁感或孤独感特别严重时，这项练习或许并不是一个明智的选择。然而，假如你已经准备好通过自己的努力进一步增强承受负面情绪的能力，你就可以腾出大约20分钟的时间进行下面这项禅修练习。你可以用它来替代你日常正式练习计划中的某一项练习。当你感到某种悲伤感让你难以摆脱，但你还没有完全陷入其中而不能自拔（或许是因为你一直在试图逃避它）时，这项练习会很有帮助。

———————————— 走 进 悲 伤* ————————————

开始时先用几分钟的时间进行静坐禅修，将专注力集中于自己的呼吸中。请闭上双眼，在你觉得自己的身体已经平静下来之后，请再次把书拿起来接着读后面的指导内容：

由于你已经用了一定时间专注于自己的呼吸，因此，你应该能够保持控制好自己的专注力。现在请扫描自己的身体，寻找与悲伤有关的各种感受。如果你找不到的话，请回忆或想象某件常常会让你感到悲伤的事情。将专注力引向由悲伤引发的各种感受，看一下你是否能觉察到这些感受的各种细节——总的感受和细微的感受。用一两分钟的时间来完成这一部分的内容。

在你能够觉察到自己的悲伤感受之后，试一下你能不能让这种感受变得更加强烈。在这样做时，你既可以继续专注于身体中的悲伤感，也可以唤起一些令你感到悲伤的印象或想法。关键是要设法将这种悲伤感提升到最大强度，以便你能够努力增强自己的承受力。请用几分钟的时间来完成这部分内容，之后再继续读下去。

在你唤起并亲身体验了悲伤感之后，请进一步强化这种感受，尽量让你的悲伤感在你手拿本书坐在这里的此时此刻达到最大强度。不用害怕，这个过程是很安全的。如果控制不住自己的眼泪，那么只管让它尽情地流。这只是你的一种情感表现而已，它不会永远持续下去的。

在悲伤感达到最大强度之后，尽力保持这一状态。再用10分钟的时间来完成这一过程。注意一下，你有没有产生过一种想要摆脱悲伤感的冲动，

---

* 相关音频资料请从下列网站获取：www.mindfulness-solution.com。

又是以什么样的方式来回应这种冲动的。

你已经练习并体会了怎么样与悲伤相处,现在请将你的注意力重新引向自己的呼吸并用几分钟的时间感受一下。然后,请睁开双眼。

你有没有发现点什么?就像"走进恐惧"练习一样,在这项练习中,不同的人在不同的时候常常会产生不同的反应。有的时候,我们很难唤起自己的悲伤感,而有的时候又很容易;有的时候我们还会产生一种想要逃避悲伤的冲动。很多人会担心自己会过度陷入悲伤感中,或者担心这种悲伤感会持续很长时间。事实上,想要在整个练习过程中把悲伤感维持在最大强度反而是一件很困难的事。如果我们可以时不时地做一下这项练习,尤其是在发现自己想要逃避悲伤感时,这样的话,我们会让自己更容易去面对悲伤感。

还有一项相似的练习可以帮助你来应对愤怒感。如果你觉得自己在某个时候已经做好了探究其他强烈情绪的准备的话,你可以尝试一下"走进愤怒"练习。这项练习同样可以用来替代你的正式正念练习计划中的某一项目。它和"走进悲伤"的练习方式完全一样,你只需要用"愤怒"感来替代"悲伤"感便可。如果你发现自己始终难以摆脱某种愤怒感,又没有完全陷入其中而不能自拔的话,这项练习就可能对你非常有用。就像其他"走进……"练习一样,"走进愤怒"练习会向你证明愤怒的情绪实际上并不是那么危险,尽管它可能会变得非常强烈,但它也有其自我局限性,尤其是在你以一种接受的态度去迎接它时,这种局限性会表现得特别明显。

还有一种类似的练习方式可以被用来培养我们对他人的同情心,同时还可以增强我们以接受的态度来面对心理痛苦的能力,这项练习被称为"施受法"*。这是一种起源于西藏的、有着漫长历史的禅修方法,类似于慈心禅修,这项练习在开始时也需要将专注力投向他人或自己。它还有一点和慈心禅修比较相像的是,将它融合进某一时期的正式练习计划中可以更好地发挥其作用。如果将慈心禅修看作是应对过度自责思想的良药,那么施受法则是应对悲伤和愤怒的良药。

---

* Tonglen Practice,又可译作"自他相换"。——译者注

---施 受 法*---

开始时先调整好禅修练习时的姿势，在坐好之后便可以将专注力投向自己的呼吸。接下来，请在你的内心中唤起某个你所知道的、现在正在遭受痛苦的人的形象——如果你想要应对悲伤、愤怒或抑郁，你可以将自己的专注力投向某个你认为非常悲伤、愤怒或绝望的人。在每次吸气时，你要想象自己吸进去的是那个人的痛苦；在每次呼气时，想象自己正将宁静、快乐以及能够缓解其痛苦的一切都呼出来传送了他（她）。这样做的目的是将别人的痛苦完全吸收给自己，并练习如何与痛苦相处，与此同时，将慈爱的意愿传送给对方。

和"走进……"练习一样，这项练习有违于我们的本能。我们并没有试图去避开负面情绪，而是练习将它们吸收到自己身上并心甘情愿地接受它们。这项练习的另外一个好处在于它可以将我们与他人联系在一起，可以帮助我们在困难的时候找到支撑感。

有的时候，你会感到自己的心理痛苦非常强烈，在这种情况下，你可以很容易地将这项练习稍做修改：想象你在吸气时吸入了自己的痛苦情绪，同时还吸入了此时此刻这个世界上众多与你有着同样挫折与不幸的人的痛苦。在呼气时，你将宁静、快乐、以及所需要的一切呼出传送给了你和他人。

米里亚姆发现禅修可以帮助她认清自己的负面思想，尽管这样，在和马蒂摊牌之后她还是感到非常孤独。马蒂说的那些话让她觉得自己好像是一个被别人排斥的人一样。她原先曾有过施受法的练习经验，因此，她希望这项练习可以帮助她缓解自己在面对痛苦时的孤独感。尽管已经身心疲惫，但她还是努力让自己吸进了自己与他人的痛苦，并将慈爱的善意通过呼气传送出来，传送给自己和别人。她想象了各种各样的人，他们在这个时候正在因为遭到排斥而深感孤独，有些人的情况甚至比她更糟，这些人的形象全都出现在她的内心中：被抛弃的孩子、丧夫丧妻的寡妇和鳏夫、养老院中丧失生活能力的老人、四处逃难的难民，然后她又想到了被爱人抛弃的人、失去工作的人以及学业受挫的人。她将自

---

* 相关音频资料可从下列网站获取：www.mindfulness-solution.com。

己的痛苦和他们的痛苦吸入身体，然后又将关爱与仁慈通过呼气传送出来。这是一个痛苦的过程，眼泪从她眼中夺眶而出。但这也是一个令她感到正确的方向，因为这项练习似乎正让她的自我责备意识有所减轻，让她的孤独感有所缓解。

施受法和其他类似练习的目的都是让练习者学会像欢迎朋友一样去迎接包括痛苦在内的各种各样的情绪。13世纪的波斯诗人鲁米曾写过一首巧妙捕捉了这种生活态度的诗歌[*]：

客 栈

做人就像是开了一家客栈，
每个早晨，都有一位新来的房客。

喜悦、沮丧、卑鄙，
一瞬的意识来临，
就像一个意外的访客。

欢迎和招待每一位客人！
即使他们是一群悲伤之徒，
来扫荡你的客房，
将家具一扫而光。
但你要款待每一位宾客，
他或许是在为你打扫一番，
为你带来新的喜悦。

如果来客是阴暗的思想、羞耻和怨恨，
你也要在门口笑脸相迎，
邀请他们进来。

无论谁来，都要感激，

---

[*] Rumi，鲁米生于 Balkh，也就是现在的阿富汗，早年因为蒙古人的入侵而开始流亡生涯，迁徙到 Konya。师从其父，渐渐成为饱学之人，成为文化思想阶层的中心人物。——译者注

> 因为每一位都是
> 指引你的向导，
> 他们由世外而来。*

在我们能够去迎接包括负面情绪在内的各种情绪的到来时，我们也就有了应对一切的能力。正是将自己的注意力转向负面体验的这种做法让我们意识到我们有能力来对付它们。我们曾拼命想让自己获得良好的感受，但现在却变了，我们努力让自己去面对当下所体验到的一切。有趣的是，这正是一种将我们从对良好心情的需求所导致的困境中解脱出来的有效方法。

将抑郁当作一个机会

情感解脱是一个让我们去探究自己负面情绪的很有说服力的理由。但是，对悲伤和抑郁保持正念还能够为我们开启另外一扇门，门外呈现的是一种更加有意义的生活。正如你所知道的一样，伴随抑郁而出现的那种分离状态有可能让我们觉得生活非常空虚。在抑郁逐渐加重时，内心出现这样的问题是非常自然的："生活中有什么是真正重要的？"由于我们已经陷入一种对生活的感受呈现分离的状态，因此，我们的第一个回答往往是："什么都没有。"然而，如果我们可以进一步探究自己内心的话，我们便有机会将隐藏在内心深处的价值体系重新建立起来。

当我们忙于应付日常生活时，我们大多数人会忽略上面这个问题。在大多数情况下，我们忙着寻求下一个时刻的快乐，设法避开下一个时刻的痛苦，因此，我们没有机会认真考虑什么才是最重要的。在我们感到抑郁时，这样一种追求生活的方式并不会带来什么特别好的结果——我们很难让自己重新快乐起来。但是，抑郁也能让我们减缓生活节奏，让我们拼命向前的步伐可以稍作停留。这样的话，它就让我们有机会来反思，为自己重新定位。

---

* 选自 Coleman Barks 和 John Moyne 所编《鲁林诗歌精选》（*The Essential Rumi*）（由圣弗朗西斯科的哈珀出版社出版，1997）。版权所有人（1995）：Coleman Barks 和 John Moyne。经 Coleman Barks 允许而选印。

在陷入抑郁时，我们会注意到很多自己曾经忽略掉的事情。我们看到了现实，看到了自己失去的一切。我们意识到我们不可能把什么都牢牢把握在自己手中。这样做的企图无异于想把一个果冻牢牢抓紧在自己手中一样，但它最终还是会顺着指缝间滑走。我们发现自己会变老，我们的生命在悄然流逝。我们会意识到自己总有一天也会死去。

这样的一些意识有可能成为一种有力的刺激因素，让我们可以将注意力转向生命中真正重要的那些方面。由于我们在抑郁时精力有限，所以我们可能会这样想："一旦恢复，我一定要换一种生活方式。"然而，对生命短促的清醒意识完全可以让我们现在就开始有所调整，让我们将注意力现在就转向生活中最重要的那些方面。

我的朋友和同事斯蒂芬妮·莫根（Stephanie P. Morgan）曾指出，问自己一些生活中最本质的问题有助于缓解抑郁的心情。现在，你可以花点时间来考虑一下生活的意义究竟是什么。将自己的回答内容记录下来将会对你有所帮助。

什么是真正重要的？

你内心的愿望是什么？
_____
_____
_____

对你来说，什么才是真正重要的？
_____
_____
_____

想一下你在这个世界上还能呆多长时间，你最愿意以什么样的生活方式来度过这段时间？
_____
_____
_____

改编自 Stephanie P. Morgan 的《抑郁：背离生活》一书。用于 Christopher K. Germer、Ronald D. Siegel 和 Paul R. Fulton (Eds.) 的《正念和心理治疗》一书中。纽约吉尔福德出版社，2005。版权所有：吉尔福德出版社（2005）。改编已获允许。

你想到了些什么？大多数人的答案和关系或联系有关——和他人的关系、和大自然的关系、某种天分或兴趣。有的时候，这些内容会被赋予一些宗教含义——和上帝或圣灵的联系。无论如何，这些内容总是能够超越对自我的专注。我们倾向于花大量的精力专注于自我，但长远来看，这种做法并不能给生活带来太大的意义，尤其是考虑到我们的预后会给自己带来的不幸。

正念练习能给我们提供一种方法，这种方法让我们有可能将专注力引向生活中有意义的那些方面。我们让自己专注于当下正在发生的各种事物，包括好好坏坏的各个方面。这样做可以帮助我们走出自我，和外部世界重新建立连接关系。我们还可以尽快认识到分心的企图只会让自己更容易失去连接，而另外一种选择却让我们感受到自己同当下正在发生的事情之间的联系。我们在第八章中还会认识到，正念能够帮助我们认清陷入自我是毫无用处的这一点，这样就可以让我们更容易与他人建立联系。

灵魂的黑夜

一个人在自我发展的过程中有时可能会陷入濒于崩溃的困境，长期以来，有很多人曾对这样一种心理或精神状态描述过。崩溃会让我们失去对自己身份的认同和对未来计划的信心，我们不再明白自己到底是谁，不再知道自己前进的方向。当这种危机到来时我们会抗拒，因为它既让人感到痛苦又让人迷失方向。但是，这种危机也会为我们指明一条自我完善之道，让我们变得更加灵活，更具觉察意识。

陷入这种状态后所面临的第一个挑战是如何来应对我们对它的恐惧。前面曾经提到过，大多数人之所以会抗拒自己内心中黑暗的一面，不仅仅是因为它们会引发痛苦，同时也因为它们会让我们联想到失败。我们不愿让别人了解到自己的这个方面，因为我们害怕如果他们知道我们的心情处于这样一种糟糕的状态，他们就可能不愿意接受我们。我们总觉得自己的负面心情会传染给别人，担心别人会因此而受到影响。

正念练习让我们有机会去接近自己的负面情绪，并且是以一种满怀兴趣和好奇的态度去接近它们。这样做可以帮助我们从对绝望的恐惧中解脱出来。我们可以转而面对自己的痛苦情感并问道："这究竟是什么？在这种心情下，我能不能观察到自己的内心中都发生了些什么？"这样的做法有的时候会让我们更清楚地认识自己究竟是什么样一个人，而这一点是非常重要的。

每天的生活中都有一些想法充斥于我们的内心。这些想法对下列问题做出了限定：我们认为自己是一个什么样的人，别人又是什么样的人，生活的意义究竟是什么。这一切又都是由我们个人的成长经历以及文化传统所形成的，其结果是我们的灵活性受到了限制。比如，当我认为自己是一个聪明、善良、慷慨的人时，我很难承认自己困惑、易怒、贪婪的另外一面。并且，假如我在你身上看到了这些特性，我就会以一种挑剔的态度来对待它们。但是，如果什么时候我也陷入心理危机，这个时候我就可能发现自己原来也是一个充满困惑、易怒而贪婪的人。尽管这个发现最初会让我心情压抑、濒于崩溃，但它也给了我一个机会，让我可以更加全面地来认清自我。事实上，我可能会逐渐意识到，有的时候我的确是一个聪明、善良、慷慨的人，但有的时候也可能并非如此。长远来看，这一认识会让我变得更加聪明，能更好地和别人建立联系。

如果我们可以坦然接受抑郁所导致的危机，并将其看作是一次自我发展的有趣经历，看作是一次观察自己内心以及内心中的信念是如何形成的机会，那么，这次危机就有可能促使我们觉醒。我在失去女友后闭关静修时的那次经历让我学会了很多，我知道了应该怎么样管理自己的情绪，也知道了自己到底是一个什么样的人。米里亚姆努力应对她在和马蒂摊牌后所导致的情绪反应，这有助于她重新和一些重要情感建立联系，让她更清楚地认识到自己的思想，也让她认识到自己和别人的共同之处。这就不再是一些完全孤立的情感体验了。如果能够花点时间学习如何与负面情感相处，来进一步探索它，这对任何人都将是一种解脱。

> 在心理危机出现时，保持正念可以帮助我们学会接受我们不为自己所喜欢的那一面——这样也可以让我们不再对别人过于挑剔。

综 合 运 用

悲伤和抑郁会因各种各样的原因来拜访我们，它们也会呈现出各种各样的姿态，因此，没有哪一种孤立的方法能够在应对它们时发挥最佳效果。尽管如此，仍然有一些原则可以用来引导我们努力的方向。本章中所呈现的各种练习首先是要建立在这样一个前提下：你已经形成了像第三章和第四章中所描述的那样一个经常性的正念练习计划，希望你可以每天都做一些非正式正念练习，每周至少安排几次正式正念练习，当然，这主要取决于你如何实现自己的承诺。

此外，你还要注意区分悲伤和抑郁这两种感受之间的区别。如果我们能够有意识地让自己去拥抱悲伤，我们就会发现悲伤是一种善于变化的、有生命力的强烈感受，而抑郁则常常会呈现一种静止的、缺乏生命力的分离状态。由于我们总是试图逃避或驱赶悲伤以及其他类似情绪，这样就有可能让我们陷入抑郁。因此，有计划地学习如何与各种情感友好相处是一件很重要的事情。

当这些情感在日常生活中自然出现时，你要尽量让自己去关注它们。这样做的最简单的方法就是进行"关注身体中的情绪"练习，让自己有机会定期去感受各种各样的情绪，并观察它们对你的身体所造成的影响。你尤其要切身体会一下你的脸部、喉咙、胸部、腹部对这些感受产生了什么样的反应。专注于与情绪相关的身体中的感受能够对抗任何试图逃避它们的企图。如果这样做对你有一定难度的话，你可以应用"觉察身体中的情绪"这份表格来练习观察与每一种情绪相对应的不同身体感受。这样的话，当这些情绪再次出现时，你将更容易识别它们。

有的时候，我们的情感会受到阻断，以至于完全无法觉察它们的出现。在这种情况下，你可以连续几天让自己每天都来填写"观察一天中的情绪"这份表格，这样做可以为你提供一些重要线索，让你有可能找到自己隐藏的情感。任何缺失的情绪都值得我们进一步去探究。

如果你注意到某些情感有所缺失，或者是你有意想忽视或抗拒它们，那么，你可以尝试一下"走进……"练习，让自己学会适应它们。由于这些练习会故意放大你的负面情绪，因此，你在做练习时最好能有所准备，让自己充满信心来面对这次挑战。在负面情感已经让你濒临崩溃的情况下，你就不要去做这项练习了。如果你觉得自己正在逃避悲伤情感（可能你会故意让自己去忙某些事务）或是有意不让自己流泪的话（或许是试图让自己显得更"坚强"），你可以使用"走进悲伤"练习，也可以用它来替代你的正式练习计划中的一项或多项练习。

在很多人看来，愤怒是无法让人接受的，它因此也就成为了一个很大的问题。愤怒有可能会破坏我们与他人的关系，会让我们卷入各种麻烦，因此很多人试图让自己逃避这种感受（更不用说把它表达出来了）。如果你发现自己也属于这种情况的话，你可以尝试一下"走进愤怒"练习。假如你感受到类似于我初次闭关时所体验到的那种潮水般涌来的愤怒的话，你完全不用紧张。这样的愤怒其实是很正常的，它不会像我们预料的那样会带来任何危险。在适应自己的愤怒感之后，你可以在日常生活中通过使用"关注身体中的情绪"练习来同它或者其他类似情绪建立联系。

有些人只是通过一两次使用"走进……"练习来让自己亲身感受一下悲伤和愤怒其实都是一些可以承受的情绪，它们也有自我局限性；另外一些人则会发现，定期让自己通过练习去重新接触一下这些情绪会对他们有所帮助。通过一定的尝试，你将会为自己找到如何来最大程度利用好这项练习的方法。

应对思维疾病

学会让自己适应各种情绪是一种非常有益的做法，尽管这样，由于成长经历和周围环境的影响，你仍然有可能时不时陷入抑郁。和悲伤不同的是，抑郁总是会涉及一些自我指责性的悲观思想。如果你发现自己也陷入了这种负面"反刍"中的话，你可以尝试下面几种技术。开始时可以先使用"觉察思想的变化"练习来提醒自己你的思想其实是不值得信任的——它们会随着情绪的变化而变化。接下来，你可以在自己的日常生活中通过使用"求助于当下感受"练习，将专注力从自己的思想中转移出来，将其引向对现实的感受中。在正式练习过程中，你可以尝试一下"给思想贴标签"和"听禅"这两种练习。它们可以帮助我们不去过于看重自己的思想，并让我们看清这些思想是如何产生并消失的。最后，如果你自责的想法特别严重，你就可以选择"慈心禅修"作为正式练习计划的一个部分，以便你能培养一种自我接受的态度。

给自己准备救生用具

觉察并接受自己的情绪，认清自己的思想，这些做法能够在将你从抑郁的束缚下解脱出来的过程中长期发挥作用。但是，你有的时候仍然可能会因为抑郁而濒临崩溃。在这种情况下，你可以求助于"三分钟呼吸空间"练习。你最好能够在危机没有发生时就先抽时间来练习，以便在你需要时可以很方便地加以应用。要记住，你的目的并不是要摆脱自己的负面情感，而是要关注你的思想，一旦某些情绪出现于你身体中，你要与它们建立联系，让自己感受到它们。你可以提醒自己，你能够以一种开放的态度来接受当下发生的一切。

在濒临崩溃时，除了可以求助于"三分钟呼吸空间"之外，你也可以尝试一下"施受法"，用它来替代你正式禅修计划中的某项练习。在你遭遇困难时，这项练习可以帮助你通过呼吸来传送和平、健康、你和同你处于相同困境的人们当时所需要的一切。"大自然禅修"和"求助于当下感受"这两项练习也可以在你无法承受时将你从思想的洪流中解救出来，把你放到当下这个安全之地，放到更广阔的外部世界中。

最后，你还可以利用抑郁来帮助自己获得心理或精神方面的成长。你可以让自己反思一下什么才是你生活中真正重要的东西，什么样的固有信念、自我形象或依恋对象是你可以抛弃的。的确，正如鲁米的诗中所描述的"他或许是在为你打扫一番，为你带来新的喜悦。"当然，你在当时可能并没有体会到这一点。

你可以把所有这些练习方法看作是你用于清理内心的工具箱中的部分工具。通过不断尝试，你将会发现每一种方法在不同的时候会产生什么样的效果。只要你能努力让自己去感受各种各样丰富的情感，不要过于相信自己的思想，正念练习就可以帮助你找到一条穿越悲伤和抑郁之路。

那么，这条道路是如何展现在盖尔（Gail）眼前的呢？这正是下面将要谈论的内容。当然，你所选择的道路可能和她不尽相同。

在外人看来，盖尔有一个幸福的童年。她出生在居住环境优越的郊区，父母事业很成功，她有一个弟弟和一个姐姐。作为一个保守的、具有虔诚信仰的家庭，一家人深受邻居的尊重。盖尔衣着得当，上的是一所很好的学校，并且她的学习成绩也很不错。

然而，在这样一个优越外表下所隐藏的却是一些并非尽如人意的事实。盖尔的姐姐波拉（Paula）比她大一岁，长得非常漂亮，并且很受别人欢迎。盖尔很崇拜自己的姐姐，她希望能和波拉以及她的朋友们一起玩，但波拉却不愿意接受她。事实上，波拉想尽一切方法拒绝盖尔——说她长得难看又愚蠢，并和朋友一起嘲笑妹妹。

上中学后，情况变得更糟了。波拉和她的朋友们时不时地会羞辱盖尔，并且还做得很过分。盖尔渴望能够得到友谊，因此，她和邻居一个年龄较大的女孩交上了朋友，而对方也是一个经常受到别人排挤的人。她们之间的关系甚至发展到了性的方面。这种关系带给盖尔很大的安慰，但她的宗教背景也让她因此而倍感羞愧。

终于有一天，盖尔的世界崩溃了。当她和自己的朋友接吻时，这个过程碰巧被正在进屋的波拉看到了。波拉感到很恶心（但却暗自欣喜），她将这件事告诉父母。不用说，父母当然非常生气，他们不准盖尔再去见那个女孩。

在中学和大学期间，盖尔一直很孤独。她觉得自己被别人拒绝了，也因为自己原来的那段性关系而羞愧不已。尽管她始终保持很好的学业成绩，但她却几乎没有什么约会，她对自己的外貌感到自卑，觉得别人不喜欢她。

这种情感状态一直持续到她20岁，这个时候，她找到了我。她容易失眠，容易烦躁、不喜欢自己的工作，并且朋友也很少。盖尔现在对男性很感兴趣，但对性与爱充满了内心冲突。尽管她很聪明，很有思想，身材也很有吸引力，可她仍然不相信有任何异性会真正喜欢她。她的性生活开始变得很随便，因为她觉得这是唯一能够使异性对她保持兴趣的方法，但建立在此基础上的这种关系常常会以一种痛苦的方式收场。

盖尔之所以来找我是因为她对正念禅修很感兴趣。禅修让她感到很放松，并且，教她禅修课的那位老师安详慈善的态度也让她印象深刻。在我见到盖尔时，她已经开始学习如何观察身体中的各种情绪，她希望通过学习禅修让自己不再那么容易被各种情绪所压垮。

在我了解了她的成长经历和当前的状况之后，我们便开始关注她的各种关系和不同情绪之间的联系。我发现，每当一段关系结束之后，她很快就会像她所说的一样"忘得一干二净"，并试图以此来避免让自己陷入抑郁。在讨论中我告诉她，阻断自己的情感反而有可能会促成抑郁。

在她开始对我有信任感之后，我们尝试了"走进悲伤"练习。开始时盖尔并没有太多的悲伤感，过了一段时间，她发现自己的悲伤就像"深深的湖水"般让她根本不敢涉足其中。我在一旁鼓励她勇敢尝试一下。结果，她哭了很久，但最终发现自己其实是能够承受那种悲伤的。

还有一次我们尝试了"走进愤怒"练习。这项练习更让她感到害怕。

尽管盖尔对自己很失望，但她还是想要成为一个"好女孩"，而不是一个怒不可遏的女人。不久后她发现，只要一想起波拉的样子她的愤怒感就会油然而生。在设法放大自己的愤怒感时，她让自己想到中学期间发生过的一些事情，这个时候，一种强烈的愤怒感"像核弹般"爆发。

在治疗室中尝试体验了这些情绪之后，盖尔发现自己在其他时候更容易觉察到它们的存在。她意识到自己经常感到悲伤、愤怒，却一直不愿将其表达出来。

她的内心由于不安全感而充满了自我指责的想法，因此，我鼓励她通过使用"觉察思想的变化"练习来观察一下她对自己的认识在心情好的日子和心情坏的日子有什么不同。当负面思想侵入时，我建议她尝试"求助于当下感受"练习。因为她已经在进行禅修，所以我认为这项练习对她来说应该很容易。在禅修课中，她已经练习过"给思想贴标签"、"听禅"、和"慈心禅修"（第四章），因此，她很容易就可以将这些练习整合到日常练习计划中。

不出所料，盖尔发现无论什么时候当她被拒绝时，她的抑郁感就会被触发，常常会有一些很冲动的反应，说出或做出一些以后可能让她感到后悔的话或事情。我向她建议，如果她感到濒于崩溃而产生冲动想要有所行为时，她可以试一下"三分钟呼吸空间"练习。在她说出或做出一些鲁莽的话或事情前，这项练习可以帮助她调整自己的思想与情感，让她在片刻间控制住自己。

盖尔的日常正念练习计划和上面这些有针对性的练习给她带来帮助。她开始发现，让她痛苦的并不是某些外在事物，而是她看待这些事物的想法。她意识到，她是怎样逐渐形成了对某些自我歪曲思想的信念，而这些歪曲思想则是在童年时期就开始被建立起来了。她开始懂得这些想法并不能代表现实。在受到伤害时，她会让自己尽情哭出来，将自己的愤怒感表达出来。

在这个过程中，盖尔也在思考生命中真正重要的东西到底是什么。她发现自己最看重的是能够解除恐惧的心理负担，让自己去爱别人或者得到别人的爱。她也意识到在很多方面自己还不够诚实的——总是试图让别人觉得自己很酷，行为举止过于世故，并喜欢夸大自己的成就。她希望通过这样做能让别人喜欢她。现在，她变得越来越愿意同别人以诚相待，知道这样才能够建立起真诚的关系。

如果考虑到盖尔的成长环境的话，她的抑郁形成似乎并不是一个比较单一的问题。到目前为止，她的问题还没有得到圆满解决，但她现在能够意识到自己的困境是可以得到解决的，她觉得自己选择了一条正确的道路，也很感谢正念练习能够帮助她沿着这条道路一直走下去。

对抗抑郁的正念练习

如果你要为自己建立一份像第三和第四章中所描述的那种正式或非正式的练习计划，那么，你可以尝试一下下列内容：

正式禅修练习

- 关注身体中的情绪：将潜伏的情绪唤回意识
- 走进悲伤：用于在你发现自己对悲伤有所抗拒时
- 走进愤怒：用于在你发现自己对愤怒有所抗拒时
- 求助于当下感受：将专注力引向抑郁思想之外的世界中
- 给思想贴标签：认清不断闪现的抑郁思想
- 听禅或"想法就只是想法"练习：练习如何摆脱抑郁思想
- 慈心禅修：缓解自责的想法
- 施受法：用于因悲伤或失望而产生被孤立感时

非正式练习

所有这些练习都是通过将专注力引回对当下的感受来帮助你缓解抑郁"反刍"对你的影响：

- 行禅
- 大自然禅修
- 食禅
- 在驾车、淋浴、刷牙、剃须等日常活动中进行非正式禅修

救生用具

- 三分钟呼吸空间：用于抑郁思想或情感让你濒于崩溃时，尤其是在你产生想做某事的冲动时
- 求助于当下感受：将专注力引向抑郁思想之外的安全世界中
- 施受法：用于因悲伤或失望而产生被孤立感时
- 大自然禅修：用于产生被孤立感或感到自己濒于崩溃时

制定一项计划

你可能会发现为自己制定一项应对抑郁思想和情感的练习计划是一种很有效的做法。下列图表可帮助你组织自己的思想。

练 习 计 划

开始时请回想一下抑郁是以什么方式在什么时候出现于你的生活中的。

我最容易感到抑郁的各种情况：_____
_____
_____
_____

我最常见的抑郁症状：

生理方面：_____
_____

认知方面（负面思维）：_____
_____

行为方面（我出于冲动去做或去逃避的事情）：_____
_____

我最需要救生用具的时候：_____
_____
_____

现在，请基于你所学习到的内容和对不同练习方法的体验制定一份初步练习计划（必要时你可以加以改动）。

正式练习	时间	频率
_____	_____	_____
_____	_____	_____
_____	_____	_____

非正式练习	时间	频率
_____	_____	_____

救生用具	可能应用的情况
_____	_____

我可以从心理治疗、药物或其他方法中受益吗

当抑郁持续的时间很长或者很严重时，寻求其他方面的帮助也是一个很好的想法，尤其是在抑郁的症状又进一步加重了抑郁感时。抑郁的心情会让你在工作和学习方面无法发挥自己的能力，让你疏远同朋友或家人的关系，你可能会因此而陷入一个恶性循环。如果你失去了工作和友谊，你的确会觉得自己的生活已经变得毫无希望了。因此，打破这一恶性循环是非常重要的。抑郁有的时候甚至会变得非常危险，因为它有可能让你产生自杀或其他自毁行为。所以，在有的情况下，你不能只靠一己之力。

心理治疗的方式多种多样，如果你能找到一个机会将内心的问题毫无保留地讲给某个人听，这就是一种很有帮助的方法。在抑郁的时候，你可能会感到自己被孤立。假如你能够同某个希望主动了解你的感受的人进行交流，这将会对你非常有用。你可能希望可以找到一个熟悉正念和正念治疗法的心理治疗师，你需要尽量去多了解，有的治疗师更注重当下，他（她）会帮助你观察你当下的思想和心情，而有的治疗师则更注重你的过去，他们试图了解为什么你在当前这种环境下会产生某些特定的情感。正如在盖尔的故事中所描述的，两种方法

对你都有用。最重要的是，在面对一位治疗师时，你要能将自己的一切坦诚相告。在同治疗师配合的过程中，当你发现某种方法更加有效时，你也要告知治疗师。在本书后面的参考资源部分你可以找到更多关于如何寻找治疗师的建议。

在应对抑郁的过程中，药物治疗能够扮演一个非常有用的角色。如果你有某种家庭病史的话，药物治疗的确有助于你抵消一些患上抑郁的生理易感性。就算你没有这样的家庭病史，药物治疗仍然可以为你提供一个心情"着陆点"，用于支撑住你不至于陷得太深。在你学习如何应对自己思想和情感的过程中，药物治疗可以帮助你在日常生活中继续发挥自己的能力。

本章的目标是要学习如何靠近负面情绪并与其相处，但尽管这样，保持均衡、注重常识性判断同样是非常重要的。在一项有趣的实验中，服用抗抑郁药物的一些禅修练习者发现药物能够帮助他们进行禅修练习，可以帮助练习者不至于完全陷入不断闪现的自我指责思想中。在禅修练习和心理治疗过程中辅以药物治疗，目的在于帮助你充分发挥自己的能力，保持清醒的认识，并可以感受各种丰富的情感。通过这样做，你所投入的一切努力就可以相互弥补不足，它们会共同促进，让你保持一种更加丰富、更加有益的生活方式。

如果你现在正在极力应对严重抑郁，或者你过去曾受过抑郁侵扰，那么，你可能还需要一本由正念认知疗法的创始人写的自助书——《改善情绪的正念疗法》。这本书进一步讨论了我们这里曾谈到过的一些内容，并提供了一项练习计划，这项计划被证明能够有效缓解严重抑郁反复发作的可能性。这本书既可以单独使用，也可以用来作为对心理治疗和药物治疗的补充。另外还有一些有益的指导材料被列在本书后面的参考资源部分。

上面两章中描述过的这些方法可以帮助你有效应对各种各样导致痛苦的心理状态。当然，给我们带来麻烦的不仅仅是我们的内心，我们的身体同样是一个麻烦制造者。在下一章中，我们将讨论如何通过正念练习来应对各种各样常见的生理病痛。

第 七 章

超越应对症状：
将疼痛和与压力相关的症状
进行转化

在夏天一个美妙的傍晚，你正坐在家门口欣赏落日，手里拿着一杯葡萄酒。眼前的一切景物都被美丽的暮霭笼罩。在你正要准备好好放松一下自己时，你好像听到了什么微弱的声音。"不，这只是我的幻觉而已。"一分钟后，这个声音变得更加明显了。"嘶……"接下来，声音变得越来越大。"嗡………"见鬼！的确是有蚊子。你毫不犹豫地向它们拍打过去，但一次次的挫折让你变得越来越烦躁。最后，你不得不认输，只好转身回到屋中。

其实，被蚊子叮一下既不是那么痛苦，也不是那么危险（除了像西尼罗河病毒、马脑脊髓炎病以及另外一些热带地区特有疾病的局部爆发之外）。真正毁了你美妙夜晚的其实是你担心被蚊子叮到的心情。你有在外出野营时蚊子飞进帐篷的经历吗？一只小小的蚊子的确会给你带来很大的烦恼。

在一次闭关静修的过程中，我们被要求尝试如何与蚊子共处。如果有蚊子停留在我们身上的话，我们不能去打扰它。当第一只蚊子落到我身上时，我几乎没有什么感觉，甚至不能感觉到它在刺透我的皮肤，在吸取我的血液，直到它填饱肚子。它停留在那里，身体逐渐变大、连身体的颜色也像透着一层红色，然后又飞走了。事实上，对整个过程的观察让我觉得非常有趣。几分钟后，我开始觉得有点痒。但只要我让自己专注于当时的感受而不去抗拒它，我就觉得这根本不是什么会让我感到很烦恼的事情。观察一只蚊子如何吸食我的血液竟然可以在以后帮助我有效应对很多身体病痛，这是我当时没有意识到的。

一种原因，多种病痛

没有谁会喜欢病痛。在整个人类生存史上，人们总是想方设法避开它们——借助于各种仪式活动、采集草药、祈求上天或者运用现代医疗卫生设施。尽管我们竭尽全力，但我们仍然经常会受到病痛的侵袭。

有些病痛是不可避免的，但也有一些病痛是可以借助正确的思维方式和保健措施而得到预防的。事实上，有相当一部分病痛是由我们企图摆脱它们的心理所引发的。正如我们一直在讨论的一些心理障碍一样，很多生理不适感也是在不知不觉间因我们想要逃避不愉快体验所做出的努力（如拍打蚊子）而引发。压力是我们对自己不喜欢的事物所做出的反应，它正是这一切问题的关键所在。

由压力引发或加重的各种生理症状，其类型是多种多样的。在内科就诊的病例中，大约有60%～90%的疾病同压力有关，数据差异是因为衡量标准的不同。你可以花点时间看一下，这类病痛中哪些曾让你感到困扰（请使用下面的记录表）。

每一种病痛都会涉及各种原因，尽管这样，它们却都有可能是由某些心理过程导致并加重的。这些心理过程中最重要的一个方面便是我们希望排斥不愉快体验的倾向性。由于这一倾向性常常是表中所列各种疾病的关键所在，因此，正念练习将能够帮助你解决这些问题。

慢性背痛的奇怪病例

我们可以将慢性背痛作为一个很好的例子，说明正念练习是如何发挥作用的。我曾有过一次设法对付慢性背痛的经历。这次经历让我明白了背痛的原因，以及应该如何应用正念来解决这个问题。我们将会看到，理解并治疗慢性背痛的原则同样可以用来帮助我们应对各种各样的病痛以及与压力相关的不适感。

在20世纪80年代末，由于腰椎间盘突出，我不得不以平躺的姿势度过了痛苦的4个月。当我在一台越野滑雪的运动器械上进行锻炼之后，我逐渐产生了背部疼痛感，并感到左腿麻木。在情况变得越来越严重时，我不得不去就诊，结果，我被送进了诊疗室。我接受了CT扫描并被诊断为L5-S1腰椎间盘突出，医生建议我卧床休息。

与压力相关病痛记录表

请在每一个符合你的症状旁打上√。

- 头痛反复发作（＿＿）
- 胸口灼热或胃痛（＿＿）
- 腹部绞痛（＿＿）
- 原因不明的腹泻或便秘（＿＿）
- 慢性颈部疼痛（＿＿）
- 慢性背痛（＿＿）
- 慢性盆腔疼痛（＿＿）
- 失眠（＿＿）
- 性功能障碍：阳痿、早泄、丧失性欲或无法达到性高潮（＿＿）
- 持续性的瘙痒（＿＿）
- 湿疹或荨麻疹（＿＿）
- 耳鸣（＿＿）
- 夜间磨牙（磨牙症）（＿＿）
- 咬甲癖（＿＿）
- 下颌疼痛或紧张（颞下颌关节症）（＿＿）
- 莫名其妙感到疲倦（＿＿）
- 经常感冒或喉咙疼痛（＿＿）
- 气喘（＿＿）

由于我也是医学院的一名员工，所以我可以得到我的骨科诊疗记录。我将这些记录和放射科的报告单一起放在床头柜上，不断地读着这些诊断记录——卧床休息有可能使腰椎间盘复位，但如果无法复位，我就要进行外科手术，而手术后的效果也不是太理想。过了好多天，我仍然没有觉得有什么改善。

因为我急于寻求一种更加主动的治疗方法，所以我去找了一位运动康复专家。他看了我的CT后便告诉我，如果我不让自己躺着，不尽量避免坐姿，那么，在六个月后，我将会"求别人把自己送上外科手术台。"这根本不是我想听到的。

这个结论让我感到既焦虑又抑郁，但我觉得自己不能像这样一直呆在床上不动。所以，我决定在自己的治疗室中弄一个能够躺在上面的平台椅。于是，一幅奇特而经典的心理分析景象就这样出现了——我躺在一个临时躺椅上，而我的病人则高高坐在一旁，他（她）不断询问我的症状和预后。在驾车上班时，我只能尽量把座椅朝后面倾斜，这样才能减轻脊椎部的受力，但我还是勉强能让自己的目光越过方向盘看到车窗外的行人和车辆。在此期间，我居然没有因交通事故伤害到自己和他人，这也真算得上是奇迹了！

几个月后，同样是作为一名临床心理学家的我的妻子将她观察到的情况告诉我："亲爱的，我发现现在只要我们有点争执你就会抱怨背痛。"你可以想象一下我对她说的这番话有多敏感。我现在不仅要忍受背痛，同时还要忍受她强加给我的观点。我很清楚自己的问题是什么。我的背痛是由于腰椎间盘造成的——毕竟，我每天晚上都在读我的诊断报告。

我妻子很希望能够帮上忙，她带回家一本由诺曼·卡森斯写的书《笑退病魔》[*]。卡森斯是一位著名的杂志编辑，他通过大量服用维生素C、看马克思兄弟的电影录像带并放声大笑最终治好了自己的退化性关节炎[**]。卡尔森的故事的确很让人鼓舞，但它好像和我的情况关系不大。我对妻子说："这种方法对卡尔森很有用，但我患的是腰椎间盘突出！"

与此同时，一个朋友一直劝我去和另外一位他认识的同行专家谈一谈。据说，她将自己的背痛诊断为肌肉紧张综合征并最终治好，肌肉紧

---

[*] 诺曼·卡森斯（Norman Cousins）是美国最有影响力的杂志编辑之一。他曾经身患重病，但通过自然疗法得以恢复健康。他将这些经历写进《笑退病魔》（Anatomy of an Illness，亦译为《疾病解剖》）等书中。——译者注

[**] 马克思兄弟（Marx Brothers）是美国电影史最成功的喜剧团体之一，他们堪称无厘头的鼻祖，热衷于塑造或癫狂或装傻充愣的人物，表现荒诞不经的内容，并凭此独步20世纪30年代的喜剧电影界。——译者注

第七章　超越应对症状：将疼痛和与压力相关的症状进行转化

张综合征是一种因身体对压力的反应而导致的症状。我心里想："怎么又来这一套了！这就是我和一群心理治疗师混在一起的报应。"

一方面实在是没有别的办法，另一方面也是想不让别人再来烦我，于是，我给她打了电话。

"你现在情况怎么样？"她问道。

"躺在床上，我没有什么别的办法。"

"你为什么不出来给家人买点食品，这样做会让你妻子很高兴。"

"好吧！又是一个女权主义者的阴谋。"我心里暗想。她接着告诉我她当时并没有认定自己的病痛必然是骨头方面的问题，而是将其看作是肌肉紧张综合征，并通过主动活动身体从而使背部疼痛完全消除了。

当时我并没有真的打算去购物，但绝望的心情驱使我去试一试。在当时的情况下，我走不了一个街区疼痛感就会变得非常强烈。于是，我希望可以挑战一下自己。我走过了一个街区。也就在这个时候，我的左腿疼了起来。因为我决心要让自己坚持下去，所以我又走过了一个街区。令我非常吃惊的是，不仅我的左腿疼，现在就连我的右腿也开始疼了。"她这个主意简直太妙了！"我心里。

在我一瘸一拐地回到家后，我突然意识到，这有可能真的是一个好主意。如果按照放射科给出的报告看，我只应该左腿疼。假如连我的右腿也开始疼的话，要不就是因为我的腰椎已经完全坏了（我自己的假设），否则的话，这种疼痛感很可能是因为其他方面的问题。或许肌肉紧张真的有可能是导致这个问题的部分原因。

我急于想让自己尽快恢复，所以，我开始寻找各种各样关于压力、肌肉紧张和背部疼痛方面的材料来看。同时，我也开始让自己忍着疼痛进行更多的活动。在几周之后，治疗室中的平台椅被我移走了，我开车时的坐姿也变得越来越正常了。不久，我开始正常锻炼，又练习瑜伽了。我觉得自己好像刚从一场恶梦中醒过来一样。

这段经历让我印象深刻，以至于后来开始学习了解更多关于身心间相互影响以及应用心理干预去应对生理症状的知识，不久后我意识到正念练习能够在这方面发挥巨大作用。于是，我开始和相关方面的内科医生进行合作，并将正念融合到了我的治疗方法中。我在研究并治疗背部疼痛的过程中所学习到的这些内容让我进一步认识到正念练习可以被用来有效应对各种各样与压力相关的病痛。

糟糕的背部

就像我刚才的例子一样，其实大多数慢性背痛都是由肌肉紧张所导致的，而这种紧张又是由心理压力所施加并维持的。所以，我们很有必要对此进行了解以便能早日恢复。相反，如果我们一直认定自己的疼痛是由椎间盘或其他脊椎结构受损而引发，我们就很难让自己放松，很难进行正常活动。

虽然这里篇幅有限，但我还是想提出一些用于支持这一观点的很有说服力的证据。首先，脊椎的状况其实和一个人是否感到疼痛关系不大：

- 大约 2/3 从来没有遭受过严重背部疼痛感的人有类似于腰椎间盘突出这样"不正常"的背部结构，而腰椎间盘突出又常常被认为是背部疼痛的原因。
- 有数以千万计遭受过慢性背痛的人在进行仔细检查之后被证明其背部并没有任何"不正常"的地方。
- 很多人在经过"成功的"外科修复手术之后仍然感到疼痛。修复是否成功与患者是否仍然感到疼痛之间的关系其实并不是那么紧密。

另外一些研究让我们可以观察到一点心理压力在导致肌肉紧张感的过程中所扮演的角色：

- 慢性背痛这种在世界范围内广泛蔓延的病痛主要影响到的却是一些发达国家的人。让人印象深刻的是，在发展中国家，慢性背痛却不是那么普遍，尽管发展中国家的人经常要进行一些"累得腰酸背痛"的体力劳动，要使用传统的家具和工具，不能睡高级人体工学床垫，不得不坐在卡车的车箱后长时间颠簸于崎岖不平的道路。
- 相比较体检和某些工作对身体的具体要求而言，心理压力，尤其是对工作的不满，能够更加可靠地对一个人是否会产生背部疼痛做出预测。
- 尽快恢复充分而全面的身体活动常常是一种既安全又有效的解决背痛的方法。

如果大多数背痛是由腰椎间盘突出或其他结构性损伤引发的，那么，上面这一切就根本讲不通。如果背痛是由压力或肌肉紧张引发的，那么，上面这些内容就显得很有道理了。

慢性背痛循环

情感压力是通过一个过程转化为背部疼痛的，我和我的同事们将这个过程称为"慢性背痛循环"。它可能开始于某个情感或身体方面的事件。比如，你可以想象一下，你设法抬起了一个极为沉重的东西，或许是在初夏的某天安装空调，或许是在初冬的某个时候将地上的积雪清理干净，这个时候你扭伤了背，于是，背部便开始疼痛。如果你碰巧是生活在某个背部疼痛非常普遍的工业化发达国家，你可能就会产生下面这样一些担忧的想法："我希望我没有像堂兄那样弄伤自己的背。""我希望不会影响到明天的工作。"假如背痛感很强烈并且持续时间也很长的话，这些想法就会让你感到焦虑。

我们现在就可以来做一个小小的实验（这个实验要求你做出一些戏剧化的夸张表演——不要害羞）。请你像表演哑剧一样用面部表情和肢体来展示一下恐惧的样子，尽量做得很夸张（不用担心，旁边没有人在看你）。将这种表情和姿势保持几秒钟，你的身体有什么感觉？有没有哪些肌肉感到紧张？

你在这个时候可以亲身感受到恐惧的确能导致肌肉紧张。从其他地方得到的体验应该能让你知道肌肉紧张会强化疼痛感。你可以回想一下，当你进行很紧张的活动时，你的颈部肌肉是不是会感到酸痛，或者是当你的小腿肌肉痉挛时，你是不是会感到很疼。

现在我们来看一下慢性背痛循环是怎么一回事：我们最初的疼痛感会引发担忧的思想，这些思想会导致焦虑，而这种焦虑会让肌肉变紧张，紧张的肌肉又强化了疼痛感，进一步的疼痛感会引发更加严重的担忧思想。一旦这个循环得以形成，像挫折感和愤怒感这样的其他情绪就有可能被触发。

再花点时间来做一些更加戏剧化的表演。以哑剧的形式通过自己的面部表情和肢体先展现一下受到挫折的样子，接下来以同样的方式表现愤怒。一定要表现得尽量夸张（没有人在看你，不用担心）。每个姿势都保持几秒钟。注意想一下为什么这些次级情绪会让肌肉紧张感变得更加强烈。

背部感受计划

我和我的同事们开发了一种被称作背部感受的练习方法,这是一种融合了正念禅修并需要分步骤实施的练习方法,它有助于人们突破上面谈到的那种恶性循环。这项练习计划包含三个基本要素,它们可以很好地和正念结合在一起发挥出最佳作用:(1)理解问题;(2)全面恢复身体活动;(3)应对负面情绪。下面我要谈论的就是这项练习计划的内容,之后我还要说明为什么融合了正念技术的相同练习步骤也有助于我们应对其他病痛以及与压力相关的身体症状。*

第一步:理解问题

正如我们在讨论焦虑和抑郁的过程中曾谈到的一样,理解问题是克服问题的首要步骤和重要步骤。就慢性背痛而言,我们需要来认识一下肌肉紧张在其中所扮演的角色。只要你相信自己的背部有损伤,你就会害怕以正常的方式进行活动,这样,你会相应地限制身体活动范围使肌肉进一步变得僵硬而虚弱。它也会促进你的担忧恐惧感,让你陷入背痛循环。

你可以找一些关于背痛的资料来看,也可以向医生了解一下。然而,让自己来观察一下你的内心在这个问题中所扮演的角色才是真正改变自己观点的唯一方法。如果你现在就患有背痛或其他部位的疼痛,你可以尝试下面这个练习:

监控你的担忧想法

在日常生活中请随身带上一本小笔记本。每次当你对自己的背部(或其他部位)感到担忧时,你可以在笔记本上画一个符号加以标注,看一下这种担忧想法在每小时内出现了多少次。

---

* 在开始这项练习计划前,进行一次全面的体检是非常重要的。它可以让你排除一些虽然很少见但却有可能导致严重结果的问题。同样重要的是,你在恢复正常活动前需要得到医生的许可。如果没有得到医生允许的话,你是很难让自己克服担忧恐惧的心理的。你最好找理疗师(康复科医生)对你的情况进行评估,因为他们最善于鼓励你全面恢复身体活动。但好的一方面是,这些不大常见的身体症状只占到慢性背痛原因的大约 0.5%(包括肿瘤、感染、损伤、生理结构异常)。——原书注

第七章　超越应对症状：将疼痛和与压力相关的症状进行转化

如果你的内心真的因为担忧想法而饱受困扰的话，你可能会发现这种想法每隔几分钟就会出现一次，当你害怕会做加重自己症状的事情时，出现的频率可能还会更高。在注意到这一点后，你可以观察一下对疼痛或不适感的恐惧在这个问题中有可能会扮演的角色（类似的担忧思想常常也会伴随着其他与压力相关的症状）。

正念练习告诉我们，我们不能轻易相信自己的思想，因为它们会由于我们的成长经历和当下的心情而沾染上强烈的色彩。在抑郁时，我们的内心会充满自我指责的思想；在焦虑时，我们会感到恐惧。同样，当我们被慢性疼痛所困扰时，我们也会受到恐惧、挫折和愤怒感的影响。当疼痛感很强烈时，我们往往会认为自己的情况很严重；在疼痛感并不是那么强烈时，我们会认为自己的问题更有可能得到解决——它很可能只是由肌肉紧张所引发。通过正念练习，我们会逐渐观察到不断展现的思想模式中的这些变化，我们也会发现消极信念如何强化了身体的紧张感。

> 在疼痛感强烈时，我们往往会认为自己的情况很严重，而在疼痛感相对轻微时，我们更有可能相信自己的问题有可能是由压力所导致。

第二步：恢复正常活动

通过恢复正常活动来克服慢性疼痛是一个很重要的步骤。如果你不能进行正常活动，你的肌肉将会变得更加虚弱，你也会逐渐丧失肌肉的灵活性。此外，不让自己进行正常活动将使你越来越害怕——任何超出自己适应范围的尝试都会让你感到焦虑。最后，你有可能会形成一种"运动恐惧症"，也就是对身体部位的活动感到害怕。在焦虑时，每当你走进超市你都会觉得压力重重、濒临崩溃，以至于你不敢去购物。同样，在弯腰、扭身、坐下、站起时，你一样有可能会因此而感到焦虑，这就会限制住你相应的一些身体活动范围。一旦动一下，你将会因为恐惧而肌肉紧张，因此自然就会产生更强烈的疼痛感。接下来，你会得出这样的结论："我的情况还很糟，我不应该这样做。"于是，思维中的逃避模式便会形成。一个害怕去超市购物的人有可能会发展为广场恐惧症而再也不愿离开自己的屋子。同样，一个背部疼痛的患者也有可能会从逃避某些活动逐渐发展为什么都不敢做，觉得自己的脊椎就好像玻璃一样脆弱。

克服运动恐惧症的一个重要步骤是对自己所恐惧的对象进行观察。如果你正在遭受背部或其他部位的慢性疼痛，你现在就可以花点时间将你当前因为疼痛而在进行逃避或限制的各种活动列在下页的那份表格中。

我们在第五章中曾谈到过，应对逃避的有效方法便是让自己去面对恐惧，使用正念学习如何与自己的各种体验相处，即使这些体验并不是那么令人愉快，同样的方法也适用于慢性背痛和其他类似问题。如果你在下页的表格中列出了一些被限制住的活动，正念练习就可以帮助你重新参与其中。我们后面再回过头来看你所填的这份表格。

两支箭的传说

在大约2500年前，释迦牟尼曾对他的信徒说过下面这样一番为众所周知的话，这番话告诉我们应该如何以正念的态度面对痛苦。和当时一样，这些话在今天仍然会让我们很受用。

丧失了的各项活动

请列出你由于担心疼痛而让自己有所限制的各项日常活动，包括各种工作、社交、体育运动、家庭活动、旅游以及其他活动。同时请针对每项被限制住的活动评估一下你的感受，你感到愉快（标为 P = Pleasant）、不愉快（标为 U = Unpleasant）还是无所谓（标为 N = Neutral）？

活动	感受（P、U 或 N）	活动	感受（P、U 或 N）
_____	(　　)	_____	(　　)
_____	(　　)	_____	(　　)
_____	(　　)	_____	(　　)
_____	(　　)	_____	(　　)

改编自 Ronald D. Siegel、Michael H. Urdang 和 Douglas R. Johnson 的《背部感受：抑制慢性背部疼痛循环的一种独创性方法》一书。(*Back Sense: A Revolutionary Approach to Halting the Cycle of Chronic Back Pain.*) 本书由纽约百老汇图书公司出版发行（2001年出版，86-87页）。版权所有人（2001）：Ronald D. Siegel、Michael H. Urdang 和 Douglas R. Johnson。改编已获许可。

第七章　超越应对症状：将疼痛和与压力相关的症状进行转化

两 支 箭

在感受到痛苦时，未曾受教的凡夫俗子会悲痛、伤心、哀叹不已、捶胸顿足、心烦意乱。这个时候他感受到的是来自身体和内心两方面的痛苦。这就好像他刚刚被一支痛苦之箭射中，另外一支痛苦之箭又射到身上一样，他感受到两支箭的痛苦。

让我们来仔细看一下。这个传说中的第一支箭指的是单纯的痛苦感受——是一阵阵我们称之为痛苦的，如击打、灼伤、刺伤般的疼痛感。它们是一些没有添加任何附属物、发生于当下的身体感受。

第二支箭指的是我们对这些疼痛感的反应，而这正是我们感兴趣的方面。只要稍微投入一点正念的态度，我们就可以观察到我们对疼痛有着各种各样的排斥性反应。有的反应来自于身体方面，如收紧肌肉以"撑住"、"防住"疼痛的侵袭或让身体处于某种特定的姿势以避免疼痛感被触发；另外的反应则来自于情感方面，如因自己和他人所导致的痛苦而感到愤怒（"这些雪本来不应该由我来铲"、"你根本不应该让我来安装这个空调"）或因此而感到害怕（"要是再也恢复不了可怎么办"）。正念练习可以清楚地让我们看到这两支箭。并认识到，第一只箭（痛苦的感受）是不可避免的，但可以选择是否让自己陷入第二支箭（排斥反应）的困境中。

心念的片刻

区分这两支箭的最佳方法是专注力练习。这项练习可以帮助我们培养我们所需要的、精确的内心专注力，以便可以观察各种痛苦的感受，同时还能让我们注意到我们对这些感受的排斥反应和感受本身实际上是有区别的。你需要20~25分钟的时间来体会一下这个过程。你如果有时间，现在就可以尝试。你如果没有时间，可以过一段时间再回来做这项练习。假如你现在就能感受到某种痛苦，你会相对容易地完成这项练习。就算感受不到也不要紧，你仍然可以通过练习有所体会：

区分两支箭 *

开始时请先让自己保持禅修时的坐姿，并将注意力转向自己的呼吸。在开始时的10~15分钟，你只要像前面一样进行专注于自己呼吸的练习便可。

---

* 相关音频资料可从下列网站获取：www.mindfulness-solution.com。

将专注力投入每一次腹部起伏时的感受、气流在鼻尖部位进入或离开鼻孔时的感受。在专注呼吸的过程中，每当你分心时，请慢慢将专注力引回呼吸。不要忘了，这个过程就像你训练小狗一样：分心时，你就轻轻地将它带回来；如果再分心，你仍然耐心地再把它领回来。

在禅修过程中，请尽量以最具精确性的内心专注力来观察自己的呼吸。要注意每一次呼吸的构成细节，仔细分辨其复杂性和多样性。看一下你是否能培养一种针对这些感受的兴趣和好奇心。现在，你可以开始进行禅修，在10~15分钟后再继续阅读下面这些指导文字。

如果你已经让内心平静下来，你现在可以开始将专注力转向身体中让你感到最不舒服的地方。这种不舒服感有可能很轻微，也有可能很强烈。你要将对呼吸的专注放到一边，将专注力引向痛苦或不舒适的感受。

开始时，将注意力集中于疼痛的整个区域，放松自己，让自己投入对身体感受的关注中。尽量仔细观察这些感受的特征——是否有灼热感、紧张感、刺痛感；是隐隐作痛还是剧痛难忍。在对这些感受有所识别后，你可以将专注范围进一步缩小，将专注点指向身体中疼痛最为强烈的那个部分。

尽量将呼吸时培养的那种精确性、兴趣和好奇心转移到对不舒适感的关注中。请注意各种感觉在不同时候的细微变化。可能有的时候你会觉得有肌肉在抽动的感觉，接下来又变为灼热感或疼痛感。看一下你能否观察到疼痛感实际上是一连串像电影画面般串在一起的短暂感受，它呈现的是一种具有连续性的表象。

如果疼痛感很强烈，你可能会发现自己会产生濒于崩溃的感觉，或者说你的内心会因疼痛感而变得非常虚弱。假如出现这种情况，你可以尝试将专注力重新引回疼痛感的整个区域，甚至引向呼吸，过一段时间，你再把专注力引向精确的疼痛部位。以这样的方式来变换专注对象可能会帮助你将这种体验持续更长时间。

在静坐禅修专注疼痛感的过程中，你要留意观察任何出现于内心的想法。你可以尝试对它们贴标签，如恐惧、讨厌、担忧等。这样做是为了让你注意到这些来来去去的思想实际上是独立于痛苦感而存在的。

在接下来10分钟左右的时间里，请继续练习如何与痛苦感受相处。

如果你目前正在应对慢性背痛，你会发现将"区分两支箭"练习融入日常正式练习计划中将会对你很有帮助。在日常生活中，当一阵阵疼痛感突然袭来时，你也可以把它用来作为一种对抗疼痛的救生用具。

据那些投入大量时间用于正念练习的和尚和尼姑说，他们有能力分辨非常细微的感受。在古代，当人们还无法测量毫秒和毫微秒这样极为细小的单位时，就有一些和尚和尼姑将能够观察到的最短的片刻间意识描述为"心念的片刻"。这个概念被定义为"水泡破裂所需时间的1%"。在日常禅修过程中，我们大多数人无法达到这样的境界，尽管如此，我们仍然可以通过"区分两支箭"练习朝着这个方向去努力。我们可以把疼痛感看作是一连串可以觉察到的、不断变化的短暂刺激感，如果我们能以这样的方式体验疼痛感，它们就会变得更加容易承受。

一个数学公式

两支箭的传说印证了我们在第二章中曾经谈到的一个原则：很多痛苦是因为我们抗拒自己的感受而引发的。我们在讨论焦虑和抑郁时曾经对此有所了解：在应对焦虑和抑郁的过程中，我们努力让自己获得良好感受的愿望反而使我们的情感陷入困境。同样的情况也适用于身体疼痛感方面。幸运的是，"以接受的态度觉察当下体验"的做法能够帮助我们像对抗负面情绪一样来有效应对身体疼痛感。

有一天，在我将这项机制描述给来自于麻省理工学院的一名患者时，他以一种颇具麻省理工学院风格的方式告诉我："我觉得你说的这些内容可以归纳为一个数学公式。"在我请他描述一下这个公式时，他是这样说的："疼痛乘以抗拒等于痛苦。"的确如此。在疼痛感极为强烈时（比如有一只大象踩到了你的脚），除非我们能够完全解除自己的抗拒心理（这根本就不大可能），否则的话，我们很有可能会觉得痛苦难当。在疼痛感比较轻微或不怎么强烈时，当我们的抗拒心理较弱时，我们的痛苦感也不会强到哪里去。但是，当我们对同样疼痛的抗拒心理很强烈时，我们的痛苦感一样也会很强烈。换一个角度来看，当我们对疼痛感的抗拒能够转化为一种接受的态度时，我们就有可能远离痛苦。这便是用数学公式对释迦牟尼两支箭传说所做的表达。我们可以通过前面那只蚊子的例子来清楚地认识到这一点——被蚊子叮上一下的疼痛感本来是很轻微的，然而，担心被叮到的抗拒心理却有可能让我们感到很痛苦。

我的意思并不是说学会接受强烈的疼痛感与学会适应被蚊子叮一下的感觉一样容易，但它们的道理却是相同的。如果我们能故意将自己的专注力引向疼痛感并学会以一种接受的态度来对待它,我们就有可能承受比自己想象的大得多的痛苦。对于让我们重新获得已经丧失的活动能力而言,这一点是非常重要的。

> 疼痛 × 抗拒 = 痛苦

相对论

正念练习让我们认识到的一个重要方面:事物总是在不断变化的。在很多情况下,这是一个令人不安的事实(我们在第一章中曾经提到过,我们大量的心理痛苦是因为我们试图去应对生活中无法回避的一些损失而造成的)。

然而,在我们被疼痛感所纠缠时,事物不断变化的这个事实却有利于我们减轻痛苦。学会接受疼痛感的一个最大障碍在于我们害怕它会一直持续下去。当我们感到疼痛时,我们会觉得时间过得很慢。爱因斯坦有一次曾被要求用一种比较直观的方法来说明他的相对论。于是,他这样说道:"当一个男人和一个漂亮的女性坐在一起长达一个钟头时,他会觉得好像才过了一分钟;如果让他在一个火炉旁坐一分钟,他就会觉得好像已经坐了一个多小时。这就是相对论。"

一个有趣的试验也证明了时间和对疼痛感预期之间的重要关系。为了在不至于招致法律方面麻烦的情况下让接受实验的人产生疼痛感,研究人员采取了一种安全有效的方法:他们将接受试验的人的手放到冰水中(这样做并不会产生什么危害,但的确很疼)。如果他们事先告诉被试必须把手放在水中10分钟并在20秒钟后评估一下疼痛感,大多数被试会反映说,疼痛感已经变得非常强烈,已无法坚持完成这项试验。如果研究人员告诉被试他(她)只要把手放在水中坚持30秒钟,并在20秒后评估一下疼痛感,这个时候,大多数人反映说他们觉得疼痛感相对轻微。事实上,由于对疼痛感将会持续下去的预期而产生的焦虑增大了疼痛感的强度。

在背部疼痛或其他与肌肉骨骼相关的疼痛中,对于难以康复的担忧往往会让我们从两个方面陷入疼痛循环中。首先,焦虑会使肌肉变得紧张并直接强化疼痛感;其次,它还会增加我们在感受来自于紧张肌肉部位疼痛感时的感受强度。

认识到这一点可以帮助我们了解正念练习为什么能够有效应对身体不适感的道理。通过将自己的专注力引向当下的疼痛感中,我们对未来预期的焦虑感便会有所降低。此外，通过培养一种在面对疼痛感时的接受态度，我们就不会以抗拒的心理来强化它们。

> 担心疼痛永不停止会加剧我们感受到的痛苦程度。

在应对疼痛的正念练习过程中，我们学会了如何区分两支箭，还会逐渐学会接受疼痛是不可避免的这样一个事实，这就可以让我们摆脱日常生活中的很多引发痛苦的思想状态：厌恶感、减轻疼痛的愿望、对未来丧失希望的想法、带有自责的评判态度、各种各样针对当前状况的恐惧、愤怒和挫折感。在让自己得到解脱后，疼痛感就无法再阻碍我们去做某些事情，前提是我们要能够确定它们并不会带来任何伤害。

冲动冲浪

相对于疼痛本身而言，大多数患有慢性背痛和类似问题的人更容易因为自己是否会丧失活动能力或活动能力是否会受到限制而担心。如果你可以认识到即使在受到疼痛纠缠的情况下，你仍然有可能延续自己丰富的生活，你的痛苦就会有所减轻。我们现在已经明白，以正念的态度去面对疼痛感（而不是试图去摆脱它们）有助于我们打破慢性疼痛循环。但是，如果从事于某些活动的确让你感到很疼的话，你又应该怎么办呢？

正念不仅能帮助我们对付疼痛感，还可以让我们改变疼痛感难以忍受的这种认识。下面我们就来看这样的一个例子：

莎拉（Sarah）是一位很热爱自己工作的女警官，在她的巡逻车被一辆醉酒司机驾驶的车辆撞坏之后，她的背痛就开始出现了。核磁共振和其他检查都显示她的背部受到了伤害。在经过一个疗程的积极治疗之后，她仍然觉得背部很疼，没法再去做自己的工作。在过去的一年，她一直在办公室工作，但由于资金困难，她不得不面临这样的选择：要不重新开车去巡逻，要不离开警队。有可能成为一个失业单身母亲的想法让莎拉难以承受。

可以理解，这个时候的莎拉感到既焦虑又愤怒。我问她，是什么在妨碍她重新回到自己的工作岗位。"背痛让我没法坐进自己的巡逻车。"她这样回答道。

我建议我们一起练习。我请她坐下来，尝试"区分两支箭"练习。在开始阶段，当她将专注力从呼吸引向背痛的感受时，她还是有能力来观察应对这种疼痛感的。这种感觉对她的影响并不大，她也能够观察到疼痛和因疼痛引发的痛苦之间的区别。然而，在大约20分钟后，她突然大声告诉我："我必须站起来了，太疼了。"我问她："你身体中到底是什么地方让你说出'我必须站起来了'这样的话？"这个问题让她不知所措，过了一会儿，她回答说，她不得不站起来是因为她的背很疼。于是，我请她再坚持多坐一会儿并观察一下让她想站起来的冲动到底来自何处。这一次她发现了。她告诉我，她觉得自己的胸部和颈部好像有一股压力在迫使她产生了想要减轻疼痛感的冲动。

我建议她将专注力引向这种想要站起来的冲动，去观察它的特征和细节。看一下它是否也像疼痛一样由一连串被串在一起的短暂感觉组成。莎拉把这种感觉描述为一种压力或紧张感，在她继续专注这种感觉时，她发现它很像是一阵阵不断袭来的波涛，波涛越变越大，直到到达顶点，在这之后，它又有所消退，直到第二轮波涛重新开始。

这种将一阵阵冲动袭来看作是沿着（不适感的）波涛冲浪般的感觉让莎拉能够呆在椅子上更长的时间，这出乎她的意料。尽管疼痛感仍在持续，但当她发现想要站起来的冲动和疼痛感之间的区别后，她不再觉得自己非要有所改变不可。这让她第一次有了能够重新坐到巡逻车里的信心。

在由于疼痛而被迫想要终止一项活动时，你也可以将"冲动冲浪"当作一个救生用具来使用。它可以帮助你区分疼痛感和绝望感。现在请用至少10分钟的时间尝试一下这项练习：

应对疼痛的冲动冲浪*

请闭上双眼，先将注意力引向呼吸并用几分钟的时间专注于它。接下来，将注意力转移到疼痛感中，以一种充满好奇心和兴趣的态度来专注它。观察一下这一阵阵疼痛感是如何在变化的。

如果出现了某种想要站起来或终止目前活动的冲动，请注意观察身体中的什么部位让你感受到了这种冲动。在观察到之后，请将专注力完全引向它，体会它的强度和特征，认识想要站起或终止活动的冲动和疼痛感之间的区别。

现在请重新将自己的一部分专注力引向呼吸。你可以将自己的呼吸看作是一个冲浪板，你正在驾驭着每一次冲动的波涛，开始时它只是小小的波浪，

---

* 相关音频资料可从下列网站获取：www.mindfulness-solution.com。

但最终会形成巨浪到达顶点。让每一次一阵高过一阵的波涛尽情涌来,你知道它会到达顶点,但最后也会退去。

我们在第九章中还会谈到如何利用"冲动冲浪"来应对其他问题,包括应对药物滥用和强迫症。

放弃控制欲

和应对焦虑与抑郁时的情况一样,想要控制住疼痛感的企图往往是问题之所以会出现的原因所在。我们就像一些第一次亲手种下了种子的孩子一样。由于总觉得幼苗长得太慢,所以,孩子们会拔苗助长,结果,正在生长的植物反而被毁掉了。正念练习可以帮助我们区分什么是可以通过我们的控制而有所收获的,而什么是我们不能去控制的。在背痛或其他与压力相关的症状中,我们可以控制我们的行为,但不能控制我们的症状。我常常对我的病人这样说,病痛的症状是由上天或命运所决定的。它们就像天气一样,我们试图对它们施加影响是没有什么意义的。另一方面,我们的行为则在很大程度上是我们能够控制的。我们可以选择一种正确合理的方式按照一定步骤来重新获得自己丰富的生活。

很多人在得到了医生的允许之后却仍然无法从慢性疼痛循环中解脱出来。他们认为只有在解除疼痛感后,他们才可以恢复各种活动。不幸的是,他们可能会一直这样等下去,因为恢复正常活动对于打破疼痛循环来说是很有必要的。当我们再次开始活动之后,我们可以借助于正念练习来学习如何有效应对随之而来的恐惧与不适感——这是使我们的问题得以解决的一个重要步骤。

第三步:应对负面情绪

对很多遭受疼痛折磨的人来说,他想要从慢性背痛中得到解脱,只需明白自己的疼痛是由肌肉紧张造成的,并不总是结构性损伤,使用正念技术可以帮助他们恢复全面正常活动。这样就能够打破"疼痛-担忧-害怕-疼痛"的循环并使问题得到解决。然而,对另外一些人来说,可能有其他问题使他们的肌肉一直保持紧张状态。我们在前面曾提到过,战或逃机制是为了能帮助我们更好应对紧急状况而形成的,它会因为我们持续不断的思维习性而一直处于开启状态。你可能还记得,这种激发机制中的一个方面便是使肌肉处于紧张状态。我们(以及其他动物)在觉察到危险时会收紧身体中的肌肉，以准备应战、隐藏或逃跑。

你也可能还记得，这种紧张状态不仅发生于对外部威胁的反应，比如丛林中的老虎，也会对内心中的威胁做出反应，即对内心之虎。这就是弗洛伊德所指的信号性焦虑。这是一种当我们不希望出现的思想或情绪有可能浮出水面时我们所感受到的紧张状态。

有的时候，慢性背痛是由肌肉扭伤或用力过度所引发。然而，在另外一些情况下，它的产生并没有一些明显的身体方面的触发因素。在这样的情况下，触发慢性背痛的往往是某种危害性情绪，我们很可能无法立刻觉察到它的存在，但正是它引发了这种疼痛循环。在疼痛和其他与压力相关的症状中，抗拒不希望出现的情感的这种心理常常发挥相应的作用，这样的例子实际上很多。正念练习可以帮助我们认清并感受到这一点。

约翰（John）称得上是一个老好人，他对朋友忠诚，工作也很努力。虽然他出生在一个很和睦的家庭，但他和哥哥之间却总是有一些问题。约翰生性敏感，爱好艺术；哥哥却是一个性格粗犷、喜欢运动的人。约翰在小时候经常受到哥哥和他的同伴们的嘲笑和欺负，但他都一一忍受了。最后，他在自己的那些爱好艺术的朋友中找到了爱。他现在有一个很好的工作和婚姻，并且一直生活得很幸福，直到他的背痛开始发作。

约翰自己也弄不明白背痛是由什么引起的。他以前也曾出现过这样的问题，但这一次却老是恢复不了。他尝试了一些常见的治疗方法，然而这些方法都没有什么作用。虽然医生发现他的腰椎间盘有点膨出，但他们认为这还不至于引发疼痛。

在约翰找到我之后，我发现他是一个非常腼腆的人，他说话的声音很温和，好像生怕自己会和别人发生冲突一样。在他开始尝试恢复正常活动时，我教给他"区分两支箭"技术，希望以此来帮助他应对疼痛感。当我们讨论到他的问题形成的过程时，他逐渐意识到他的背痛发生于母亲长期患病期间。那是一段特别艰难的日子，他不得不由哥哥负责照看，但哥哥却根本不关心他。

当约翰开始进行禅修后，他很快就被各种情绪所淹没。他发现他因背痛而害怕，因母亲的去世而悲伤，因哥哥在态度而愤怒。他尤其难以适应最后这一种情绪，因为他一直在试图逃避冲突。

在经过不断的正念禅修练习后，约翰越来越能够适应自己的各种情绪了，包括恐惧、悲伤甚至愤怒。他不再像原来那样是一个性情温和的老好人，在这个变化的过程中，他背痛的症状也逐渐消退了。

通过让我们重新适应自己丰富的情感体验，正念练习可以帮助我们摆脱对内心之虎的恐惧，让肌肉得到放松，让疼痛感得以消除。

综合应用

和焦虑与抑郁一样，慢性背痛也表现为各种各样的形式，因此，没有哪一种单一的方法能够非常好地适用于每一个人。然而，大多数人在开始时应该进行一次全面的体检，以排除各种适得其反的可能性。因为在有的情况下，恢复正常身体活动并不一定是一个明智的选择。在面对医生时，你有必要这样问一下："你是否认为锻炼或生活中的其他正常活动将会损伤我的背部？"如果医生回答说："不会的，锻炼可能会让你感到疼痛，但它不大可能会造成永久性的损伤。"在这种情况下，你就可以准备全面恢复身体活动了。

接下来，你需要观察一下恐惧和担忧是否在你的症状中扮演着一定角色——注意观察在疼痛感增加时所产生的各种让你焦虑的想法。你可以使用"监控你的担忧思想"练习来帮助你完成这个步骤。你越是能够认识到自己的疼痛感与压力之间的关系，你恢复得越快。

在得到正常活动的允许并认识到恐惧与疼痛感之间的关系后，你就可以开始恢复由于担心背痛而放弃的各种活动。先看一下194页中的那份"丧失了的各项活动"表。从中挑选一项适合下列条件的活动作为恢复练习：(1) 你相信这项活动不会造成损伤（尽管可能会很痛）；(2) 你觉得这项活动会让你感到很愉快（有利于强化你的动机）；(3) 这项活动不会让你过于害怕（让恐惧感处于可控范围）；(4) 每周你可以进行3～4次这样的活动。最后一个条件很重要，因为它可以让你观察到在你每隔一段时间进行这项活动时疼痛感的不规则变化情况（帮助你解除对疼痛感与活动之间是否有关系的担忧）。你可以将自己的计划写在下列表格中。

> **活 动 计 划**
>
> 活动：＿＿＿＿＿＿＿＿＿＿＿＿＿＿＿＿＿＿＿＿＿＿
>
> 频率：＿＿＿＿＿＿＿＿＿＿＿＿＿＿＿＿＿＿＿＿＿＿
>
> 　　（多久做一次——每天或每周的活动次数）
>
> 持续时间：＿＿＿＿＿＿＿＿＿＿＿＿＿＿＿＿＿＿＿
>
> 　　（你要用多长时间——活动时间、间隔时间、重复次数）
>
> 强度：＿＿＿＿＿＿＿＿＿＿＿＿＿＿＿＿＿＿＿＿＿＿
>
> 　　（用力情况如何——负重、快慢等）
>
> 改编自 Ronald D. Siegel、Michael H. Urdang 和 Douglas R. Johnson 的《背部感受：抑制慢性背部疼痛循环的一种独创性方法》一书。本书由纽约百老汇图书公司出版发行（2001年出版，91页）。版权所有人（2001）：Ronald D. Siegel、Michael H. Urdang 和 Douglas R. Johnson。改编已获许可。

你一定要能够长时间坚持自己的计划，以便能解除对于活动有可能加重症状的恐惧心理。对于克服对活动的恐惧并恢复肌肉的正常功能而言，一项安排适当、强度适中并能够培养力量、灵活性和耐力的练习计划将会是非常有帮助的。

在此阶段，你的焦虑感可能会增加。在这种情况下，本书第三和第四章中所描述的那些练习计划可以为你应对这个问题打下良好的基础，或许你可以使用身体扫描禅修（第三章）来练习如何与各种各样的身体感受相处。第五章内容也会对你有所帮助，你可以应用各种正念技术来应对焦虑感。至于选择哪一种则主要取决于焦虑的严重程度。假如你因为担心自己背部而烦恼，第六章"给思想贴标签"练习能给你提供帮助。

这个时候你还需要定期使用"区分两支箭"练习来帮助你在面对疼痛时放松自己，解除恐惧和抗拒的心理。这项练习可以增强你承受不适感的能力。在疼痛感非常强烈，你觉得自己要被迫中止一项活动时，你可以尝试"冲动冲浪"练习。就像莎拉一样，观察一下你身体中的什么部位让你产生了某种想要站起来（或不再想步行、不再愿抬东西等）的冲动。就像在"区分两支箭"练习中应对疼痛感的方法一样，请将专注力引向产生冲动感的身体部位，关注这种感受的细节、强度和特征。你可能会像莎拉一样发现，想要停下来的这种冲动感既会逐渐增强，也会渐渐消退。

当恢复正常身体活动后仍然受到疼痛感的折磨时，你可以观察一下是否有其他情感方面的原因导致了你的肌肉一直处于紧张状态。第六章描述过的一些练习方法可以帮助你更加清楚地认识到这个问题，尤其是下面这些方法：关注身体中的情绪、觉察身体中的情绪和观察一天中的情绪。

如果你想进一步学习关于背部感受方面的一些内容，包括对慢性背痛的诊断和治疗进行更加全面的讨论以及在体检、恢复正常活动、制定合理练习计划、应对负面情绪方面得到一些更加详细而步骤清晰的指导方法，你可以访问 www.backsense.org 这个网站，或者可以阅读一本名为《背部感受：抑制慢性背部疼痛循环的一种独创性方法》的自助书。

其他疼痛症状

很多疼痛症状遵循着与慢性背痛相同的模式，其中最常见的有颈、腭、腕、膝、脚、肩、头、骨盆等部位的疼痛。当然，其中任何一种疼痛都有可能是由损伤、感染或身体方面的其他问题所造成的。长期处于紧张状态的恶性循环同样有可能引发并延续疼痛感，在这种慢性疼痛循环中，对症状的恐惧和想要逃避不适感的企图会让我们长期陷入困境。

应对这些症状的第一个步骤是要先去进行一次认真的体检，最好是找一个懂得心理、行为和疼痛感之间的复杂关系的医生来为你检查。你需要确认你是否可以在不损伤自己身体的前提下来进行自由活动。通常情况下，理疗师（康复科医生）是一个很好的选择。

一旦排除了紧张感之外身体方面的原因后，你就可以使用和前面一样的下列三个步骤成功解决自己的问题：了解问题所在；全面恢复身体活动；应对负面情绪。一些很有说服力的研究结果表明，肌肉紧张的确是大多数慢性背痛的原因。同样，越来越多的证据也开始让我们认识到，身体其他部位的疼痛也遵循着某种与背痛相似的模式。

消化功能障碍

你有没有曾经因紧张而胃痛？我们可以回忆一下第五章中的一个例子。当那名宇航员想到自己要驾驶航天飞机飞行时，他感到"怕得要命"*。肠胃系统对我们的情感状态特别敏感。在我早年间接受心理治疗师培训时，当时两种最常见的处方药是安定（Valium，一种镇静剂）和泰胃美（Tagamet，一种新型胃酸控制剂）。所以，泰胃美之所以如此普及绝非偶然。

压力心理学家告诉我们，我们的肠胃系统会以一些比较复杂的方式对觉察到的危险作出反应。当一个动物受到威胁时，它的战或逃机制就会被激活，消化系统的运行也会暂时被关闭（科学家认为，在你就要成为敌人的午餐时，你就没有必要再忙着消化自己的午餐了）。在威胁结束后，消化系统的运行又会重新恢复，它会在正常活动的基础上恢复过度。科学家在很多年前就已经知道，在动物不断受到威胁时，它的胃部就会分泌过多胃酸，这样便会导致像胃痛和气胀等消化不良的问题（至少人类是这样的）。

这些消化系统方面的问题往往不会被我们重视。如果它们的情况特别严重或者持续的时间特别长的话，它们就可能发展为一种恶性循环。就像背痛一样，这种循环既可能是由外部刺激物引发的，如病毒性感染或食物中毒，也可能是由长时间的不良情绪造成的。

在我们为自己的症状担心时，问题常常就会因此而发生。比如，肠易激综合征会导致腹泻与便秘交替出现，它会让我们担心是否能及时找到一个洗手间。胃痛会导致我们对是否能正常饮食的担忧，而更糟的是，不断的刺激还有可能会导致癌症。像背部疼痛循环一样，这些担忧会引发恐惧和其他情绪，而它们又会反过来导致进一步的症状。

大多数治疗方法是试图通过药物和饮食方面的改变来控制症状。尽管这些措施可能很有用，但它们只是让我们通过关注表面的症状来解决问题，让我们片面地来看待自己的饮食和卫生习惯，试图以此来控制住病情。

---

* 原文 scared shitless 也可译为"紧张得肚子痛"。——译者注

和应对肌肉紧张的方法一样,另外还有一种解决方案的效果会更好:(1)了解问题之所在;(2)全面恢复正常活动;(3)应对负面情绪。同样,我们可以借助于正念练习。这里要再次提醒一下,在使用这种方法前先要确认这些症状并不是由一些严重的疾病引发的。在这之后,你就可以使用正念练习来帮助你观察各种因消化系统问题而产生的担忧思想。你可以使用禅修练习给自己的各种想法贴上标签,以增强你全面体验并承受自己病痛的能力。在你适应各种感受并让自己得到放松后,你将更容易让自己恢复正常饮食和卫生习惯。当你的胃部产生各种不舒服的感觉时,你不会再惊恐不安,而可以将它们看作是一些有趣的感受来体验。你通过练习来学习如何放弃对各种症状的控制,让它们像天气转换般来去自如。与此同时,你还应该让自己专注于如何过一种正常的生活。

正念练习有助于我们实现这种态度方面的转变。同时,它也可以帮助我们应对一些潜在的压力情绪,这些情绪有可能是导致消化功能障碍的因素。我的一位患者曾使用正念练习成功地帮助她解决了肠胃功能方面长期存在的问题:

玛丽亚(Maria)是一位40多岁的成功职业女性。她非常成功地维持了自己在事业、婚姻和三个孩子之间的平衡。唯一让她困扰的便是肠胃方面的问题。

她经常感到胃痛或气胀,气胀时的生理反应让她尴尬不已,并且她常常不是腹泻就是便秘。多年以来,她一直努力应对这些问题。经常去看医生,也努力在寻找各种替代治疗方法,并且试图通过服用药物和膳食补充剂来控制住自己的症状。由于一心想要找到导致自己问题的根本原因,她还专门系统地研究了各种食物。结果,她将乳制品、西红柿、巧克力、含有咖啡咽的食品、辛辣食品统统从食谱中清理走。每次当她放弃一种食物后,她的症状的确会有所改善,但用不了多久,情况又会变得和原来一样了。不久前,给她看病的一位医生认为她患的是"肠道渗漏症"(leaky gut syndrome),这是一种食物不能够得到正常消化的疾病,建议她更加严格地控制饮食。结果,吃东西对她来说简直就是一种折磨。

在遇到玛丽亚后不久,我就发现她显然是一个在压力紧压之下几乎透不过气来的人。一方面是由于她的心理压力很大,另一方面是因为她还不得不想方设法管理好自己的饮食,因此,她始终处于一种紧张状态。

我还发现另外一点，她很早以前就学会了将内心中让她感到烦恼的负面情绪隐藏起来，并试图将注意力完全集中在工作上。

在最初的几次正念禅修过程中，玛丽亚的观察有了一些重要的结果。她意识到她的确是一个非常焦虑的人，内心中不断充斥着各种令她担忧的想法，担心她的工作、她的家庭以及她的消化功能。她还发现，食物能否正常消化这个问题始终在纠缠着她，让她不得安宁，她会不断地去关注自己的腹部，老是担心会不会有什么不正常的反应。

在经过更长时间的正念练习后，玛丽亚注意到，尽管她努力想要忽略那些令她不安的想法，但它们还是会不断出现。在开始进一步探究这些想法时，她逐渐意识到，她一直在为自己的生活而感到悲哀。尽管她想要的东西都追求到手了，但她总是觉得自己和丈夫之间有一种疏离感，并且还认为自己在工作方面也没有什么太大成就。

经过观察后，玛丽亚开始考虑是否有这样一种可能性：或许导致她消化功能障碍的更大原因在于心理方面而不是饮食方面。她决定尝试正常健康的饮食，决定更加关注自己的情感，而不是只关注哪些东西不能吃。玛丽亚注意到，有的时候消化系统方面的问题与情感的起伏有一定关系。她在恢复正常饮食后发现，这样做并不一定会让她的症状变得更加严重，事实上，她的心情会更加明显地影响到她的症状。最后，她恢复自己的正常饮食习惯，同时使用正念练习来应对她对症状的焦虑以及生活中的其他情感问题。几个月后，她消化系统的问题得到解决，她也能够将自己的注意力重新投入工作和婚姻方面了。

应对消化功能障碍的正念练习

前面曾经谈到过，没有哪一种方法能很好地适用于每一个人，但尽管如此，玛丽亚的经历还是能够让我们得到一定启发。和应对肌肉紧张引发的疼痛感一样，开始的时候你要注意观察一下，由于症状而引起担忧或焦虑的想法出现频率怎么样——你可以求助于"监控你的担忧思想"练习。如果焦虑情绪非常强烈，你可以尝试使用第五章中的一些练习方法来应对它。像"给思想贴标签"（第六章）和"想法就只是想法"（第五章）这样的练习可以用来识别并摆脱一些长期存在的、针对自己消化系统的担忧思想。

如果你得到了自己所信任的医生的允许，你就可以以正常的方式进食了（有些人的确会对食物过敏或产生其他反应，这种情况下除外）。接下来，你可以使用本章前面描述过的"区分两支箭"和"冲动冲浪"练习来培养一种在面对消化系统引起的各种感受时的接受态度，让自己的正常饮食计划能够坚持下去。在你对消化功能的担忧想法出现时，你只管让自己去面对它，你可以将专注力引向此时的当下感受。

和慢性背痛一样，就算这个方法不能完全解决问题，它仍然有助于你更加专注于自己的情感体验，尤其是那些你习惯性地试图忽略或逃避的情感(内心之虎)。第六章中曾描述过的一些练习方法同样也非常有用，尤其是"关注身体中的情绪"、"觉察身体中的情绪"和"观察一天中的情绪"。

如果你想更好地了解压力和焦虑在消化功能障碍中所扮演的角色，你也可以参考《肠易激综合征以及身心关系：患肠功能紊乱、克隆氏病、结肠炎后获得健康生活的七个步骤》(Mind-Body Spirit Connection: 7 Steps for Living a Healthy Life with a Functional Bowel Disorder, Crohn's Disease, or Colitis.) 一书。

性功能障碍

垃圾邮件和电视广告中的一些内容会让我们留下这样的印象：阳萎或其他性功能障碍好像已经是一种很普遍的现象。那么为什么会这样呢？其他动物好像并没有性方面的问题，只要能够找到一个愿意配合的对象，它们的"管道"似乎总是通畅的。

有一个有趣的小故事可以帮助我们说明这个问题。一个刚刚出家的小和尚被要求静坐禅修，他必须尽量清除内心中的一切想法。不出所料，尽管他很努力，但他还是整天都被各种想法不断地纠缠着。然而，他的努力却得到了师傅的表扬，师傅让他第二天继续这样想下去，中间不要有任何空白。小和尚觉得这也太容易了，当第二天这样做时，由于必须让想法不断出现的要求让他感到很紧张，他甚至都没办法再让自己产生另外一个想法了。

我们性生活中的烦恼源于这样一个事实：当我们试图让自己的性器官一定要完成某项任务时，结果却往往会适得其反。这一点和我们的内心有共同之处。除此之外，我们的价值观会让我们把情况搞得更糟，我们又有着希望在这个方面获得成功的强烈愿望，但彼此间又很难配合好，于是，我们的问题便随之出现。

让我们用阳萎作为例子来看一下。很多男性曾在某个时候有过这样的经历：很想在性方面表现好，但却发现自己无法勃起或无法长时间勃起。这种问题的发生通常是因为男性很想让对方获得快感，或者让对方对自己的性能力留下深刻印象，但却因此而感到焦虑。这一点焦虑足以影响到正常勃起。他会因此而产生这样的想法："我希望不要出问题"而这种想法当然只会强化他的焦虑感。这就会进一步干扰正常勃起，从而引发更多的焦虑，有的时候甚至会完全毁了他的性兴奋感。假设这次经历让他深感不安的话，在下一次性生活中他就会想："我希望不要像上次那样再出问题了。"这又足以触发另外一次"担心——功能障碍——担心"的恶性循环。

你可能会发现这种循环模式与前面所提到另外一种循环模式之间的相似之处，后者导致的是其他焦虑和像慢性背痛与消化障碍这样与压力相关的症状。因此，如果有一种基于以接受的态度来觉察当下体验的相似方法能够帮助我们解决这个问题的话，这当然也是不足为怪的。事实上，在像万艾可（伟哥）和西力士这样的现代特效药出现之前，治疗这个问题最有效的方法就是通过正念。

在20世纪70年代，性医学方面的研究人员威廉姆·马斯特（William Masters）和维吉妮亚·E·约翰逊（Virginia E. Johnson）开发了一种被称作"性感集中训练法"（sensate focus）的技术，这项技术基本上就是一种专注于性的正念禅修。它最终甚至成为了大多数性治疗法的基础。下面就是对这项方法的说明：

性感集中训练法

开始时请触摸对方的身体，但不要接触到胸部和生殖器部位。享受并专注于在触摸对方肌肤时所感受到的细节、体温和其他特征。不要说话，也不要插入。只要将自己的专注力引向触摸对方和被对方触摸时的一阵阵当下感受。请将注意力集中于接触对方肌肤时你所感兴趣的各个方面。但这个时候你不要去想对方喜欢你怎么做。在出现勃起或阴道湿润的情况时，只管顺其自然。如果没有出现这样的情况也无所谓。

当你和你的伴侣能够像这样全神贯注地体验触摸时的感受，并能将平常所担心的问题放到一边时，你们就可以准备好进入第二个步骤：

❀

同样,开始时请轻轻触摸对方的肌肤,将注意力集中于在触摸对方肌肤时感受到的细节、体温和其他特征。你的目的并不是试图唤起对方的快感或性欲,而是在练习觉察触摸或被触摸时的感受。这一次的触摸范围可以延伸到对方的整个身体,包括性器官。要专注于触摸和被触摸时的感受。出现勃起、阴道湿润、性欲被激发的情况时,尽量让其来去自如、顺其自然。

在你和你的伴侣彼此都获得愉悦感后,你们可以继续进入第三个步骤。这个时候你们将要交流彼此的快感。

开始时请全神贯注地触摸对方,像这样一直持续几分钟。在你通过触摸获得愉悦感后,将手放到对方的手上,引导他(她)触摸你的身体,告诉对方哪些部位是你最喜欢被触摸到的,并让他(她)知道触摸时最让你享受的动作的快慢和力度。在你被对方引导的过程中,请将注意力集中于触摸对方时的感受,并把这个过程当作是一个了解对方喜好的机会。在几分钟之后,请互换引导与被引导的角色。即使是在这个阶段,你也没有必要非得保持勃起或阴道湿润、没有必要非得维持性欲,只要让自己去享受触摸时的感觉,去了解对方的身体。

你会发现,在开始阶段以一种系统而有计划的方式来练习性感集中训练法是非常有效的,这个时候你可以根据需要尽量多地进行练习。当你和你的伴侣在性生活方面配合得更加默契之后,你就可以将性感集中训练法当作是一个救生用具来使用,用来应对性生活中的焦虑情绪。无论什么时候,当焦虑袭来时,你完全可以从开始步骤做起。

关系

除了要学习如何全神贯注地触摸和感受被触摸之外,马斯特和约翰逊还发现深入探究那些可能导致性障碍的情感问题也是一个非常重要的方面。因此,他们鼓励夫妻间对性情感方面的问题进行讨论,包括双方在成长过程中学到的知识和以前的性经验造成的影响。此外,他们建议夫妻双方要尽量弄清让彼此间关系亲密或关系疏远的原因,并对此进行讨论。他们还请夫妻双方在拥抱、接吻,和交谈时要尽量集中精力。伴侣间全神贯注地触摸对方将有助于他们观察到情感因素在性反应中所扮演的角色。

建立并保持好关系并不是一件容易的事情（如果处理不好的话），即使是同爱人只进行了五分钟的交流也有可能毁掉一天的好心情。对彼此的了解让我们非常敏感，没有什么东西会像伴侣间没有处理好的紧张关系那样对性生活造成更大损害了。我们将在第八章中讨论如何使用正念来应对这些问题，并让它来帮助我们维持亲密关系。

如果你和你的伴侣已经通过性感集中训练法从全神贯注的触摸中获得了愉悦感，并且找到机会探讨了影响彼此亲密感的其他问题，就可以进入做爱过程的最终插入阶段。在大多数病例中，成功解决阳萎的几个因素包括不要老是担心自己能否勃起、全神贯注于性感受方面的练习、关注其他情感因素。

很多其他方面的性功能障碍也遵循类似的模式，比如早泄。不同的是，早泄的人所关心的并不是能否勃起。就男性而言，他们担心高潮到来的太快；就女性而言，她们会因为阴道不够湿润或无法达到高潮而抱怨，而这两个问题之所以会出现却常常是因为（你可以猜一下）她们将湿润或高潮当作一个目标而过分专注。在所有这些情况下，解决问题的关键都在于如何将对担心表现是否良好的关注转变为练习以接受的态度来觉察当下体验。

对有些人来说，上面所谈这些内容都是一些只有过去才会感兴趣的事情。现在的情况是，只要有一小点问题出现，很多人就会想到求助于万艾可、西力士或其他类似药物。从治疗的角度来看，这些药可能还是有必要的，它们有时的确可以打破"担心——功能障碍——担心"这个恶性循环，但它们同样也有可能使人们失去一个学习如何在性生活中享受当下的机会。性生活类似于饮食，我们越是以正念的态度对待它，我们就越能够获得更好的感受。

性功能障碍常常也是因关系处理不当而导致的症状。如果我们因为有了药物作为依赖而无视这些问题的话，它们很可能就无法得到真正解决。有很多这样的夫妻，他们彼此间无法交流，他们厌恶甚至憎恨对方，在性生活中也根本不关注对方，但由于精神药理学的发展，却可以经常做爱，并且还很成功。

正念的性会带来更好感受。

第七章 超越应对症状：将疼痛和与压力相关的症状进行转化　213

完善你的性生活

尽管很多性功能障碍是因为我们曾讨论过的那些原因而造成，但它们同样有可能由另外一些原因引发，比如药物、荷尔蒙变化或其他生理因素。如果你在性生活方面也出现了问题，你应该先去看医生，在经过检查后确认是否可以排除上述原因。但是，就算你的问题是由生理因素引发的，正念仍然可以为你提供帮助。

不管你是否有性功能障碍，你都可以通过性感集中训练法来改善性生活方面的关系。如果你和你的伴侣愿意多做尝试的话，你们甚至可以在做爱前进行觉察呼吸的禅修、身体扫描禅修或是在第三章描述的一些培养专注力的其他禅修练习。和食禅一样，这样做将有助于你们将专注力引向彼此触摸对方时的一阵阵当下感受。与此同时，尽量不要让自己落入对能力与感受进行评估的陷阱中。

假如你有性功能障碍，你和你的伴侣可以一步步尝试上面所描述的性感集中训练法中的三个步骤。关键是要注意，只有在前一个步骤让你获得了充分的愉悦感，你们才能进入下一个步骤。记住，你们的目的并不是追求"成功"，而是体验当下。

在整个过程中，交流也是非常重要的。如果你一直让自己全神贯注于这个练习（最好你的伴侣也能和你一样），你或许会更加能觉察到在性体验中所产生的不同想法和情感。和对方分享这些想法可能会让你在一开始时觉得有点尴尬，但却可以使你和对方在一起时更加放松，并让你长期受益。此外，彼此交流、彼此分享可以让你们在因为焦虑而影响到能力发挥时共同把性感集中训练法当作一个救生用具来使用。我们在第八章还会谈到另外一些练习方法，这些方法是被设计用来增强彼此间的亲密关系的，它们同样可以帮助你在情感方面和性方面强化和伴侣的关系并获得愉悦感。

失　眠

你失眠过吗？我们大多数人有过这样的经历。在这个方面，我们似乎和其他动物有很大不同。猫和狗好像随便找个什么地方就能很快睡着，而我们为了能让自己睡着则不得不大费周折——我们去买高级床垫，去吃各种各样的药。

我们很容易就可以发现我们的思维疾病在失眠中所扮演的角色。当无法入睡时，我们的内心充斥着各种关于过去和未来的想法。在本应该休息的时候，我们却忙着解决各种问题，担心灾难的来临，回忆过去的不幸。我们的很多想法会引发担忧和恐惧，以至于它们会触发我们的战或逃机制。这种机制的一个功能就是让我们一直醒着，这一点都不奇怪。毕竟，在被老虎紧紧跟随时，我们是不可能迷迷糊糊睡去的。问题在于，我们的内心之虎却有可能整夜尾随我们。

在很多情况下，其中一只内心之虎便是担心睡眠不足而产生的焦虑，这就是为什么星期五和星期六比星期天更容易入睡的原因。在星期五和星期六晚上我们会这样想："就算现在睡不着也无所谓，反正明早我可以一直睡个够。"在星期天晚上我们却容易这样想："如果不能马上睡着的话，明天我可能就一点精力都没有，但还有很多工作等着我去做的。"当我们躺在床上辗转反复时，关于是否能入睡的焦虑便是我们所面临的最大威胁。其他内心之虎包括各种各样的恐惧和遗憾。当我们的心理防线在夜里崩溃时，它们便会前来侵袭。

和其他与压力相关的问题一样，我们对症状的抵制和其他令人不安的情绪问题都会加重失眠。正是因为如此，正念在这个时候能够发挥作用也就不足为怪了。如果能把它和其他技术相结合，它将产生更好的效果。

应对失眠的传统非药物治疗法关注三个主要方面：刺激控制、健康睡眠和放松。刺激控制是要让我们在见到床时就联想到睡眠。因此，你最好不要躺在床上看书、看电视、吃东西。大多数相关方法都建议失眠者仅仅把床用于睡眠和性爱（你可能会觉得奇怪，既然你让自己在看到床时就联想到睡眠，那为什么你还要把床用于性爱。这是因为健康专家都是一些过分谨慎的人，他们不大可能建议你在床上睡觉，在起居室过性生活，虽然这很可能是一种更好的选择）。此外，健康专家还建议，如果你躺在床上20多分钟都无法入睡的话，你可以让自己离开床去看书或喝点（不含咖啡因的）茶，当你觉得疲倦时再上床（这样做是让你避免把床当作一个辗转反侧的地方）。

第二个方面是健康睡眠。它指的是要建立一种定时入睡的习惯。每

第七章 超越应对症状：将疼痛和与压力相关的症状进行转化

天晚上在相同的时间上床，每天早上在同样的时间起床。要尽量避免形成在白天小睡一会儿的习惯，不管睡多长时间。

> 正念能够驯服"内心之虎"，让我们得以入睡。

这样的话，你就不会陷入白天弥补睡眠，夜上无法入睡的不良循环中。

第三个方面是放松训练。它指的是通过练习如何放松来转化战或逃的反应机制，这样你就更容易入睡。

从闭关静修中获得的一些经验也逐渐形成了另外一种应对方法。这个方法基于三方面的观察。第一，当我们全神贯注地练习正念时，我们会发现自己的睡眠需求降低了。就算躺在床上的睡眠时间有所减少，但我们仍然有充沛的精力和专注力。也就是说，这或者是因为睡眠的一些恢复功能可以通过正念禅修得到满足，或者是因为正念可以让我们获得更深的睡眠。第二，试图对抗失眠反而会让我们无法入睡。正念所强调如何学会接受当下发生的一切，这种态度往往能够化解对抗失眠的企图。第三，正念练习可以帮助我们摆脱以目标为导向的想法，让我们能够对付负面情绪。因此，这是一种用于应对让我们夜间无法入睡的内心之虎的有效方法。

上面的这些观察表明，在你上床睡觉时，你同样可以尝试正念禅修。在这种情况下，将会发生以下两种结果：你可能会有机会得到八小时不间断的时间来进行正念练习，或者是你失去了这个机会，因为你睡着了。不管哪种结果其实都很不错。如果你没有睡着，正念练习让你得到了一定的休息，并且你还得到了一次应对夜间内心之虎的机会。如果你睡着了，你当天晚上的失眠问题就已经被解决。在这两个结果中，想对症状进行抵制的企图都会被化解或消失，而这种企图正是造成失眠的重要原因。

丽莎（Lisa）一直以来睡眠都不好。在她还是一个小女孩时，她就常常受到哥哥的打扰，哥哥经常会弄出一些噪音。上中学后，睡不着觉是因为她很担心自己的论文和考试。在大学期间，室友在夜间点灯学习又让丽莎难以入睡。虽然每天五六个小时的睡眠还不至于严重影响到她，但是，少于七八个小时的睡眠使她无法在第二天保持充沛的精力和专注力。

在她终于拥有了属于自己一个人的住所时，丽莎觉得自己总算可以好好休息了。她住在顶层，而这又是一幢处于背街的房子，她有一个遮眼罩和很舒适的床垫，这一切都有助于她的睡眠，结果她一直睡得都很好。

但当工作中出现问题或她与男友或家人发生矛盾时，她的睡眠就会受到严重影响。在夜晚难以入睡时，她就会心烦意乱，而第二天工作时又会感到疲惫不堪，这让她更加担心晚上还能不能再睡着。晚上睡不着时，她会躺在床上辗转反侧，老是去看床边的钟，时间越晚就越担心。她简直恨透了这种感觉。有的时候，在实在没有办法时，她只有求助于苯海拉明或安必恩*。但她很不喜欢这些药在第二天带给她的那种昏昏欲睡的感觉。

在第一次闭关静修后，丽莎的睡眠方式有了改变。经过一周的强化练习，她逐渐习惯了利用睡觉的时间来作为非正式练习的机会。在上床后，她什么都不做，只是非常自然地让自己专注于呼吸。

尽管丽莎还是不能每天晚上都让自己睡得很好，但晚上难以入睡对她来说已经不再是一个大问题了。在难以入睡时她常常会让自己专注于呼吸，让疲倦的想法来去自如。她所担心的另外一些事情也会经常窜入她的脑海中，但她总是让这些想法自然出现又自然消失。即使有的时候她没有办法睡足七八个小时，但她却觉得相比原来那种辗转反侧、无法入睡所导致的结果而言，现在休息更好了。

有关睡眠的正念练习

如果你刚开始失眠，尤其是除了失眠还有一些其他症状，那么你首先要去看医生，以便排除某些特殊病症的可能。在这之后，你就可以先来尝试一下很多常见的、传统的、应对失眠的好方法：不要在夜里饮用含有咖啡因的饮料；卧室的遮光性要好；临睡前避免高强度的锻炼；不要看容易让人兴奋的书和电视节目。很多人认为刺激控制和健康睡眠都有助于应对失眠，前者要求你把床只用于睡眠，而后者需要你在每天晚上的同一时间上床，每天早上的同一时间起床。

除此之外，你还可以像丽莎一样使用正念练习来帮助你——在面对失眠时，放弃你的对抗心理。有很多不同的练习适合于夜间临睡时使用。如果你烦躁不安、过度兴奋的话，第三章中曾描述过的一些培养专注力的练习方法就会对你有所帮助。觉察呼吸的禅修可以让你的心情获得平静，呼吸时你既可以将专注力集中于腹部，也可以集中于鼻尖，或许你还可以在呼吸时给不时出现的各种想法贴上标签，或者对呼吸进行计数。

---

* 镇静或安眠类药物。——译者注

第七章　超越应对症状：将疼痛和与压力相关的症状进行转化

身体扫描禅修也可以增强你内心的稳定性，并且它特别适合躺着做。当你发现自己很难接受目前这种心理状态时，第四章中曾谈到过的慈心禅修可以帮助你舒缓自己的内心，并培养一种自我同情心。

假如你被各种焦虑的想法纠缠，第五章中曾描述过的"想法就只是想法"和"山禅"可以给你提供帮助。当悲哀、愤怒或其他一些情绪所形成的障碍干扰你的睡眠时，你可以尝试第六章中曾谈到过的一些练习方法，这些方法就是被设计用来应对这类心理状态的。

然而，临睡时通常不大适合做一些更具探索性的练习，比如第五章中的"走进恐惧"练习和第六章中的"走进悲伤"或"走进愤怒"练习，因为这些练习容易引发兴奋感。

最重要的一条原则是要利用你临睡前的时间来练习以接受的态度觉察当下体验。让自己学会接受任何出现的事物，不管是禅修还是入睡，你都能够让自己的内心和身体从这个过程中受益。

应对疼痛和与压力相关病症的正念练习

和第三章、第四章中所描述的一样，下列方法是建立在经常性的正式练习和非正式练习基础之上。它们可以通过前面所描述过的那些方法应用于大多数与压力相关的病症。

正式禅修练习

- 身体扫描禅修：练习如何与愉快和不愉快的身体感受相处。
- 区分两支箭：在面对疼痛感时放松自己，增强自己的承受能力。
- 冲动冲浪：在某项活动让你产生不舒适感并有中止的冲动时，帮助你坚持下去。
- 关注身体中的情绪：将一些潜伏的情绪带入意识。
- 给思想贴标签：识别并摆脱针对自己状况的担忧思想。
- 听禅或"想法就只是想法"：让针对自己状况的担忧思想来去自如。
- 性感集中训练：在性生活中培养觉察力和接受的态度，把是否能达到目标放到一边。
- 觉察呼吸的禅修：用于夜晚临睡时躺在床上练习。
- 慈心禅修：缓和不断进行自我指责的想法。

非正式练习

下列所有练习都有助于练习者在日常生活中将注意力集中于当下感受，使其对于病症的担忧思想得到转移。

- 行禅
- 大自然禅修
- 食禅
- 在驾车、淋浴、刷牙、剃须等日常活动中进行非正式禅修

救生用具

- 区分两支箭：用于努力应对疼痛时。
- "冲动"冲浪：用于拼命想摆脱疼痛感时。
- 性感集中训练：用于对性能力的表现感到焦虑时。
- 大自然禅修（正式或非正式）：用于将专注力引向担忧的思想和痛苦的身体感受之外的世界中。

制订一项计划

你可能会发现，为自己制订一项应对疼痛或其他与压力相关病症的练习计划是一种很有效的做法。下页中的图表可以帮助你组织自己的思想。

在你需要更多帮助时

通过使用正念练习和类似方法，你可以很好地应对本章谈到过的这些问题。尽管如此，专业人员的帮助有时也是一个很好的选择。我们曾谈到过各种症状与压力有关是否很重要，我们要先排除那些与压力无关的因素。负责你基本保健的医生可以帮助你解决一些睡眠、消化系统或性方面的问题。理疗师（康复科医生）能够更好地对你进行这方面的诊断。如果你患的是背痛或其他肌肉骨骼方面的疼痛，他们可以告诉你是否能恢复全面活动。

在有些时候，因某种病症而引发的恐惧、悲伤或其他情绪是很难对付的。在这种情况下，心理健康专业人员可能就会对你有所帮助。

第七章 超越应对症状：将疼痛和与压力相关的症状进行转化 219

练 习 计 划

开始时请回想一下各种病症是如何影响到你的生活的。

令我痛苦的症状：＿＿＿＿＿＿＿＿＿＿＿＿＿＿＿＿＿＿＿

这些症状发生的情况：＿＿＿＿＿＿＿＿＿＿＿＿＿＿＿＿＿
＿＿＿＿＿＿＿＿＿＿＿＿＿＿＿＿＿＿＿＿＿＿＿＿＿＿＿

症状的构成：

生理方面：＿＿＿＿＿＿＿＿＿＿＿＿＿＿＿＿＿＿＿＿＿＿

认知方面（担忧的想法）：＿＿＿＿＿＿＿＿＿＿＿＿＿＿＿

行为方面（我因此而试图去做或去逃避的事情）(使用本章中"丧失了的各项活动"的图表)：＿＿＿＿＿＿＿＿＿＿＿＿＿

我最需要救生用具的时候：＿＿＿＿＿＿＿＿＿＿＿＿＿＿＿
＿＿＿＿＿＿＿＿＿＿＿＿＿＿＿＿＿＿＿＿＿＿＿＿＿＿＿

现在，请基于你所学习到的内容和对不同练习方法的体验来制定一份初步练习计划（必要时你可以加以改动）。

正式练习	时间	频率
＿＿＿＿＿	＿＿＿＿＿	＿＿＿＿＿
＿＿＿＿＿	＿＿＿＿＿	＿＿＿＿＿
＿＿＿＿＿	＿＿＿＿＿	＿＿＿＿＿

非正式练习	时间	频率
＿＿＿＿＿	＿＿＿＿＿	＿＿＿＿＿
＿＿＿＿＿	＿＿＿＿＿	＿＿＿＿＿
＿＿＿＿＿	＿＿＿＿＿	＿＿＿＿＿

救生用具	可能应用的情况
＿＿＿＿＿	＿＿＿＿＿＿＿＿＿
＿＿＿＿＿	＿＿＿＿＿＿＿＿＿
＿＿＿＿＿	＿＿＿＿＿＿＿＿＿

就慢性疼痛而言，尽力完成本章前面所列"活动计划"的内容是很有帮助的，它有助于你恢复正常活动。

接受过行为医学训练的临床医生擅长于应对与压力相关病症的一些心理和行为方面的问题。最近几年，他们对如何用正念进行治疗也颇有了解。所以，你可以请他们在这方面给你提供帮助。用药物治疗睡眠、消化系统或疼痛方面的问题有的时候很明智，而有的时候则不太明智，在这种情况下做出决定，除了普通医生以外，你还需要求助心理健康专业人员。

如果你在运用性感集中训练法来应对性方面的问题时遇到困难，性治疗师能给予你帮助。这一类心理健康专业人员特别擅长于夫妻间的问题。他们可以帮助你和你的伴侣解决一些有可能导致你们性生活障碍的能力和关系方面的问题。他们也可以帮助你确认像万艾可和西力士这样的性能力强化药物对你是有利还是有弊。

你可以在本书后面的参考资源部分读到一些关于如何找到一位治疗师帮助你应对与压力相关病症的建议。

一个问题，多个方面

让人吃惊的是，有很多与压力相关的病症是基于相同的情感和心理模式而被引发并逐渐加重的。同样令人吃惊的是，我们发现正念练习能够帮助我们应对所有这些问题。当然，这并不是说所有人都可以从痛苦和疾病中得以解脱，但很幸运，我们还可以求助于正念练习来解决一些自然生长过程中无法避开的问题。这些问题不是仅仅靠态度和行为方面的改变就可以抑制住的。我们在第十章中将谈到这一点。

在谈到这个问题之前，我们先来看一下正念是如何帮助我们对付另外一个无法避开的挑战的——这就是怎么样与他人相处的问题。

第八章

充分经历磨难

针对恋爱关系、父母关系和其他亲密关系的正念

你有没有曾经考虑过为什么和别人相处很难？为什么他们总是那样难以交往？这个问题的根源似乎在于我们对自我的误解以及我们被误导了的想要获得良好感受的企图。

这个世界上的大多数问题与我们彼此之间难以合作有关。可能一直以来情况就是这样的。还记得4万年前弗瑞德和威尔玛所遇到的那些问题吗？其中很多问题都同人与人之间的冲突有关。他们之间会因为谁应该在大热天到外面去取水而发生争执。弗瑞德觉得看一眼来自于山那边的某个性感的女人是一件很自然的事情，而威尔玛却不这样想。当威尔玛因此而愤怒时，弗瑞德还以为对方拒绝和他发生性关系只是因为她没有兴趣而已。然而，他们两个人对一件事情却有共同的看法……他们很讨厌住在旁边大山洞里的那对态度傲慢的邻居，有时甚至感到愤怒。他们会在晚上临睡前骂上对方几句。这便导致了某种持续的紧张状态，双方偶尔还会因为哪一家人采摘溪边的浆果、拔最大的萝卜和吃最肥的虫子而发生争执。

弗瑞德和威尔玛当初如果对正念有所了解的话，情况可能就不会是这样了。虽然这些方法最初是由和尚、尼姑和隐士创建并完善的，但人

们发现它们也可以非常好地用来帮助普通人学会如何与他人和谐相处。正念是从下面几个方面来完成这项功能的。第一，它改变了我们认为自己到底是什么样一个人的观点。正念练习可以帮助我们每一个人淡化分离性的"我"（me），让我们更能够意识到自己只不过是广阔世界中的一个部分而已。这样就强化了从"我"到"我们"的一种转变，它有助于减少冲突，并且长期有效。第二，正念练习可以帮助我们认识到我们是如何固执地来看待自己的身份、信念和价值观的，它可以在这方面让我们变得更具灵活性。第三，正念练习能够帮助我们真正学会与他人相处，学会分享他们的快乐，分担他们的悲伤。能够大大强化彼此间相互理解的一种做法是真正去聆听对方的心声，而不是迫不及待地试图去横加干涉。最后，正念练习可以帮助我们识别自己的情感，并学会选择是否依其而为之，这有助于我们以一种巧妙而非本能的方式来回应别人。在紧张的时候，这一点是特别有用的。就算你认为每个人都很难相处，但你仍然可以通过本章学习到如何使用正念练习更好地与他人融合，这些方法有的是你曾学习过的，而有的则是一些新方法。

我 是 谁

我们如此习惯于对"我"的定势思维，以至于我们很少能进一步探究自己到底是谁。现在，请用五分钟的时间来想一下，在你流动的意识中，你的主流思维对自我的认识如何。

—— 我（宾格，Me）、我自己（Myself）和我（主格，I）——

像以前一样，开始时请先用一两分钟时间专注于自己的呼吸。接下来，请开始在内心中记录出现的各种思想内容，看一下像"我想要……""我认为……""我觉得……""我希望……""我喜欢……""我不喜欢……"这样的想法出现的频率如何。请用上几分钟的时间在内心中进行这样的记录。

我们大多数人会理所当然地认定自己的身份，但却没有注意到这种身份是如何形成的。人类学家指出，我们的自我感是由我们所生长于其中的文化决定的。在西方世界，我们倾向于把一个人看作是独立的个体，而不是像家庭、社区甚至整个自然世界这个群体组织中的某些成员。在西方，对于健康的心理成熟这个概念有下列要求：我们形成了自己清晰的身份定位和自我感，我们能够非常好地划分自我定位的界线，我们知道自己的个人需求。一直以来，心理学家都将这种成熟状态称作"良好的个体化"。

包括非洲、亚洲和土著文化在内的很多其他文化都有不同的身份形成方式。南非精神领袖戴斯蒙德·图图大主教曾经说过，在传统的非洲社会中，身份总是和群体联系在一起的。如果你问任何一个人"你怎么样"，他或她都会这样回答"我们很好"或"我们过得很不错"在这样的一些文化中，如果在其他群体成员遭受痛苦而群体中的某个人却感觉很好的话，这简直是难以想象的。

自恋

当然，即使是在同一个社会中，人们专注于自我和专注于他人的程度也是有所不同的。在西方，当有些人过分专注于自己在群体中的地位，以至于他们很难与别人相处时（尽管我们是最聪明的灵长类动物，但我们的行为却很像其他同类动物），心理健康专业人员就把这类人诊断为"自恋型人格障碍"。这类人似乎对自己的自尊很敏感。他们担心自己是否能比得上别人，担心别人是否尊重他们。他们常常为了自己的自尊而忽视对别人的尊重。

在一定程度上，我们都对这样的一些人有所了解。他们经常给我们带来压力感，让我们认为自己不如对方。有的时候，这种感觉是非常微妙的。这些人所提到的事情很容易让我们感到妒忌。他们在谈话中借名人来提高自己，喜欢谈论自己的升迁、新衣服、新车、美妙假日、孩子的成就等。

即使对那些相对健康的人，专注于通过提高自己身份来维持自尊的做法也会不断引起妒忌、伤害和冲突。正念练习可以帮助我们认识到我们认为自己从本质上和别人有所区别的观点正是导致这一问题的关键。

在爱因斯坦研究相对论的过程中，他的很多工作是借助于"思维实验"才得以完成的。在那个时候，他还没有机会使用后面才发明的离子加速器。因此，他不得不应用自己的想像力来弄懂一些问题。我们也可以借助于一个思维试验来认识一下，在通常情况下，我们的自我感实际上是基于一种误解。请依次回答下列问题，在这之后，再请继续读下去：

一个思维试验

请想象你此时正拿着一个苹果,先是咬了一口,然后开始嚼,但你突然发现,有半条虫停留在你还没有咬的那部分苹果上。这个时候,在你嘴中已经被嚼了一会儿的那种东西到底是属于你身体的一部分还是苹果的一部分?(请从中选一)

现在我们可以想象在这个苹果上其实并没有虫子。你在继续嚼这个苹果,它现在已经进入你的胃中和消化液混合。当然,如果你今天感到身体不舒服的话,在你胃中的这些东西仍然有可能又吐出来。那么,这个东西到底是属于你身体的一部分还是苹果的一部分?(请再次从中选一)

接下来请想象你的消化系统工作正常。因此,这个苹果就从你的胃部进入小肠,在这里,苹果中的糖分被吸收掉了。这些糖分通过血液被身体中的细胞所吸收,这些细胞又使用糖分中的能量通过氨基酸来形成蛋白质,并进一步形成了新的细胞结构。那么,这些新的细胞结构到底属于你身体的一部分还是苹果的一部分?(请再次从中选一)

最后,苹果中的纤维继续通过消化系统在延续着行程。它进入结肠,失去了水分,被集中在一起……它已经准备好要被排放到一个放在卫生间里的我们所熟悉的白色陶瓷容器中。那么,这个被排放出来的东西现在到底属于你身体的一部分还是属于什么别的东西?(我们大多数人不大愿意将排泄物和自己认定为一个整体,所以,就当我们已经知道最后这个问题的答案了。)

你有没有发现这个思维试验的难以确定之处?"你"和"苹果"的分界线到底在哪里?没有一条明显的界线可循。然而,在苹果与人之间却存在着一种融合机制,苹果分子正是通过这种机制被转化成了人的某些部分。我们可以用我们吃的每一样东西和吸进去的氧气来重复同样的思维实验。就在此时此刻,已经有数以亿计的氧原子正在转换身份,它们从"空气"转变为了"你"。

生物学家曾经认真思考过这个问题。他们得出的结论是:我们对于有机体独立性这个概念是非常武断的。我们可以通过观察蚁群来清楚认识到这一点。单独的蚂蚁和整个蚁群到底谁是一个有机体？每个所谓单独的个体都有其自身角色，但对于整个蚁群的生存而言，它们又都是不可或缺的。从很多方面来看，蚁群都可以被看作是一个有机体。这就像是我们不能认为身体中的每个细胞是单独的个体一样，因为它们的存活需要彼此依赖。我们也可以把所有蚂蚁看作是整个蚁群中彼此相关的各个部分。除非我们是自给自足的农民，否则的话，就像蚂蚁或身体细胞一样，我们必须依赖于更大的有机体才能得以生存。

为什么我们认识不到这一点？

就算我们已经明白相互依赖性这个道理，但我们却很难在生活中将其付诸实践。当因为某个约会而时间很紧时，在便利店中排在我前面的一个人正在精心挑选26张彩票。这个时候，我根本不会把他看作是与"我"紧密相连的一个部分。事实上，我甚至不认为他和我有任何联系，只觉得他妨碍了我。为什么会这样呢？

你或许还记得勒奈·笛卡尔（René Descartes）曾说过的这句名言："我思，故我在。"这句话中所包含的道理比我们通常能够认识到的要更多。我们独立于他人而存在的身份感在很大程度上就是通过思想而形成的，包括"我是谁"和"你是谁"的思想。当然，这样的思想在日常生活中是不可缺少的（这就是为什么所有语言中都有用来表示"我"和"你"的这两个字），但它却有可能从根本上造成一种扭曲的世界观。事实上，我们所有的观念在某些方面都是被误导的，因为它们在彼此关联和彼此依赖的事物之间很武断地划出了一条分界线。正如我们在前面所提到过的一样，因为思维对于我们的生存发挥着重要作用，所以，我们人类一直都在思考着。

> 从思想上认可我们彼此相互依赖是一回事，而将其付诸实践又是另外一回事。

我们通过深入了解自己的思想，让我们看清它们只不过是一些像空中浮云般来来去去的想法而已，正念练习可以帮助我们认识到我们为自己所划的那条分界线的随意性本质。世界上的很多具有漫长历史的宗教和哲学思想曾对下面这一点有所提及：我们的描述性思维偏好让我们无法看到我们彼此间以及和这个广阔世界间的联系。

有些人这样来理解《圣经》中"创世纪"的故事：亚当和夏娃由于偷吃了识别善恶树上的果子而被赶出伊甸园。这样的话，那棵树就代表了我们人类用于区分事物的思维倾向性，而它对于我们人类积累知识和形成判断力是极为重要的。在亚当和夏娃偷吃了果子之后，他们离开天堂并来到充满痛苦的人类世界。这个时候，他们意识到自己是赤身裸体的。这可以被看作是我们思维疾病的开始，这是一种生活在思维和想象中的倾向性，它给我们带来了大量的心理痛苦。

东方传统文化也提示我们，通过非常武断地区分事物、划定界限，语言就有可能会扭曲现实。道家的《道德经》在开始时的那一句话常常被翻译为"能够被描述的'道'就不是一种绝对的（正确的、永恒的）'道'"。* 它还接着描述了我们是如何以相反的概念得出自己对现实的理解的。

> 在世人皆知美为美时，
> 他们对丑恶已习以为常。
> 在世人皆知善为善时，
> 他们对恶习已熟视无睹。
> 所以，
> 有无是相互产生的；
> 难易是互相成立的；
> 长短是比较出来的；
> 高低是彼此映衬的……
> 因此，
> 圣人以无为来处理一切事情，
> 以身体力行来教人。**

彼此共生

正念练习能够以上面所说的这种方式让我们变得更加明智。只要不再过于看重自己的思维和观念，我们就能更好地认清一切事物彼此关联的本质……生物学家将其称作"生态系统"；物理学家则称其为"物质

---

* 《道德经》此处的原文为"道，可道，非常道"。——译者注
**《道德经》此处的原文为"天下皆知美为美，斯恶已。皆知善为善，斯不善已。故有无相生，难易相成，长短相较，高下相倾……是以圣人处无为之事，行不言之教。"——译者注

和能量的场"。在禅修练习中，我们能够观察到自己的思想是如何产生某种分离感的。如果我们可以培养一定的专注力的话，整个世界将会变得更有生气，更具有彼此间的联系。植物、动物和人都会被感受为是一个充满活力、相互关联的世界中的某个特定组成部分。如果从科学的角度来看，我们会觉得自己是大自然的一个组成部分，这种奇妙的感觉并不亚于前者。

据说，释迦牟尼第一次传授佛法的对象是一群孩子，传授的内容正是关于正念的。一行禅师曾将这个故事当作一次食禅过程来讲述，它可以让我们认识到正念是如何帮助我们感受这种彼此关联的关系的。下面便是其内容节选：

你们都是很聪明的孩子，我相信你们能够理解并练习我将和你们分享的这些内容……在你们削开一个柑橘时，你们可以让自己觉察吃这个过程，也可以让自己失去觉察。那么，觉察吃柑橘这个过程意味着什么呢？在吃柑橘时，你觉察到你正在吃它，充分感受到了它甜美的芳香和味道。在给柑橘削皮时，你知道你此时正在削皮；在取一片柑橘放入嘴中时，你知道你正在取下一片柑橘放入嘴中；在感受它甜美的芳香和味道时，你觉察到你正在感受它的芳香美味……

一个练习正念的人能够从柑橘中看到一些别人不能看到的东西。一个有觉察力的人能看到柑橘树，看到春天树上正在开花，看到培养了柑橘的阳光和雨。进一步看下去，他还可以看到促成柑橘的成千上万种事物。在看柑橘这个过程中，一个练习正念的人不仅能看到世间的一切奇迹，还能看到各种事物间的彼此关联……

一行禅师把这种各种事物彼此关联的本质称作"彼此共生"。我们将会发现，认识到这个事实能够大大有助于我们和别人相处。

构建身份与自我

长期以来，发展心理学家一直在研究人们是如何形成自我感，以及在这个过程中可能会出现什么问题。在大多数情况下，我们是通过从别人那里得到的反映来建立"我们是谁"的自我感。因此，经常被父母或同伴忽视或批评的人往往会形成负面自我形象，而那些常常受到关爱或欣赏的人往往会形成正面自我形象，这一点都不奇怪。在应对挑战时，成功或失败的经历也会影响自我感的形成，无论这些挑战是来自于学业、艺术、运动还是社交。如果我在学业方面经常得"A"、只会画一些简单的线条画、打篮球时经常没法控制住球，但我有不少朋友，在这种情况下，我就会将自己定位为一个聪明的、艺术天分一般、动作不协调却讨人喜欢的人。我们就像是一些记忆海绵，会吸收来自于他人的一切反馈，并以此来构建自我感。

为了能生动地观察这个过程，你可以尝试一下下页的练习。这个练习是被设计用来启发我们认识自己特定的自我感的，完成专注于呼吸的练习之后再来做它将会得到更好的效果。所以，你将需要20~30分钟的时间来完成整个练习。

你观察到了一些什么？通常，人们会发现自己的内心中充斥了各种各样的家庭角色（比如儿子、女儿、兄弟、姐妹、父亲、母亲、妻子、丈夫）、社会角色（朋友、情人、伙伴）和职业角色。有的时候，这些答案会更具个人特征（男人、女人）或个性特征（聪明的人、慷慨的人、焦虑的人、有趣的人），甚至连我们的身体形象也会可能出现在自己的脑海中。

我 是 谁

开始时请用10~20分钟的时间专注于呼吸，既可以将注意力集中于鼻尖，也可以集中于腹部。就像以前一样，尽量培养一种对呼吸充满兴趣和好奇的感觉。无论什么时候，当你发现自己分心，并产生了一连串关于各种事物的想法时，请慢慢将自己的注意力重新引回呼吸。请尽量在整个呼吸循环过程中保持住自己的专注力……从吸气开始，到肺部产生饱满的感觉，最后整个肺部又由满到空，然后又开始下一次呼吸循环。

在定下心后，你可以开始这样问自己："我是谁？"然后请注意观察内心所产生的各种答案。接下来再次重复"我是谁"这个问题，请至少用几分钟的时间继续这个过程，直到你的心中似乎再也找不到什么答案了。请将刚才想到的一些答案记录下来：

❋

这个时候，你可以尝试将这个问题稍作变化。请这样问自己："我是什么样的人？"同样，请注意内心中出现的各种答案。继续这样问下去，直到内心中再也想不出什么答案了。请将你的一些答案记录下来：

关于这个问题没有什么标准答案可言，这里只是要让你看一下你用来形成自我感的一些元素。

客观地观察内心

通过正念练习我们可以逐渐意识到，我们的所有这些角色和特征实际上只是一些概念而已，甚至可能发现我们的自我感实际上是在刹那间由感受式体验形成的。要是我们能真正理解这一点的话，这将有助于我们客观看待我们在不同时候的内心反应。通过在禅修过程中仔细观察自己的内心，你将能够观察到你的意识是怎么样建立在一系列迅速展现的过程之上的。

首先，在感官和感官刺激之间会产生联系。感官刺激指的是对看、听、触摸、品尝、闻这几个感官活动的觉察意识，以及对其他内心事件的意识，如内心所产生的思想、情感和形象。但是，我们的内心活动不会仅仅停留在这一水平。

片刻间的感官反应会很快组织成某些观念。当我们看到某种形状、颜色、材质的组合模式，而这种组合会让我们联想到"椅子"时，我们的内心就会迅速从感官联系阶段上升到得出"椅子"这个结论的观念阶段。当然，这个变化过程是以我们过去的经验和文化作为先决条件的。如果我们以前从未见过椅子的话，我们是无法将其识别为椅子的。

有一个很经典的心理学试验能够描述这种从感官反应到观念的内心

活动。请用点时间来观察一下下面这个图形：

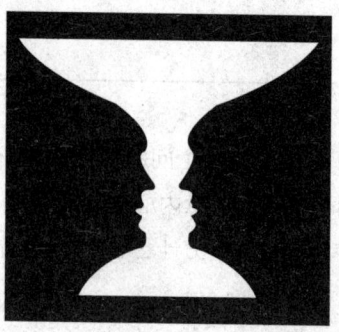

你可能用不了多久就会发现，图形中包括了两张对视的脸和一个高脚酒杯。请再用点时间盯着它看一会儿，看一下你是否能同时观察到两张脸和高脚酒杯并列存在，或者是你只能观察到两者在迅速交替变换。请用大约30秒钟的时间进行观察，然后再继续读下去，你观察到了些什么？大多数人觉得两者间是在交替变换。事实上，我们很难在同一个时刻保持住两种不同的观念。当然，和前面椅子那个例子中的道理一样，假如你以前从来没有见过高脚酒杯的话，你或许就只能观察到两张对视的脸。

一旦学会了通过一种方法来观察事物，我们就很难适应另外一种方法。比如，请观察下面这个由明暗两种不同形状组成的图形：

PERCEPTION

在看这个图形的时候，你能不能在得到一种感官印象的同时不受到其中文字的影响（我不能）？如果这些文字是某种不同的语言，你可能就会相对容易仅仅从感官层面来观察这种由明暗两种不同的形状和波形线条组成的结合体（当然，你在看阿拉伯文字时可能就会有这种感觉）：

हिंदी

每一次观察行为都会涉及要排除一些不符合我们预期的细节，并插入其他一些细节。在我们观察对视的脸和高脚酒杯那个图形时，图形中并没有足够的细节告诉我们这就是两张脸，然而，我们的内心却能够很容易地插入这些缺失的细节。同样，你可以观察一下下面两个单词……m__ther 和 f__ther，我们的内心会毫无困难地填补空格中缺失的内容。（我们不久后就会发现，认清自己内心的这种工作方式有助于我们避开很多人际关系中的问题)。

在将自己的感官体验组织为观念的过程中,我们的内心中会立刻被添加一种感受反应。就像在前面曾经讨论过的一样,我们会将自己感受到的每一件事情分为愉快、不愉快、中性。甜味被认为是愉快的;噪音被认为是不愉快的,而你手中这本书的样子可能会被认为是中性的。这些感受反应会立刻被愿望所伴随……我们希望能持续愉快感,摆脱不愉快感,忽略中性感受。你可以通过下面一页中的那个小小的试验来亲自观察一下。

在我们一次又一次有了相同的感受反应之后,它们就会积累形成某种性格倾向、条件性反应或人格特征,这便是构成我们身份的重要构建物。这一点在青少年身上最容易被观察到。他们很有可能会这样告诉你:"我真的很喜欢_____音乐。""我喜欢_____,我再也不穿_____了。""她是个笨蛋,她居然会喜欢_____。"像笨蛋、乡下人、废物这样一些青少年身份归类的说法反映了他们的习惯性喜恶。我们可以想象一下,作为成年人,我们的身份形成应该基于一些比喜恶与形象更进一步的事物。的确,比起那些中学生来,我们的身份形成更加复杂,也更加多样化。如果你驾驶的是一辆丰田普锐斯(Toyota Prius)*的话,或许我能够推测到你对于国家公园、吸烟、悍马车(Chevy Hummers)**的一些感受,当然也更能够猜测到你在上次选举中的支持对象是谁。

那么,在这个过程中你的自我感到底处于一个什么样的位置?经过仔细观察得出的结论是,自我感其实就是一个过程。我的朋友安德鲁·奥兰兹奇(Andrew Olendzki)是一位佛教研究学者,他曾指出,与其说我们"存在",不如说我们"产生"。在每一次体验自己的感官联系、观念、感受反应和习惯性反应时,我们的自我感便会再次产生。当我们根据自己的社会角色、能力强弱和个人喜好在描述或补充描述自己时,我们便将这种流动性过程转化为一种稳定、持久的特定感受。这就是自我感的产生。我们的内心会从一次次体验中来形成某种持续性假象,这非常类似于将一个个单独的动作画面串联在一起形成一种持续运动的假象。正念禅修可以帮助我们生动地观察到这个过程,以便让我们更加灵活地来处理这些关系。

> 与其说我们"存在",不如说我们"产生"。

---

* 丰田普锐斯是全球销量最好的混合动力汽车,为环保人士所喜爱。——译者注
** 悍马是通用汽车公司所生产的高油耗越野车。——译者注

> **关注感受与愿望**
>
> 请花点时间来依次想象一下下面几个人物的形象,然后请将你对每个人的反应记录下来。你觉得这些形象是属于愉快、不愉快、还是中性?这些形象让你产生了什么样的最初印象或愿望?当每一个形象在你内心中停留片刻时,请感受一下你内心中产生的反应。
>
> |形象|针对这些形象的最初印象或愿望
(有吸引力、厌恶、中性等)
以及身体中的反应|
> |---|---|
> |希特勒| |
> |小马丁·路德金| |
> |玛丽莲·梦露| |
> |你的初恋女友或男友| |
> |乔治·W·布什| |
> |一个很性感的男人| |
> |一个很性感的女人| |

了解自我,与你相处

当我们开始认识到我们的身份实际上只是一整套由相当长一段时间内的各种经验感受所形成的组合模式,而我们的自我感则重新产生于每一个当下时刻时,我们就有可能不再过于看重自己。这种态度上的转变再加上我们对相互依赖性的认识或对个体独立性的忽视,这样就可以让我们以更加灵活的态度来对待与他人之间的关系。

我有一个小小的影子……

形成某种身份感的一个问题在于它涉及要排除不适合自我的某些方面。就像我曾在第六章中提到过的一样,如果我(在一般情况下)把自己看作是一个聪明的、充满同情心的、慷慨的人,那么,一旦我(在其他特殊情况下)注意到自己愚蠢、冷酷、自私的一面时,我将很难接受。

第八章 充分经历磨难

反思紧张时刻

请用点时间回忆一下在过去几个月中你和朋友、家人或同事之间产生紧张关系的几个例子,这些紧张关系的产生可能是关于谁更正确、谁的态度过于傲慢、谁占了更大的便宜之类的问题。它们可能会牵扯到各种情况……一般场合下的讨论、商量到什么地方去吃饭、对谁把厨房弄乱发生争执等。请记录几个这样的例子:

_____

_____

现在请想象一下,如果你不再过于关注到底谁是正确的或谁的需求得到了更多满足,那么,处理这些情况是不是会更加容易。这并不是说我们应该屈从于某些不平衡的、被滥用的关系,而是因为在双方都能够不再过于关注自我时,处理问题的方式就会大有不同。

事实上,在相互交往过程中,当我人格中的另外一面浮现出来时,我可能会觉得非常不安,可能会认为是你将它们引发出来的而对你感到愤怒。著名精神病学家荣格(Jung)*曾将我们人格中的这些部分描述为我们的"影子"(shadow,又译做"阴影"),因为它们与我们意识中的自我身份并不一致,因此,我们并不认可它们。你现在就可以通过下面这个小小的反思练习找到自己的影子:

找到我的影子

首先,请在下列空格中填入一些你所拥有的、你最喜欢的个性特征或个人优点。你不仅很高兴自己能拥有这些特征,而且也很愿意别人能注意到它们。

1. _____
2. _____
3. _____

---

* 荣格,瑞士著名心理分析师,著有《无意识过程心理学》、《心理类型》、《分析心理学与梦的释义》和《回忆、梦、思考》等。——译者注

4. _____
5. _____
6. _____

现在请观察一下上面所列的每一项个人特征，并在下面相应的数字旁填入其相反的对应特征：

1. _____
2. _____
3. _____
4. _____
5. _____
6. _____

请画出一个能够体现这些负面特征的人的图像，这幅图像便是对你的影子所作的大致描绘。

通过让我们认识到我们是如何来构建自我身份的，正念练习可以帮助我们识别并接受时不时出现的我们的影子。在禅修过程中，每一种我们喜欢与不喜欢的情感、想法、形象都会出现于自己的内心中，而我们正是通过练习来学习关注并接受它们。我们既会观察到自己好的一面——爱、慷慨、关心他人和勇气；也会观察到自己的另外一面——愤怒、贪婪、欲望和恐惧。在认清了这一切之后，我们会逐渐放弃只认同自己身份的某一方面而排斥另外一方面的做法，会慢慢发现自己和别人有很多共同的特征，其中包括我们并不喜欢的一些特征。于是，我们就会认识到这一点：自己身处玻璃房，休向他家扔石头。

一直以来，正念练习就被认为是一条通向自身完整的途径，而不是通向完美的途径。我们并不是要清除自己人格中的那些不符合自己身份愿望的方面，而是要学会与它们为友。这个认识既会让我们放低姿态，也会让我们得到解脱。一位古代禅师曾经这样说："我们能够接受自己多少的那条分界线也就是我们是否能够获得解脱的那条分界线。"通过练习以接受的态度来觉察当下体验，我们可以更加清楚地认识自己与他人。这样的话，我们就不会被只愿身处聚光灯下的愿望所歪曲。

通过这样的方式来对待自己的感受与体验有助于我们欣然接受自己的平凡，同时还可以拆除某些让我们与他人隔离的障碍物。多年前，有一个喜剧乐团曾发行过一张创下销售记录的专辑,专辑的名字为《在这辆公共车上,我想我们都是笨蛋》(*I Think We're All Bozos on This Bus*)*其中反复出现过这样的几句话:"你是笨蛋吗?""我也是个笨蛋。""我妈妈在大学时就是个女笨蛋。"虽然我们试图要让自己显得比别人更加突出,但我们却有着和别人一样的很多弱点。当我们发现别人也和我们一样时,我们自然就会愿意以一种同情心去接受对方。同时,我们还能对自己的独特性有正确认识,知道自己也和别人有很多共同之处。

> 正念练习帮助我们认识到这样一点:自己身处玻璃房,休向他家扔石头。

拥 抱 情 绪

精神健康专业人员会使用"情感包容"一词来描述一种充分感受各种情绪并拒绝逃避它们的能力。这是另外一种和别人相处的基本技能。如果我不能识别并承受自己的各种情感,那么,我就会将这些情感投射到你身上(比如,实际上本来是我对你感到愤怒,但我却想象为是你对我愤怒),或者会责备你让我产生了这样的感受。正念练习可以培养这样一种承受情感的能力。因此,它可以让我们在处理和别人的关系时得到更大的空间。有一个经典的日本故事很好地说明了这一点:

有一天,一个残忍的、杀人成性的将军带着他的队伍进了城。他们到处抢夺、肆意破坏。他们奸淫妇女,残杀小孩,烧毁房屋,破坏农田。

当那个将军听说有一个德高望重的禅宗高僧在城里时,他立刻想到要让那位高僧臣服于自己。

那个将军骑着马到了城边的山上,进入寺庙的正殿,看到有一个瘦小的老人正盘腿于坐垫上进行禅修。这名将军骑着马到老人身旁,并拔出自己的那把沾满鲜血的剑指着老人的头。那个老人抬起了头。将军问道:"你知道吗?我可以一剑捅死你,但我眼睛都不会眨一下。"那位禅宗高僧回答道:"你知道吗?我可以让你一剑捅死我,但我眼睛都不会眨一下。"据说就在这一刻,那个将军一下子变得无所适从,他鞠了一躬,然后转身便离开了。

---

* 此专辑是由 The Firesign Theatre 在 1971 年发行。——译者注

此处我无意谈论军事威胁是否有用的问题，然而，它却可以说明禅修练习的一个重要作用。通过长时间练习如何与愉快和不愉快的感受相处，不再因寻求快乐而逃避痛苦，不再分心，这样的话，我们就能够更好地承受不适感。此外，通过将自己看作是广阔世界的一个组成部分，并认识到我们独立的自我感仍会不时出现，这样，我们就可以不再过分专注于对自我存在的维护。它既可能是一种事实上的维护——就像故事中所描述的一样——也可能是一种象征性的维护，就像在大多数人际关系冲突中所体现的一样。这会让我们在如何回应他人时获得巨大的灵活性。如果那位禅宗高僧可以让自己被一剑捅死的话，我们也应该可以在听到伴侣抱怨水槽中堆积的碗碟时不至于非要去反击对方。

并非个人化

禅修练习帮助我们承受自己情感的另外一种方法是让我们观察到情感的非个人属性。在禅修练习中，当我们观察到自己的某些情感浮现出来时，我们就会将注意力集中于它们在身体中的感受。我们会感受与愤怒或恐惧相关的紧张情绪；会感受出现于喉咙、胸部、眼部，悲伤感以及与喜悦相伴的轻松感。通过以这样的方式关注自己的情感，"我"便成为了某种局外物。我们并不是在感受"我的……"而是在感受出现于这个身体中的"这种"愤怒、爱、恐惧、快乐、悲伤或欲望。由于我们不再看重于平常习惯的那种叙述性思维（"我讨厌你，因为你对我太苛刻了"），所以我们会更容易承受各种各样的情感。事实上，甚至连一些负面情绪也有可能会变得非常有趣，我们可以观察它们的来来去去、起起伏伏。我们会觉得它们就像其他身体感受一样，比如痒或疼痛的感觉。换一个新的视角将有助于我们灵活应对它们。

有这样一个经典的比喻，它将情感比喻为水中的盐。如果我们把一匙盐放到一杯水中去溶解的话，我们将很难把这杯水喝下去。如果我们将同样一匙盐放到一个清澈的池塘中去溶解的话，喝下塘中的水就根本不再会是一个问题（当然，前提是这个池塘中的水没有被污染过）。正念会让我们的内心变得像清澈的池塘一样，可以包容分解各种东西，但又不至于被这些东西所毁坏。这是因为我们的内心广阔无边，我们根本没有必要非得

正念可以帮助我们去拥抱各种强烈紧张的情感，让我们不再过于害怕是否会受到伤害。

去掉一些不愉快的内容，而只让愉快的内容保留其中。我们可以通过练习学会如何与人际关系中所产生的各种情感和谐相处。这样的话，在应对各种人际关系方面的问题时，我们将更具灵活性，不再过于害怕自己的感情是否会受到伤害。

相互倾听

随着专注能力的提高，学会包容自己情感的另外一个巨大好处在于我们能够去倾听别人。通常，要做到这一点并不容易。别人的忧虑会感染到我们，会给我们带来痛苦的反应。当朋友告诉我们，他们的父母在生病、孩子在遭受折磨时，我们也会联想到自己所爱的人也有可能遭受同样的痛苦。学会接受另外一个人的愤怒、恐惧、悲哀是一件很不容易的事情，因为情感往往具有可传染性。然而，以这样的方式去接受对方，既有助于对方，也能够巩固我们彼此间的关系（事实上，compassion 这个词来自于拉丁语的 com pati，它指的是"与某人共患难"）。在早期接受临床训练的过程中，我的一位患者让我明白了这个道理。

当时我还只是一个年轻的心理学系实习生，我在一家市立教学医院实习。尽管这个机构人才济济，并且和一家颇有名望的医学院有合作关系，但它的设施却很差劲。它的诊室是由一幢很旧的护士宿舍改造而成的。它曾经是一幢具有巨大的内部空间和窗户的宏伟建筑，但当时却已经年久失修。由于不久后就要进行翻新，因此，这家资金困难的医院就不打算对它进行维护。有一次，一个病人因为发火便把男卫生间中的一个马桶拆了，并将它拉到了过道中。马桶就这样放在那里，几个星期都没有人去管。

我的诊室是位于三楼的一间很宽的房间，里面有一张很旧的木桌和两把办公椅，墙面上的漆已经开始脱落，窗户上连窗帘都没有，整个房间只有一盏白炽灯。在夜里，那扇窗户就像一个张着大口的方形黑洞。

也就是在这样的环境中，我遇到了一个非常沮丧的年轻人。他觉得自己是一个幸福无望的人，根本就没有机会找到自己的朋友和爱人。一连几个星期，他总是在向我诉说他毫无希望的生活困境。尽管没有什么太大的效果，但我还是努力尝试去帮助他。我向他提供了不少处理人际关系的方法，并告诉他情况很有可能比他想象得要好。我们探究了他的过去，并了解了他之所以会这样想的原因。我们也讨论了服用药物的可行性，但他发现这些建议都没有什么用。

通常，在每次和他会面之后我都会觉得非常沮丧，我会这样想："我是个很聪明的人，本来是可以有很多职业选择的。显然，我生来就不适合做这项工作。"有时，在一次令人沮丧的治疗之后，当他第二周又来见我时，他的情况又会变得稍好一点。他甚至会认为我们的上一次会面还是有点帮助的。这个时候我就会想："或许对你倒是有帮助了，但我已经被弄得很沮丧了。"

过一段时间后，我开始明白是怎么回事了。事实上，如果我能够认真听他说话并能感同身受，他就会认为这次会面有一定帮助。他最终会觉得有人理解他，这样就会让他感到不再过于孤单。因此，我所面临的挑战就是如何才能做到真正同别人感同身受，去感受和包容他巨大的悲伤和无望。尽管我花了一定的时间才学会改变自己的策略，但我最终还是在这个方面有了进步。我不再一味追求是否能立刻帮上忙，而是学会去倾听对方的经历和感受，去关注他的悲伤、孤独和不幸是如何在我的内心和身体中获得回应。从表面上看，这种转变看上去似乎并不明显，但人们对它却非常敏感。它可以以帮助对方联结自己的情感，并且在一段时间后，还可以让对方开始尝试和别人建立联系。

和一些心理治疗中的案例相比较，我们之间的这种人际关系互动影响既不强烈也不困难，但其中所涉及的原则却是相似的。当我们真正能够学会和别人在一起、学会感同身受时，即使这是一些痛苦的感受，我们也能让彼此间的关系得到深化。因为一方或双方感到对方没有能真正关注他（她），所以，恋爱关系、婚姻或友谊最终破裂了，这样的例子我们听到过多少次？"你从来没有真正听过我讲话。""你根本没有努力去了解我。""你一天到晚只顾＿＿＿＿＿＿（你的电脑、工作、足球、那部肥皂剧、和×××通电话）"。不久后我们还会发现，这种能力在所有关系中都很重要，对于处理好父母与子女间的关系尤其是必不可少的。

穿太空服和不穿太空服的生活

逃避不适感的企图有可能让我们陷入焦虑、抑郁和其他与压力相关的病症中,同样,这种做法也有可能阻隔我们与他人的关系。在我们努力想要避免受到伤害的过程中,我们披上了一件与他人隔绝的防护衣。我们在第一章中曾经讨论过,我们并不愿意和别人分享我们的问题,因为在这个崇尚成功的世界,没有人想被别人认为是一个失败者。如果我们不快乐的话,我们会认为这是由于我们在某些地方犯了错——选择了错误的职业、错误的配偶、错误的消费品。毕竟,广告上那些人好像活得挺快乐的。

为了让自己显得很快乐,为了不让别人看到自己的弱点,我们会独自承受,但这却适得其反,我们会变得更加脆弱。披头士乐队多年以前曾经这样唱道:"只有傻瓜才会去装酷,他会让自己的世界变得更不如意(The Beatles)。"*但不幸的是,在一定程度上,我们都是那个傻瓜。

正念练习帮助我们认识到,生活对每个人都是艰难的。事实上,我们乘的是同一条船。如果我们愿意考虑一下到底是什么让我们通过爱和友谊变得更加亲密,我们将会发现这个答案常常是这样的:以开放的态度交流彼此的弱点。

具有讽刺性的是,很多人被吸引到禅修中竟然是因为他们希望自己能变得不再脆弱——变得不再那么无助,不再没有安全感,不再需要依赖别人,但这却并不是禅修发挥其作用的方式。事实上,禅修练习是教我们怎么样变得更加脆弱。有一个神话故事,它发生在一个名叫香巴拉的地方。这个地方据说是消失了的天堂,它存在于佛教传入西藏之前。有一群特殊的战士生活在那里,他们并不是传统意义上那种在战斗中打败入侵之敌的战士,而是一种精神战士。据说他们敢于像剥了皮的牛一样活着。他们将自己训练成在情感方面非常脆弱的人,对任何事情都非常敏感。这种状态与穿着太空服的防御性生活正好相反。这种敏感而脆弱的状态可以让我们彼此间真正联结在一起,脱掉防护层才会让我们有

---

* 这段歌词出自披头士乐队的名曲《Hey Jude》,它原本是披头士乐队成员保罗·麦卡特尼为一个五岁的孩子写下的一首歌,这个男孩叫Julian。——译者注

机会相互接触。

我们大多数人害怕这种脆弱,把它看作是虚弱的表现。毕竟,在我们所生活的文化中,一个承认接受过心理治疗的政治家有可能会毁了自己的事业,但这样的现实却可以说明,人们在心理和人际关系方面对力量的概念有着含混不清的理解。有一个日本谚语可以对这种含混的概念做一些说明:

一棵巨大的橡树和一丛竹子谁更强壮?大多数人会认为是橡树,但答案却是一丛竹子。在季风到来时,风会轻易把橡树的树枝吹掉,甚至把树吹为两段。一丛竹子却不一样,尽管轻轻一阵微风就有可能让它四处摇摆,一阵强风几乎可以让它弯倒触地,但只要暴风一过,它又可以重新直立起来。

正念练习可以帮助我们培养一种像竹丛和香巴拉战士那样的情感生活。我们会变得很脆弱,也会很敏感,但当困难过去之后,我们却能很容易就恢复过来。通过练习以接受的态度觉察当下体验,我们能够注意到各种各样的情绪反应,我们会很容易受到它们的影响。由于我们充分感受了它们,它们就不会在我们身上留下太多的痕迹,这样就让我们有能力去重新迎接下一个时刻。通过以这样的方式感受当下,我们可以更加深入地和别人建立联系。因为我们可以迎接自己的快乐与痛苦,所以,我们也可以分享朋友的快乐,分担朋友的痛苦。我的一位病人的经历就很好地说明了为什么我们会让自己穿上太空服,而正念练习又可以怎么样让我们脱掉它。

拉里(Larry)很讨厌自己过于敏感的性格。在小时候,他总是担心自己的功课。在参加夏令营时,他会很想家。他经常对什么都特别敏感,也会因为哭而受到别的孩子的取笑。拉里的父母也常常告诉他应该坚强起来。

在中学时,他好的一面开始展现出来了。他长得很高,并且也很擅长体育运动。他变得越来越自信,也有能力将自己的不安全感很好地隐藏起来。

在大学期间,拉里已经变得很像是一个运动员了。他长得非常英俊,很招女孩喜欢。他经常和朋友去喝酒,偶尔还会服用点兴奋剂类药物。他喜欢这种很酷的感觉,也交了不少朋友。

在成年后,拉里敏感的一面又开始给他带来了麻烦。他有一个可爱的妻子和一份受人尊重的职业，但他却开始觉得自己不能胜任这项工作。他很讨厌这种不如别人的感觉。他开始失眠，并且胃部也经常感到很不舒服——这都是一些与压力相关的问题。他还注意到他喝酒比原来更厉害了。

为了应对压力，拉里开始进行禅修练习。尽管禅修让他得到了一定放松，但同时也使他更加清楚地认识到他的敏感程度有多严重。他注意到，几乎所有人际交流活动都会让他感到自己的脆弱——他想知道别人对他的看法，他想让自己表现得更加镇定自若。在同别人发生冲突后，他常常会感到非常愤怒，其实有些冲突看上去也不是什么大问题。拉里还意识到，他对一些小事情会表现得很感性，如随便一个善意的行为、小孩的啼哭、某人照顾了一个小动物。观察这些来来去去的情感让拉里感到无所适从。一方面，他希望自己能变得更坚强一点；另一方面，他又发现，对坚强的需求就好像是要把自己禁锢到一间牢房中一样。他最终意识到，他内心深处其实只是希望作为一个真实的自我而得到别人接受，他再也不想装出一副很酷的样子了。

于是，拉里开始冒险来做更多的尝试。他将自己的感受告诉妻子。幸运的是，妻子不仅理解他，而且还很欣赏他的做法。他开始更加真实地将自己展现在同事面前，并赢得了一些真诚的友谊。随着和别人关系的进一步增强，他的失眠和消化不良的问题也开始有所缓解了。

关系中的正念

与别人建立联结不仅能够让我们更好地与对方相处，而且还可以丰富我们的生活。研究人员发现，在我们感到自己和朋友与爱人间的关系更加紧密时，我们就能感受到更大的精力和活力、更强的行动能力、更明确的方向、更强的价值感与尊严感、进一步发展关系的愿望和能力。在我们感到人际关系走入正轨时，它就具有了自我强化能力。当我和我的同事能够彼此理解、相互支持时，创造性的想法便会源源不断，工作就会成为一种快乐；当我和我的妻子关系亲密、彼此恩爱时，我们会更加渴望共同来探索这个世界，共同来面对生活。

我们曾经了解过个人正念练习是如何以各种让我们彼此建立联系的

方式来改变我们同自己的情感之间的关系。另外有一些正念技术是我们可以和别人一起来练习的，这些技术可以深化我们彼此间的关系。

你需要先找到一个同伴来进行下面这项练习。由于这项练习培养的是一种非常专注而亲密的关系，因此，它比较适合在爱人间或非常熟悉的人之间来进行。在尝试这项练习之前，你和你的同伴都应该至少有一定的禅修经验。请为这项练习准备20~30分钟的时间。

共同呼吸*

开始时，请彼此面对面而坐，坐姿保持相对直立。请闭上双眼，用10~15分钟的时间进行专注力练习。将专注力引向呼吸时腹部的感受。注意观察吸气和呼气时腹部的起伏感。无论什么时候，当你发现自己的专注力有所偏离时，请慢慢将其引回呼吸时的感受。在彼此面对而坐进行练习时，你可能会注意到一些焦虑或担忧的情绪，你只管让这些情绪自由来去，在受到影响时将注意力重新引回呼吸便可。

在你们培养了一定的专注力之后，请慢慢睁开双眼。将自己的目光投向彼此的腹部。当你在继续关注自己身体中腹部起伏感的同时，请观察同伴的呼吸。或许你的呼吸会和对方的呼吸正好保持同步，也有可能彼此相错。不管怎样，请在接下来五分钟的时间里尽量保持对你的呼吸和同伴呼吸的觉察与专注。

下面一个部分有可能会让你们感到很紧张。因此，你可以在适当的时候任意调整视线。请将自己的目光向上转移，静静地注视着对方的双眼。千万不要进行任何交流，只要认真体验和对方一起时的感受便可。在你将自己的大部分专注力集中注视对方双眼时，你可以将对呼吸的关注放在次要位置。如果这样做让你开始感到很不舒服的话，你完全可以将目光重新转移向对方的腹部。为了能调整适应这种体验让你产生的紧张感，你可以将自己的目光在腹部与双眼之间来回变换。

在凝视对方双眼几分钟之后，你可以开始想象当他（她）还是一个孩子时会是什么样子；想象他（她）有自己的父母，他（她）和别的孩子一起长大；

---

* 相关音频资料可从下列网站获取：www.mindfulnesssolution.com

想象他（她）所经历的那些你也曾经历过的阶段……离家上学,进入青春期,或许最终还离开了父母。你的同伴可能也像你一样,体验了成千上万次快乐与痛苦、恐惧与愤怒、渴望与满足。

现在再开始想象你的同伴在变老后的样子。可能和你一样,他（她）也要去面对生命循环的下一个阶段。或许他（她）不得不去应对体弱与衰老。想象一下,他（她）在这个阶段将会怎么样——好和不好的方面都可以想象。

最后,你意识到,你的同伴和你一样将会在某一天离开这个世界。他（她）的身体将会化作灰烬循环于大地与空气中,转化为其他物质。

在你想象了自己同伴所经历的生命循环的各个阶段之后,请将你的注意力重新带回他（她）现在的样子。将视线再次转移到同伴的腹部,用几分钟的时间再次和他（她）共同呼吸。

最后,请闭上双眼,用几分钟的时间进行禅修,然后结束练习。请关注在练习中伴随各个阶段的不同感受。

关系中的专注

共同呼吸练习既能让人觉得很有趣,又会使人感到无所适从。它表明了这样一个事实：在大多数时候,我们不是很专注,会以一种防御性的态度去面对和别人建立真正的联结。通过强调我们之间的共同性,这项练习可以帮助我们拆除挡在我们与别人之间的隔阂之墙。还可以激发我们的同情心,让我们有机会去实践这样一句被认为是柏拉图所说的古代训谕："对人要仁慈,因为你所遇到的每一个人都正在进行一场更加艰苦的战斗。"

当然,大多数和他人的接触不会像共同呼吸练习那样（就算你要坚持经常做这项练习,但你可能也很难找到那么多如此亲近的朋友）。因此,还有另外一些并不是过于正式的方法同样可以用于练习关系中的正念。

我的朋友和同事珍妮特·萨利（Janet Surrey）一直在研究将正念练习用于心理治疗和日常接触中的方法。她指出,无论什么时候,在我们和对方交谈时,我们都可以将自己的注意力引向三个觉察对象。第一,我们自己的身体感受、思想和情感。我们通过各种禅修练习已经对这种专注方式非常了解了。因此,在与他人接触的过程中,我们只要注意到这个方面就行了。第二,我们从对方那里所体会到的身体感受、思想和情感。我们是通过对方的话语、身体语言、面部表情来体会这一切的。第三，我们可以将注意力引向自己与对方的联结与丧失联结的觉察感。这种说法初听起来似乎不大令人适应。

在婚姻关系咨询中，这样的场景会反复出现（请原谅我对这种性别类型化的展示）：妻子对丈夫说："亲爱的，每次当我心里不舒服的时候，你总是不能和我在一起。我很讨厌这样。"丈夫看上去无所适从，于是，他这样回答道："亲爱的，我可是一直都坐在你身旁的。"妻子听了后觉得有点沮丧，她这样说道："我的意思并不是说你没有和我真正在一起，我是说你没有用心和我在一起。""你谈到自己的各种感受时，我可都是在一旁好好听着的。"丈夫回答时看上去一脸茫然。

这样的对话常常在这个时候就没有办法再继续下去了，双方之间的沟通出现了问题。妻子在这里所描述的就是她和丈夫之间联结与失去联结的觉察感。这是一种很微妙的感受，它不是那么容易非常清楚地衡量和定义的。然而，它却是各种关系中非常重要的一个方面。

通过关注联结与丧失联结的觉察感，同时还要注意我们和对方的内在情感，这样的话，我们就可以感受到一种与他人更加完整的联结关系。这里有一个非正式禅修练习方法，你可以在和别人对话时进行尝试。

---三个觉察对象---

在行禅过程中，你会将注意力集中于脚步移动和接触地面时的感受。同样，在你和对方谈话的过程中，你也可以把自己的注意力集中于下面三个觉察对象中：

1. 你的身体感受、思想和情感
2. 对方的话语、身体语言和面部表情
3. 你与对方联结与丧失联结的觉察感

你可以在和不同的人进行谈话的过程中来尝试这项非正式练习，包括和朋友、爱人、同事以及任何你稍微熟悉一点的人。

初学者之心

你有没有过这样的经历：在你说了某些话或做了某件事后，别人的反应让你感到很吃惊？我们一直认为自己是表现得当、很讲道理的人，但当我们在做某件事情时,我们突然发现自己陷入麻烦。这种情况如果发生在公众场合是很让人不安的:一个学生认为她只是在回答问题而已,但她弄不懂为什么自己的老师突然就变得不高兴了;一个管理员不明白他在什么地方冒犯了自己的下属。如果这种情况发生在亲密关系中的话,它可能会让双方都感到很痛苦。

拉斯(Russ)实在搞不懂到底出了什么事。在星期五晚上,他很高兴地回到了家。一周以来,他一直忙于自己的工作,连和南希(Nancy)好好说一下话的时间都腾不出来。他们彼此拥抱亲吻对方。接下来,他告诉南希今天的工作让他感到很累,但很高兴终于能见到对方了。在交谈一段时间后,南希问道:"那么今晚我们去哪里?"拉斯回答说:"我也不知道,那你想去哪里?"南希没有立刻回答。拉斯开始感到情况有点不对了。几秒钟后南希回答说:"我觉得去哪里都无所谓。"

从那时起,那天晚上的气氛就变了。南希突然就显得很冷淡。拉斯问她,是不是有什么事让她感到不安。拉斯实在想不出来问题出在哪里。过了好几分钟,南希终于告诉对方了。她原本认为拉斯曾说过他要在今晚带她出去,但他却根本没有任何计划,这让她很生气。让对方失望的这种感觉让拉斯觉得糟透了。于是,他开始为自己辩解,他说他们只是讨论过要"一起度过"星期五晚上。南希回答说,自从拉斯开始一心只顾自己的工作之后,这样的事就不断在发生。拉斯也开始抱怨对方总是觉得自己做得不够。很快,双方都觉得自己受到了伤害,并且心里都感到非常愤怒,他们都认为对方不公平。

在这种情况下,正念会如何发挥作用呢?正念禅修可以培养一种被铃木俊隆禅师称为"初学者之心"的能力,这是一种摆脱以前的观念并以全新的眼光来看待事物的能力。铃木俊隆曾讲过这样一句著名的话:"在初学者的内心中,有很多种可能性,而在一个有经验的人的内心中,却几乎没有这些可能。"正念练习可以帮助我们不要过于看重自己的想法,而是要能认识到这些想法是怎么样随着我们的心情在变化的。它还可以让我们注意到当下实实在在所发生的一切。

在亲密关系中,要做到以初学者的内心来看待事物是非常困难的。我们已经非常习惯于自己对对方所做的定位,也非常容易受到自己情感的影响,因此无法真正认清对方。

如果拉斯和南希都能以更加正念的态度来处理自己的问题,他们就可能会以不同的方式来回应对方。以一种具有开放心态的好奇心和希望充分感受彼此情感的愿望来处理问题，将能给双方带来很大的好处。

当南希看上去有点不高兴时，拉斯可以求助于"三个觉察对象练习"。他可以让自己认真倾听对方心声，同时也注意观察自己的情感反应，但不要用辩解的方式来回应。他应该考虑到这样的可能：对方是不是因为受到了伤害才有此表现，而对方之所以会受到伤害是因为她爱自己、想念自己。对于对方因失望而导致的痛苦，他本来是可以感同身受的，而不是立刻就将其归于是对方缺点的一种表现。他可以想象一下，在过去几个星期里，当他一心只顾自己的工作时，南希会有什么样的心理感受。

在南希知道了拉斯并没有做任何安排后，正念既可以让南希更加清楚地觉察到愤怒之下所受的伤害，也可以让她更容易体验并承受对联结的渴望和被忽视的感受，而不应该认定拉斯没有做安排是因为他不在乎自己。南希应该注意到，拉斯曾对她说过他非常想和她在一起。因此，南希完全可以告诉拉斯自己很想念他。

如果他们双方都能够以初学者般不带陈见的清晰眼光来看待对方，用开放的心态包容自己和对方的痛苦，那么，他们本来是可以以一种感同身受并相互理解的态度来回应彼此的。他们将能因此而重新建立情感联结，对是否做了安排达成相互谅解，并共度一个美好的夜晚。

为人父母

任何养育照看过孩子的人都知道，这绝对是对自己情感的一种考验，就算你只有很短的照管经历也同样如此。一位非常认真学习禅修的人曾经抱怨自己的心中充满了各种各样的愿望。她从书中得知有些修行者为了修行而放弃了各种世俗的享乐，她认为自己或许也应该来亲身尝试一下。于是，她去问著名心理学家和禅修教师杰克·康菲尔德："我怎么样才能超越对欲望的不断追求？我要通过什么练习才能修炼成一个什么都放得下的人？"杰克问她每天都做些什么。她回答说："也没做什么太多的事。我只是一个家庭妇女，我每天在家照看自己的三个孩子，我还会抽时间进行禅修。"杰克说："你已经有足够的机会来练习如何放弃自己的欲望了。"

通过照看另外一个人，我们将不得不放弃专注于满足自己欲望的需求。帮助一个迷路的人会让我们觉得很有意义，我们会觉得自己好像实现了某种目标，这个时候我们所专注的是自己的快乐，而照看小孩却不是那么容易。孩子需要很多爱护和关注，通过照看他们能够凸显我们一切没有解决的情感问题和脆弱之处。为人父母是一项非常困难的工作，而我们大多数人几乎都没有接受过这方面的正式训练。幸运的是，正念练习能够帮助我们以一种更加巧妙的方式来完成这项工作。

活在当下

在过去几十年中，心理学家观察到了很多有关父母和子女之间是如何通过交流来发展彼此关系的过程。婴儿生来就具有一种微妙而敏感的交流能力，但他们没有语言能力，更没有翻译来帮助他们。从婴儿生下来的第一天起，父母就面临着一个挑战：要设法理解自己的孩子在获得语言能力前的想法。任何曾照料过啼哭中的婴儿的人都有过下面这些疑问：(1) 是尿布湿了吗？(2) 是不是他（她）觉得太冷了？(3) 是不是他（她）觉得太热了？(4) 是不是他（她）饿了？(5) 是不是他（她）想睡觉？有的时候，上面这些都不是问题所在，孩子只是想要人抱而已。

一旦这些基本需求得到满足，最后一项需求就显得很关键了。孩子需要从照料他们的人那里获得情感关注。我们在第二章中曾经讨论过在不愉快感受强度和我们承受它们的感受能力之间的平衡。当这种能力较强时，我们就可以很好地来应对自己的困境；当这种能力较弱时，小小的问题都很容易让我们无法承受。孩子年龄越小，独自应对不愉快感受的能力就越弱。这个时候，孩子们就要来"借用"我们能够承受不适感的这种能力。

我们都见过这样的情况：当一个处于严重不安状态下的孩子被母亲或父亲抱起时，他们会很快安静下来。事实上，抱起孩子涉及一个非常复杂的过程。研究人员曾经通过对父母和孩子的面部表情进行录像来记录了他们之间的互动过程。当录像带被以慢速重放时，研究人员就可以观察到一些细微的交流过程。在婴儿开始笑时，父母会给予回应；当父母的眼光转移时，婴儿也会作出回应。这些细微的交流过程快达每秒钟10次。通过这个过程，婴儿感受到了父母的存在。事实上，如果父母能够承受一时的情绪的话，婴儿常常也能。当然，这一点不仅仅对婴儿重要。

在孩子逐渐长大有可能陷入困境时，我们"抱住"他们的能力同样也很重要。

从更广泛的角度来看，人类承受负面感受的能力是具有传染性的。这一点在危机时刻表现得尤其明显。一行禅师曾经讲述过一个非常生动的例子，例子中所涉及的这些人在越战结束前正在设法逃出越南。

挤满难民的那些船只上的条件是非常糟糕的。人们已经饱受了战争的伤害，很多人和亲人失去了联系，连是否能保住性命都是个问题。大多数人完全丧失了自己的财产。船只严重超载，很容易受到海盗的袭击或中途下沉。即使他们到达了目的地，他们还是不能肯定自己被接纳还是会被拒之门外而不得不又漂流于海上。

这样的环境很容易让人非常恐慌。有的时候，船上会有一个尼姑、和尚或其他人正在非常专注地练习正念禅修，而这个人周围的那些乘客往往会显得更加平静。这就好像在练习者周围会产生一个具有吸引力和包容力的圈子一样。周围的人越是靠近练习者，他（她）所受到的影响也就越大。然而，相反的情况也会发生在船上的其他地方。如果某个乘客因恐慌而歇斯底里或充满敌意的话，他（她）周围的其他人往往也会惊慌失措。

正念练习可以从两个方面来帮助我们拥抱自己的孩子。第一，它让我们更加专注。这种专注能够帮助我们更加精确地读懂孩子所传达的交流信息。尽管我们可能无法完全觉察传送于彼此间快达每秒 10 次的细微信号，但我们却可以更加有效地觉察到孩子的情感状态以及我们对此的反应。第二，正念练习增强了我们承受不适感的能力。在看到自己的孩子陷入困境时，我们大多数人会觉得很难过。然而，我们承受这种不适感的能力越强，帮助孩子应对困境的机会也就越大。对于史黛丝（Stacey）来说，正念就像是她的救生用具一样。

史黛丝刚做母亲不久。每当女儿啼哭时，她总是会被弄得心烦意乱。史黛丝是由一对嗜酒成性的父母养大，她自己根本就无法从父母那里得到任何情感支持。女儿的啼哭总会让她想起自己不幸的幼年，但她却苦于无法应对。

为了缓解作为一个母亲的压力，史黛丝开始学习瑜伽和正念禅修。在正式坐禅练习的过程中，被父母抛弃的记忆开始涌上史黛丝的心头。她觉察到恐惧和悲伤的强烈情感，意识到自己从来就没有过被照料和爱护的感觉。

由于想到自己在童年时期的孤独经历，史黛丝决心要更加专注于对女儿的爱。在孩子感到不安时，她就尽力练习让自己去认真观察和聆听女儿传达的信息，而不是因害怕而逃避。她慢慢地开始观察到女儿是如何来回应她的内心情感的——在她抱住女儿时，如果她相信自己的内心很平静的话，女儿常常也会很安静。通过以这样的方式照料自己的女儿，史黛斯觉得自己内心的创伤好像也在慢慢愈合。

我们中的很多人从父母那里得到过比史黛丝所得到的更好的关爱，但尽管如此，我们同样可以使用正念练习来更加有效地觉察自己的情感反应，并以一种更巧妙的方式来关注自己的孩子。在我们注意到一些让我们逃避退缩或反应过度的情感倾向时，我们可以求助于第六章中曾经讨论过的一些练习方法，尤其是关注身体中的情绪、觉察身体中的情绪、观察一天中的情绪这几种方法。三个觉察对象也可以帮助我们更加专注于当下，更加投入对孩子的关注。

> 通过正念练习，我们学会了更加精确地读懂孩子的交流信息，从而让我们可以更加有效地安抚他（她）。

进入孩子的世界

与孩子进行交流的一个挑战在于文化间的差异。即使你的孩子成长于你所生长的同一个社区环境下，但孩子的世界与成人的世界大相径庭。孩子们的文化涉及一些不同的时间和现实观念。

孩子年龄越小，他们就越容易生活在当下的状态中。在我的孩子还很小时，我曾经问著名的发展心理学家卡伦·莱昂斯·露斯（Karlen Lyons-Ruth）我想了解她是怎么样看待"可怕的两岁"这个问题的*。为什么这个年龄段的幼儿很让人头疼？她解释道，孩子的情感在两岁时和在一岁时其实并没有太大的不同。真正产生变化的是他们思考过去和未来的能力。当一个一岁的女孩想要饼干时，如果我说"不行"，这个时候她会感到不安；如果我告诉她："你看那只泰迪熊，我想他现在想要玩一下了。"孩子马上就会注意到当前这个情况，然后就会把注意力转

---

* 美国人喜欢用"可怕的两岁"这种说法来描述两岁左右的幼儿，这个时期的幼儿开始有了个体意识，开始实际接触周围世界，开始"探索"，开始自有主张，开始不听话。——译者注

移到玩具熊身上。在孩子两岁时，如果我同样提到了泰迪熊，她虽然也会很高兴地去关注那只玩具熊，但还会再次想到向你要饼干。这种一方面考虑过去一方面想象未来的能力会随着孩子年龄的增加而逐年增强，直到他们也像自己的父母一样，大多数时候生活在对过去和未来的思维倾向中。

如果要想很好地和小孩进行交流的话，我们需要能够让自己回归当下。正念练习有助于我们做到这一点。既然我们能够学会专注于当下的呼吸，我们当然也能够专心于对孩子的关注，甚至可以一遍遍专心给孩子读《晚安月亮》（*Goodnight Moon*），陪孩子玩"滑坡与梯子"（*Chutes and Ladders*）*。对于照料小孩来说，我们这种专注于当下所发生事情的能力是非常有用的。当然，这种能力并不一定总是具有太大的娱乐价值。

在生活中，孩子们对于现实的观念也和我们有所不同。孩子的年龄越小，他们对于一个充满逻辑概念的世界的认识也就越弱，他们就更容易生活在一个想象中的、万花筒般的世界中。在这种情况下，我们成年人所称之为的幻想与现实这两个概念就能够得到极好的融合。这个时候，正念练习同样能帮助我们更好地与孩子进行交流。我们越是专注于练习正念，就越是不容易看重某些自己固有的观念，就会以更加开放的态度来接受觉察一个个流动般的体验。我们会注意到我们的幻想是如何以我们认为是"现实"的那种体验相互交织。当我们越来越适应自己内心的这种状态，并能更好地觉察到它的转换变化时，我们就能以一种更加和谐的方式进入孩子魔幻般的世界。

在和孩子一起玩时，我们可以生动地观察到这一点。工作和玩乐的区别到底是什么？这是一个值得思考的有趣问题。工作往往具有目标性。它更专注于做一件事而不是投入一件事；它更看重结果而不是过程。最起码的要求是你必须要能完成这项工作。而玩乐则正好相反，它并不具有目标性。它专注于投入这件事而并非做这件事；它更看重过程而不是结果。玩乐的唯一目标或结果就是享受美好时光。作为成年人，我们可能会由于工作所累而很难让自己真正享受玩乐。做家务，付账单，回邮件，完成任务——我们已经习惯于如何让自己努力去完成这一件件眼前的事情，以至于我们可能都失去了生活中更美好的东西。

---

* 这两者分别是在美国很著名的睡前儿童读物和儿童游戏。——译者注

正念练习可以帮助我们恢复玩乐的能力。通过培养觉察和接受的能力，正念可以帮助我们学会如何专注于当下的体验，而不仅仅是一味追逐目标。如果

> 通过找回自己幻想中的世界，找回玩乐的能力，正念可以帮助我们与孩子建立联结。

我们在日常生活中能坚持自己的练习计划，包括各项正式与非正式的练习，那么，正念就能让我们找回与孩子共同玩乐的能力。

爱 与 限 制

在我的双胞胎女儿还很小时，我非常吃惊地注意到自己说"不"字的频率。记得在她们还是蹒跚学步的孩子时，我带她们去看儿科。那位医生对她们进行了一次检查，寻问了她们的睡眠和饮食习惯，然后很肯定地告诉我，她们的身体看上去非常健康。他还问道，是不是有什么其他问题让家长很不放心。我回答说："我唯一担心的是她们好像有强烈的自杀倾向。"她们总喜欢走到街道当中，喜欢用手去碰火炉，喜欢爬楼梯，喜欢去做一些弄不好会危及生命的危险事情。为了保护她们，我整天都在重复一个字——"不……不……不……。"

还是和训练小狗的道理差不多。作为年幼孩子的父母，我们花大量的时间一次又一次地设法保护他们免于受到身体伤害，同时，还要教他们如何与别人相处（"你知不知道让别人高兴的最有效的一个字是什么"、"不能动手打人"、"好东西大家要轮着玩"）。这个过程会涉及大量的批评，因为孩子们很容易会做出一些危险的或不被社会接受的事情。

要是每个孩子在长大后都能成为一个喜欢自己的人就好了！因此，我们对孩子的不断批评可以通过我们的爱以及我们将行为与行为人区别看待的能力来作为弥补，以求平衡。在我们努力纠正孩子行为的过程中，如果我们能够保持一种强烈的爱和包容的态度的话，他们在长大之后讨厌自己的可能性就有可能大大降低。当我们在给孩子读故事、和孩子下棋打球、拥抱孩子时，这一切行为都有助于培养对当下的专注。

经常性的正念练习有助于我们做到这一点，尤其是第四章中谈到过的慈心禅修以及本章中曾描述过的共同呼吸练习。我们越是能够通过练习学会接受自己，学会将自己看作是广阔宇宙的一个部分，我们就越是

能够真正接受自己的孩子,即使他们的行为并不尽如人意。并且,我们越是努力练习专注于当下的能力,我们就越容易让自己专心于和孩子共同玩乐的过程,分享孩子的奇妙感受和全新发现。在我们遭遇困境时,我们可以求助于爱心禅修,把它作为一个救生用具来帮助我们摆脱困境,从而避免陷入针对孩子的指责思想中。

同样,并非个人化

在学会接受孩子的过程中,或许我们所面临的最大障碍就是容易将他们的行为和他们的人同等看待。作为父母,谁又没有过这样的感受:当孩子表现好时,父母便觉得这是一个好孩子,而当孩子表现差时,父母就羞愧难当?尽管我们知道不应该这样做,但我们所有人还是会在一定程度上把自己的孩子看作是延续自我的一个象征。结果,我们不仅担心自己在同类群体中的地位,还会担心孩子的地位。谁的孩子很擅长运动?谁的孩子学习好?谁的孩子善良而成熟?谁的孩子长得漂亮?在生活中,我们所关心的每一种衡量标准都有可能成为我们担心孩子的成功与失败的根据。

通常,这将会导致进一步的麻烦。它会让我们要求自己的孩子去实现一些可能并不符合他们最大利益的目标。结果,正是在孩子最需要我们支持的时候,我们却可能会因为他们无法实现这些目标而深感焦虑并大受挫折,这便是导致为人父母的很多错误做法的推动因素。

如果你是一个做父母的人,或者你曾经照料过孩子的话,现在你可以回想一下你有没有在什么时候被孩子的某个行为弄得非常不安,请先回忆一件这样的事情,然后再继续读下去。在当时那种情况下,你的内心感受如何?你是感到难为情还是觉得羞愧难当?当我们意识到自己的孩子没有教养,或者想到我们没有把孩子教育好时,我们会觉得非常着急。如果我们把孩子的行为看作是我们自己能力的一种表现,那么,我们会认为自己非常无能。我在一次搬了新家之后的经历便验证了这一点:

我刚搬到的这个小镇有很多可供住户彼此进行交流的场所,这些地方经常会吸引很多人。每年,大约有20户住户会参与一次为期数天的社区远足活动,地点在怀特山。山上的这些小路很难走,不是上坡就是下坡,在天气闷热时还会遇到蚊虫的干扰。

在走了几个小时后,我的孩子们感到很累了。旁边一位看上去很有经验的母亲告诉我们:"你们是和孩子一起走啊!如果和孩子分开走可能会更好。"我心里暗想，这个建议可真够奇怪的。然而，在几个小时后，情况变得越来越糟了。我和妻子开始和孩子们争执起来，然后我们俩又在争个不停。这个时候，旁边那位母亲建议由她带着我们的孩子走，让我们加入另外一组。我们采纳了她的建议，情况总算变好了。孩子们在行走结束后仍然觉得很累，但看上去很高兴。

问题出在哪里？如果我们不把孩子的行为贴上个人象征化的标签，我们就有可能把孩子照料得更好（当然，和那些不是自己父母的成年人在一起时，孩子们的表现往往会更好一点）。我可以毫无困难地来应对其他孩子的抱怨——因为他们并没有象征我。同样，当我的孩子遇到麻烦时，其他父母也能够更好地给予支持和引导。

通过缓解对自我的专注，让我们认清自我身份感是如何形成的，并增强了我们包容承受各种情绪的能力，经常性的正念练习可以帮助我们不再将为人父母贴上个人象征性的标签，让我们可以用一种同情但却有如对待他人孩子般的客观态度来回应自己的孩子。正念可以帮助我们不再过于担心自己的成功与失败，同样，它也能让我们不再过于看重自己孩子的成与败。这样可以让我们更容易从关爱他们的过程中得到快乐。

划定界线

对于我们大多数人来说，想要了解为人父母的技巧并不难，难的是如何将其付诸实践。我们很容易就可以明白，划定一些具有稳定性的清晰界线将有助于孩子的良好行为。对好的行为要给予奖励；不支持坏的行为，或慎重对其进行惩罚。不要对孩子大喊大叫，进行肆意的批评和羞辱。很简单，我们只要按照自己的计划来做就行。

但问题是，当冲动的时候，我们大多数人很难做出适当的回应。在大多数时候，我们对自己情感的回应是一种不自觉行为。这种情况在日常生活中是一种非常普遍的体验，以至于我们所接触的语言经常会表达出一些含混的意思。在说"我很生气"时，我的真正意思到底是什么？我是不是指我的内心和身体中产生了一种愤怒感？我是不是指我正在向另外一个人表达这种愤怒感？我们如此习惯于在感受和行为之间打开一条差距的缺口，以至于我们不能够用英语来很容易地区分这两种反应之间的区别。

正念练习也能够为我们打开另一个差距的缺口，但这个缺口却是很有必要的——在传统禅修中,它被称做"认清火焰前的火花"(recognizing the spark before the flame)。它可以帮助我们观察到某种情感的产生,以及随之而来想要有所行为的冲动。正念练习让我们感受到了那种想要顺从冲动有所行为的强烈欲望,并让我们自己决定现在这样做是否足够明智。它让我们有可能通过专注于呼吸先静下心来,将注意力集中于当下的感受,在这之后我们再决定该如何行动。

> 在说"我很生气"时,我们的语言却表现出这样一种情况:我们很难在感受和对感受的行为之间认清其中的差别。

父母的行为修正

孩子们常常能够教自己的父母一些有关如何修正自己行为的课程。当一个男孩想让母亲给他买一个玩具时,母亲说:"不行。"这个时候,孩子就开始边哭边抱怨。他责怪妈妈一天就只会给妹妹买东西,但什么都不肯给他买。当他们走过商店时,男孩的抱怨声一阵高过一阵。母亲实在是受不了了,最后只有买下了那个玩具。好了!孩子现在开始高兴了,他又愿意听妈妈的话了。结果,母亲受到了买玩具的强化训练。下次,当类似的情况再次发生时,她将更有可能做出让步。

通过同样的方法,孩子们也可以来训练我们大声喊叫的习惯。"把你的玩具收起来。"15分钟后,什么反应都没有。"宝贝,一定要把玩具收起来了,该吃饭了。"10分钟后,还是没有什么反应。"我告诉过你两遍了。赶快把东西收干净!"这个时候,孩子终于开始收东西了。结果,父亲受到了大声喊叫的强化训练。

正念练习可以帮助我们避开这种行为。在第一个例子中,正念能帮助我们承受让孩子失望的情感。在第二个例子中,正念能让我们在情感、冲动和行为之间打开一个差距的缺口,这样就能让我们有机会改道而行。

建立一项经常性的正念练习计划将有助于我们在面对这类挑战时做出更加适当的回应。然而,在问题比较紧迫的时候,第六章中曾经描述过的"三分钟呼吸空间"练习也可以被我们用来作为一种比较方便的救生用具。在这种情况下,我们可以利用很短的一段时间来关注自己的思想、情感和身体感受,可以从对呼吸的专注中静下心来,可以很放松地来感受当下,这样的话,正念就可以帮助我们来承受发生于眼前的事情,让我们找到最佳回应方式。

免罪

我的朋友和同事特鲁迪·古德曼（Trudy Goodman）将我们在养育孩子中所犯的错误称为"做父母的罪过"（parenting crimes）。我们都有属于自己的起诉书和罪行认定书，其中列满了这样一些内容：我们对孩子大吼大叫，羞辱孩子，让他们产生被拒绝感和无能感，没有能有效限定孩子的行为，将成年人的负担施加到他们身上，等等。起诉书中的这份清单可以一直这样写下去。

我们应该感谢一些保护儿童的机构，要是没有它们的话，那份清单上还可能会包括更多的内容，比如在我去家得宝（Home Depot）*购物的那天曾经遇到的情况。我当时被女儿弄得几乎无法控制自己，真想用双手去卡住她的脖子，但我最后还是克制住了。我是这样想的："如果一个临床心理学家被控虐待儿童的话，这简直太让人尴尬了。"

将做父母的一些行为认定为罪过，其实是没有什么好处的。它会促使我们因自己的错误而过度补偿（在过于严厉之后向孩子的要求让步，或者在让步之后又对孩子过于严厉）。这种负罪感还会让我们变得更加不安，会减弱我们应对下一次挑战的能力。

正念练习在这个时候又能发挥其作用了，尤其是慈心禅修。如果我们学会了不再随随便便就把人和事联系在一起，如果我们认识到我们的反应和我们的个人经历与生活环境之间的关系，我们就不容易让自己背负过重的负罪感。我们会开始认识到，自己作为父母的这些弱点，实际上也只是人性脆弱和人类弱点的一个部分而已，这些问题并不是我们独有的。我们会把自我指责的思想看作是一种过于挑剔的评判态度，而并非一些证据确凿的事实。我们也会意识到，无论怎么样努力，我们都不可能成为完美的父母，也不可能让自己的孩子避开一切困难。和任何其他人一样，我们的孩子也将会面临同样的挑战，也会遭受损失，也要经历变化。不管他们怎么做，他们都将要面对喜悦和悲伤、面对快乐和痛苦。

---

* 家得宝是一所美国家居连锁店。——译者注

综合运用：练习关系中的正念

正念练习用于改善我们人际关系的大多数方法都要经历一个逐渐积累的过程。有的时候，当我在讲课中谈到这个话题时，我真的很高兴自己的妻子并不是听众中的一员。如果她坐在听众席的话，她很可能会像在婚礼上发表演说一样站起来反驳我的观点："我认为这些内容没有用。练习了那么长时间的正念后，他仍然不是特别擅长处理亲密关系，还是像一个不太成熟的年轻人。"她可能是对的。然而，她的反对观点却忽略了一个我们在前言部分曾经提到过的重要可能性。我们并没有经过对照组的实验进行验证。如果没有经过这些年的正念练习的话，谁又会知道我会成为一个什么样的人？

对我们大多数人而言，和别人相处永远都不会是一件很容易的事情，不管我们有没有练习过正念。然而，如果我们可以定期进行正式或非正式的正念练习，如果我们在发现自己陷入情感困境有可能仓促行事时记得求助于救生用具，那么，我们就可以从中受益。

在第三章和第四章中，我们曾描述过如何制定一项综合性的正念练习计划。作为其中的一个部分，慈心禅修对于培养一种接受的态度是尤其重要的——这种态度不仅针对自己，也针对他人。你可以尝试将一些正面的意愿传送给那些你喜欢或不喜欢的人，但你要遵循这样一个原则：不要将不良情绪强加给对方，要去接受内心中出现的任何情感。正如在第四章中曾经讨论过的一样，要做到这一点就要让自己能够去认可各种各样负面或相反的回应。

如果你有一个对正念练习也感兴趣的同伴，那么，本章中曾描述过的"共同呼吸"练习将是一种很有效的练习方式。双方共同定期进行这项练习将有助于强化彼此情感的联结。

在日常交流中遭遇困难和挫折时，"三个觉察对象"（Three Objects of Awareness）练习能够帮助你更加专注于当下。将日常对话当作是一些非正式正念练习的机会是一件很有意义的事情，这是因为在我们专注于相互间交流时，即使是最简单的交流过程也会表达出很多情感内容。当你在了解自己在人际关系中的真实感受时遇到困难，第六章中讨论过的那些练习可以帮助你强化这种觉察力，如关注身体中的情感、觉察身体中的情感观察一天中的情感。如果你会反复陷入某些关于人际关系的强迫性想法中的话，"给想法贴标签"练习（第六章）可以帮助你更加清楚地认识到这种思维摸式，而"想法就只是想法"练习（第五章）则能够帮助你从中摆脱。

有一些时候，我们有可能不可避免地会以这样或那样的方式"迷失"方向，这往往发生在像这样的一些交流过程中：这个时候，愤怒或恐惧占据了我们的内心，我们发现自己非常想说出或做出一些以后可能会让自己感到后悔的话或事情。在这样的一些情况下，"三分钟呼吸空间"就有可能成为一种很有价值的救生用具。尽管它需要你在交流过程中暂停片刻，但它却很有可能使你和对方免受更大的痛苦。

有的时候，尽管我们有一定的时间来考虑如何对对方做出回应，我们也知道以什么方式来做才是最好的，但我们就是很难抵制住想要做某种愚蠢事情的冲动。这种情况有可能发生在这样的一些时候：对同伴感到嫉妒，对不听话的孩子感到愤怒，对朋友感到失望。"冲动冲浪"（第七和第九章）在这个时候就可以被用作是另外一种救生用具。你可以观察到这样的一些冲动会出现于内心中——想要打电话，想要发电子邮件，想要开车去某人家。这些冲动会逐渐到达顶点，但它们也会慢慢消失，但你在观察它们来来去去的同时却没有顺势而为。有时我们还会因过于纠缠某段关系而无法自拔，这个时候，我们需要通过专注于某种既非个人化也非人际关系化的事物来清理一下我们的思想。于是，"大自然禅修"就可以派上用途，它既可以作为一种正式练习方式，也可以作为非正式练习方法。

相比较焦虑、抑郁和各种与压力相关症状的种类而言，关系问题的种类要更加复杂。

因此，没有哪一个处方可以适用于每一个人。下面有一个例子可以说明各种正念练习方法是如何被综合运用于强化个人生活中的人际关系的。当然，你的个人感受可能会有所不同。

斯图尔特（Stuart）是一个工作努力的中层管理人员，也是三个孩子的父亲。他一方面想尽力把自己的工作做好，一方面又想照料好妻子、孩子和多病的父母。尽管他很爱自己的家人，但他却常常觉得压力很大，很想念年轻时的那段日子。那个时候，他可以自由支配自己的时间。

为了能放松自己，斯图尔特开始学习正念。他每周数次在上班前定期进行禅修，也利用上下班路上和周末做家务的时间来进行非正式练习。

在开始感到自己的心态更加平静并且也更能专注于当下时，斯图尔特还注意到自己的关系也有了一定改善。他读了一些关于禅修的书和文章，在这之后，他发现自己的生活重心也开始有所改变了。

他在工作方面有了很大的变化，斯图尔特不再容易把一件事和做事的那个人联系起来看。他意识到，当问题出现时，自我意识在其中所扮演的重要角色——大家彼此相互责备，相互提防。他开始发现，他试图给别人留下深刻印象的各种努力是如何导致了他不必要的担忧。于是，他让自己更加专注于如何去做好一件工作，同时把是否能得到别人认可放到了一个次要的位置。由于斯图尔特现在能够将人和事分开看待，所以，当事情完成得好时，他不会沾沾自喜；当事情没有完成好时，他也不会一味责备自己。在放弃了专心维护自我形象的同时，他越是将注意力集中在如何帮助公司获得成功，在工作中的关系也就处理得越好。

在家里，正念练习使斯图尔特认识到他一直以来的分心状态。他的妻子常常抱怨说自己根本没有得到重视，这让斯图尔特很受伤害，因为他一直以来都在很努力地想让家人能高高兴兴地生活。为了能促进自己的练习，也为了能对妻子的需求有所回应，斯图尔特开始把他和妻子的交流当作是练习"三个觉察对象"的机会。他注意到，在他的注意力不够集中或者是他要去忙自己的事情时，妻子就会感到有点不安。于是，他意识到，通过将注意力引回夫妻双方当下的生活中，他将能和妻子建立更加紧密的关系。果然，他们相处得更好了。

通过在和孩子交流的过程中保持正念，斯图尔特意识到自己常常对他们缺乏耐心。当孩子不明白某件事情或者需要帮助时，他有的时候会表现出一副很烦的样子，孩子会因此而感到不安，这又导致进一步的争论或更严重的后果。当发现这样的情况总是一再出现后，斯图尔特开始尝试应用"三分钟呼吸空间"来应对自己的紧张状态。尽管他不一定总是能获得成功，但至少他有时能注意到这种不耐心的情绪下隐藏的情感——这一方面是因为焦虑和童年期间的问题遗留的痛苦，另一方面也是因为与某种童年记忆相关的愤怒。在认识到这一点后，一般情况下他都愿意用点时间让自己来专注于呼吸，使情绪得到调节，这让他能够更加巧妙地回应自己的孩子。

在同自己多病父母的关系方面，斯图尔特也通过正念得到了好处。尽管父母一直都想好好地照顾斯图尔特，但他们自己也是生长在有问题的家庭中，所以，他们不知道应该怎么样才能做好。对于自己的成长，斯图尔特仍然有不少无法消除的失望与愤怒感。无论什么时候，当父母蛮不讲理，表现出一副颐指气使的样子时，斯图尔特的这些情绪便会被触发。因此，和父母在一起时，斯图尔特会更加小心地专注于自己的情感。在无法控制自己的情绪时，他会求助于"三分钟呼吸空间"。就这样，在控制住自己情绪的同时，斯图尔特更好地帮助了父母。

有了这些方法后，斯图尔特还需要另外一种方法帮助他摆脱生活中繁杂的人际关系、清理自己的内心。大自然禅修给他提供了一个他所希望得到的缓冲地带，他很高兴能有这样的机会可以全身心专注于这个自然世界。

用于充分经历磨难的正念练习：关系

第三章和第四章中曾描述过一些可用于定期练习的正式或非正式的正念方法，在打下这个基础后，你也可以使用下列方法强化你的各种人际关系。

正式禅修练习
- 共同呼吸：用于感受和同伴的联结，并觉察你们之间的共同之处。
- 慈心禅修：用于培养对他人的同情心，并使自己免除做父母的负罪感和负疚感。
- 关注身体中的情绪：用于增强在回应他人时对自己情感的觉察力。
- 给思想贴标签：识别并摆脱和关系问题有关的强迫性思维。
- 想法就只是想法：让与关系问题有关的强迫性思维来去自如。

非正式练习
- 三个觉察对象：专注于是否能和他人建立联结的自我觉察感。

下列方法也有助于在日常生活中将关注力引向此时此地的当下，从而帮助你更加投入对关系的专注。
- 行禅
- 大自然禅修
- 食禅
- 在驾车、淋浴、刷牙、剃须时的禅修

救生用具
- 三分钟呼吸空间：用于因为愤怒、恐惧或其他情绪无法控制而正要冲动行事时。
- 冲动冲浪：用于下列情况——在关系问题中，尽管你已经了解做出一件愚蠢事情的后果，但你仍然无法控制，就是想做这件事。
- 大自然禅修（正式或非正式）：在你需要从人际关系中摆脱出来时，用于帮助你清理自己的思想。

制定一项计划

你可能会发现，为自己制定一个使用正念来应对人际关系的行动计划是一种有效的做法。你可以将下面的表格复印下来，然后再针对不同的关系来制定不同的计划。

练 习 计 划

开始时请想一下你认为哪些人际关系问题对你具有挑战性。

我想解决的人际关系问题：_____
_____

我要应对处理的一些情况：_____
_____

我在这些情况下的感受：
生理方面（身体方面有什么反应）：_____
_____

认知方面（想法）：_____
_____

行为方面（我试图去做或去逃避的事情）：_____
_____

我最需要救生用具的时候：_____
_____

现在，请基于你所学习到的内容和对不同练习方法的体验来制定一份初步练习计划（必要时你可以加以改动）。

正式练习	时间	频率

非正式练习	时间	频率

救生用具	可能应用的情况

在你的关系问题需要得到进一步帮助时

在与他人交往时，你很容易陷入破坏性交往模式中。尽管正念练习能够帮助你从中解脱出来，但有的时候，作为中立者第三方的帮助也是很有必要的。

虽然你尽了自己的最大努力，但情况并没有得到改善，与他人关系中出现的某个问题影响到你的健康、快乐、学习和工作，在这个时候，去咨询心理健康专业人员可能就是一种明智的选择。

有不少心理治疗师不仅针对个人进行治疗，也针对夫妻或家庭。如果你的冲突对象是工作或学校中的某个人，你可能就要单独去进行咨询，因为你不大可能带着你的老师、老板或同事一起去见咨询师；如果问题发生在夫妻间、姐妹间、父母与子女间，家庭治疗通常就是一种很好的选择；如果你的伴侣或其他家庭成员不愿意和你一起去见咨询师，你可以自己先去,在治疗过程中再寻找进一步解决问题的方法。

有少数心理治疗师能够使用正念技术来解决夫妻或家庭成员间的问题,并且这样的治疗师的人数越来越多。尽管其他方法可能也会非常有用,但你可能会发现,在应对人际关系问题时,具有正念技术的治疗师能够为你的正念练习提供更好的帮助。在本书后面的参考资源部分,你还可以看到一些有关如何找到婚姻或家庭治疗师以及如何处理关系问题的建议。

各种各样的人际关系问题是难以回避的。通常,正是我们的行为方式让我们陷入困境——我们的智力足以让我们明白怎么做才最好,但我们却很难付诸实践。这种情况也发生在很多领域。在下一章中,我们将学习怎么样应对陷入不良习惯的倾向性,我们也要来看一下正念练习是如何帮助我们在各个方面做出更好的选择,这些方面包括饮食、锻炼、看电视和性等。

第九章

摆脱恶习

学习如何做出更好的选择

你有没有过这样的感受：想把事情做好，却很难做到；一旦做了某件事，心情又变得很糟？到目前为止，我们已经讨论过了正念练习是如何帮助我们应对内心的感受，并让我们和别人建立更加紧密的联结。我们了解了正念是如何使我们的行为更具灵活性——让我们能够面对恐惧；在别人令我们烦恼或失望时，我们能以更加巧妙的方式回应对方。在这个过程中，我们一直强调正念是一种应对内心思想和情感的方法。

然而，我们的行为仍然会以各种各样的方式来制造麻烦。我们每天都要进行大量的选择，而这些选择会对我们自己以及周围的人的利益造成影响：我们会选择是否要再喝上一杯酒或再吃上一块蛋糕；会选择睡觉还是熬夜；会选择认真工作还是混日子；会选择是否要讲真话，是否要帮助落难的朋友，是否要打开电视。事实上，我们的很多痛苦来源于不良习惯所造成的结果。其中，有一些是外在的结果（人际关系陷入麻烦或健康受到影响），而另外一些又是内在的结果（因为自己糟糕的行为而非常沮丧）。有一些选择会带来两方面的结果。比如，我们在喝多酒后会说出一些本不应该说的话，宿醉的感觉既会影响到第二天的工作，又会让我们感到尴尬而羞愧。

那么，我们怎么才能够做出更加明智的选择呢？第一步就是要让自己真正意识到我们正在面临各种选择。我们的一些习惯已经根深蒂固，以至于我们几乎无法意识到自己还有选择决定的机会，如不知不觉走到冰箱旁想吃点什么、为自己编造借口、没按照计划支配自己的时间。正念的生活能够让我们对各种事情充满好奇心，到底为什么会又增加了1.36千克的体重；为什么朋友会对我们冷淡；我们信用卡上的钱怎么会越来越少。通过正念练习，我们可以更清楚地意识到此时此刻我们到底在做一件什么事。

一旦我们做出某种选择，我们应该怎么样来培养自己遵守这项选择的毅力？怎么样才能让自己关上冰箱门、承认事实或控制好信用卡呢？尽管这不是一件容易的事情，但正念练习可以帮助你做得更好。

我们有可能会形成的不良习惯可以说是数不胜数。现在，请用点时间，看一下你有多少次曾经陷入这些最常见的不良习惯中。

不良习惯记录表

0—从不　1—几乎不　2—有时　3—经常　4—很频繁

请使用上面从1~5的不同频率等级来评估你陷入下列不良习惯的频繁程度：

- 毫无必要地吃太多东西（__）_____
- 吃不健康的食物（__）_____
- 喝太多酒（__）_____
- 在不适当的时候饮酒（__）_____
- 过度使用麻醉品（__）_____
- 在不适当的时候使用麻醉品（__）_____
- 吸烟（__）_____
- 熬夜（__）_____
- 无节制上网（__）_____
- 无节制看电视（__）_____
- 咬指甲、用手指抓皮肤或揪皮肤、抓头发或紧张时的其他行为习惯。（__）_____

（继续）

- 开车时做其他事情（拨手机、梳头等）(__)_____
- 工作过度 (__)_____
- 拖延工作 (__)_____
- 拖延做家务 (__)_____
- 锻炼过度 (__)_____
- 拖延锻炼 (__)_____
- 买自己不需要的东西 (__)_____
- 沉溺于赌博 (__)_____
- 经常调情 (__)_____
- 保持不适当的性关系 (__)_____
- 喜欢说一些不太严重的谎话 (__)_____
- 喜欢说比较严重的谎话 (__)_____
- 在叙述一件事时喜欢通过夸张来吸引别人或让别人印象深刻 (__)_____
- 在谈到自己的事业或所交税额时喜欢夸张 (__)_____
- 对无辜的人发火，不能善待他人 (__)_____
- 具有上面没有列出的一种不良习惯 (__)_____
- 具有上面没有列出的另一种不良习惯 (__)_____
_____

现在请花点时间回来看一下被你评为 0 以上的各个选项。在每一个选项旁边的横线上记录下这个习惯所导致的外在和（或）内在的结果。

你有没有发现些什么？除了少数圣人般的人以外，我们大多数人会有这样或那样的一些不良习惯。当你对这些行为习惯的控制能力更强一点时，你的生活难道不会更好一点吗？

内疚、羞愧与其他各种快乐

当没达到自己的标准时，大多数人会很讨厌自己内心中那种糟糕的感觉：内疚感和羞愧感在折磨我们，让我们做出更多不当行为。我们肯定不喜欢超速罚单、监狱服刑、离异、失业以及其他必须为不良行为所付出的代价。幸运的是，通过定期练习正念，我们可以限制住这些结果的发生。

我们在第五章中曾经讨论过不同的文化是如何借助不同的方法来帮助它的社会成员学会与他人相处的。几乎所有文化都有一些禁止偷盗、说谎、杀人、通奸的规定，然而，有的文化认为，即使是想一下这样的事都是一种罪恶；另外一些文化则允许这样的想法或冲动存在，但行为同样是被禁止的。我们曾读到过，试图将这些不受欢迎的想法或冲动从内心中驱赶走的做法会让我们陷入烦恼，从而会导致抑郁、焦虑和与压力相关的很多症状。

在练习以接受的态度觉察当下体验的过程中，我们会注意到，有很多高尚的或不是那么高尚的冲动会时不时进入我们的内心。我们还会觉察到很多摇摆不定的心念——这是一些针对他人、针对工作、身体、或我们每天要做出的各种各样的选择而产生的一种复杂而矛盾的情感。我们会发现，在做决定的过程中，我们内心中同时存在天使与魔鬼的两个对立面。"我到底应不应该这样做？"

你可能会怎样选择？考虑是否会受到惩罚的风险是一种很基本的做法。在公路上行驶时，我们驾车会控制自己的车速；在看到"红灯亮时禁止右转"的标志时，我们会停车等候。我们之所以能遵守规定都是基于心里有这样的想法：违章有可能会被警察看到。大多数人在停车时会自觉地把硬币投入路边的停车计时表，这部分是因为我们不想被罚款。

当然，我们的行为有的时候也会由自己的良心所决定。弗洛伊德将其称为"超我"——从字面上来看也就是"高于自我"的意思。几乎我们每个人都会有这样的感觉：好像有某个人或某样东西在我们的内心中，他（它）在观察我们的行为，在判定我们的行为是否符合道德。这样的感觉在童年期间便会形成，成年人会不厌其烦地提醒我们什么是正确什么是错误，我们就会把这些观念内化于心中。当违反这些内心中的规则时，我们会感到内疚；当被抓到时，我们会感到羞愧。由于内疚和羞愧都是一些很不愉快的感受，因此，我们学会了让自己有所节制以便能避开这些感受。

另外还有一些更加微妙的因素会影响到我们的决定，这些因素的考虑范围超越了对惩罚、内疚和羞愧感的逃避。在非常专注于自己的感受时，我们会注意到不良行为会引发一阵阵内心中的不安。如果你今天犯下像撒谎、偷盗、强奸、抢劫这样的行为的话，你是很难让自己静下心来专注于禅修的。因此，通过禅修，我们可能会做出更加健康和明智的决定（还能够将做出相反决定所引发的痛苦感最小化），这是因为我们对于这些决定的细微影响会更加敏感。

我们会开始注意到，在某些行为之后往往伴随着某些心态的形成，这当然也就会引导我们的行为更符合道德、更有技巧。比如，假如我对自己的妻子不好，这个时候，如果我来观察一下自己的内心，我可能就会注意到几个令我不安的结果。首先，我可能担心她会因此而愤怒，有可能对我很冷淡，甚至会报复我。其次，我会因为自己变成一个不好的人，因为没有达到内心中好丈夫的标准而感到内疚或羞愧。如果观察得更细致一点的话，我会觉察到我给她带来的痛苦，会注意到她也是一个像我一样的人，她也会感受到在别人不能善待我时我所感受到的同样痛苦。我还会感受到我和她之间的联结关系中断了，我在这个世界上会变得更加孤独。所有这些感受都是很不愉快的，但如果我能保持正念，这些感受就能够防止我下次再犯同样的错误。当然，如果我一直丧失正念的话，我可能会一遍又一遍地做一些不好的事情，直到我很吃惊地发现自己竟然收到了妻子要求离婚的文件。

相反，如果我能善待或者能包容妻子，那么，我所能体会到的将会是完全不同的一整套内心反应。我不会担心遭到她的报复；不会有太多自我指责的想法；在看到她幸福时，或许我也会感同身受，和她共享快乐。我同时还可以和她建立更加紧密的联结，这样我就不会有明显的孤独感。如果正念让我感受到这些愉快的体验，下次我将更有可能有所思考后再来决定自己的行为（这样就不大容易收到离婚文件）。

通过这样的方式，正念练习帮助我们认识到以同情心来善待别人实际上是符合我们个人利益的。事实上，在不道德行为之路上越走越远的原因，就在于我们没有真正认识到自己内心所要承担的结果。通过揭示我们的行为对自己所造成的一些微妙影响，正念练习可以帮助我们做出一些更加明智的选择。

练习正念的道德观

现在所面临的挑战是如何形成一种持续而充分的正念意识，以便我们可以始终觉察到自己行为的因果关系。制定一个像第三和第四章中所描述的那种经常性的练习计划，将会是一个很好的开端。除此之外，经常练习第八章中所谈到的"三个觉察对象"，将有助于你更清楚地认识到自己的内在感受以及别人对你的反应。同时，在你扭曲事实时，它将能凸显你由此而生的焦虑感；在你为人不善时，它也会突出别人所感受到的痛苦。

在日常生活中，通过应用非正式的练习方法，你还能培养对其他行为所造成的细微影响的觉察力。在填写纳税表你要夸大自己的经营成本时，如果你能保持正念的话，你将会注意到因此而产生的某种轻微的恐惧或内疚感。这些一闪而过并且有时非常细微的感受将会成为某种自然修正力量，它会以一种缓和的方式来鼓励我们去做正确的事情。

通过这样的方法练习正念，也可以帮助我们感受到在修正错误之后所获得的好处。在我们对于纠正自己错误的行为有所疑虑时，我们会觉察到卸下负担后将会获得的轻松感。这种感受具有自我强化性，它能够促使我们下一次以同样正确的方式行事。长此以往，进行这样的行为调整能够缓解很多恐惧、羞愧和内疚感。

> 通过凸显因缺乏技巧的行为而导致的痛苦，正念练习自然能够促使我们以正确的方式行事。

快乐原则的失败

事实上，随着时间的推移，以明智而符合道德的方式行事将会变得越来越容易。持续的正念可以让我们一次又一次地认识到，缺乏技巧的不明智的行为方式常常是来自于对快乐或满足感的寻求。我们企图抓住快乐避开痛苦的做法不仅使我们陷入了在第五章到第八章中曾经讨论过的那些抑郁、焦虑、慢性背痛和失败的人际关系中，同时还会以一种微妙的方式让我们遭受一次次折磨。

我们试图欺骗或伤害别人的各种冲动都和想要抓住快乐避开痛苦有关。我们可能会向别人撒谎说我们已经事先有安排了，这样我们就可以呆在家里读自己喜欢的书，而不必和我们讨厌的某个人出去；我们可能会让自己的同事去做某项工作中最乏味的那个部分，这样我们就可以轻轻松松地完成自己的份额；我们也可能会夸大自己的成就，以便可以享受别人充满羡慕的赞美。在这种情况下，我们是这样想的——如果我们隐藏事实、避开不愉快的工作、或者吹嘘拔高自己，我们将会得到更多的快乐。然而，没有能达到自己理想标准所造成的令人不安的影响将会通过自己的方式来回应困扰我们。

这还不仅仅是内疚感和羞愧感的问题——道德缺失会让我们心有不安，"他会不会发现我那天晚上实际上就在家里？""她会不会意识到我让她做的都是最枯燥的工作？""他们会不会认为我在吹嘘自己？"这种道德缺失感会让我们变得更加多疑——担心别人也会以同样的方式来对待我们。因此，当生活被各种欺骗的行为渗透时，我们就会觉得自己生活在一个自认为充满欺骗的世界中。

在我们清楚认识到这种想要抓住快乐的企图所引发的痛苦，认识到无论我们怎么做，快乐和痛苦仍然会该来就来、该去就去时，善待并包容别人将会变得更加容易。我们会意识到贪婪的行为方式并不是一种有利的选择，这样我们就不会因为不得不放弃点什么而烦躁不安。当我们发现一场盛大的比赛正在以不正当的方式被操纵，而我们已经没有获胜的可能时，我们就会学会放弃。同样，在我们明白过分注重自我行为并不能让我们长期获得良好的感受时，我们也能学会放弃它。

从另外一个在第八章中曾经讨论过的更加微妙的层次来看，正念练习可以通过改变我们的自我观，帮助我们做出更加公正而符合道德的决定。当我们开始学会将自己看作是广阔世界的一个组成部分、看作是组成一个更大有机体的各个细胞时，我们想要为自己获得更多利益的这种倾向性就会开始有所缓解。这就像我们会很乐意将自己右手中的手套戴到左手上一样，我们并没有失去什么。于是，我们对"我"的专注会有所减少，对"我们"的专注会有所增强。我们没有必要用什么舍己为人的金科玉律来提示我们，因为"我"和"你"之间的区别已经不再明显。

大多数人已经在家庭中能够时不时感受到这种界线的淡化。很多夫妻共享收入,因此,在"我的钱"和"你的钱"之间已经没有了什么区别。当为自己的孩子花钱时,我们并没有感觉到"我"的钱花到了"你"身上。在一般情况下,当亲戚需要帮助时,我们会无偿提供给他们,我们不会想到自己很不划算——毕竟都是一家人!

正念练习有可能帮助我们将这种家庭观念扩展到包容每一个人。

当然,极少有人能够一直觉察到与自己紧密相连的这种相互关联性。然而,当通过正念练习意识到可以以这样的方式来感受自己与他人时,我们也会明白,即使是在因为各种情况不尽如人意而烦恼时,我们仍然可以保持对我们与他人之间相互关联性的一定觉察。这种觉察能力常常会导致更加明智的行为方式,从而进一步降低内疚和羞愧感。

> 对自己与他人的相互关联性保持觉察自然会使我们做出更加明智的选择。

有些人的道德素养已经很不错了,但他们仍然可以使用正念来获得进一步的完善,得到更强的宁静与自在感,而另外一些人可能还有很长的路要走——他们需要通过正念练习帮助自己走出深渊。

如果你今天遇到玛丽的话,你看到的是一位具有很强生活能力同时也很诚实的女性。如果你在15年前遇到她的话,你是怎么都不会信任她的。

玛丽生长在一个中上阶层的郊区社区环境中。她的父亲是一个嗜酒成性的商人,做事简单粗暴,做生意时很喜欢冒险。她的母亲是一个充满爱心的人,但却因为生怕自己的行为会冒犯丈夫而小心翼翼。玛丽的学生生活并不完整。在中学时,她和父亲产生了严重的矛盾。当班上别的孩子准备要上大学时,她已经无法忍受自己和父亲之间的关系了。于是,她离开了家。

独立生活对她来说是一件非常艰难的事。为了能找到了一个在脱衣舞夜总会的工作,她不得不撒谎隐瞒自己的年龄,在夜总会里靠卖大麻、卖走私香烟和仿冒高档表为生。她和不少男孩约会过,但他们都不是什么好人。尽管经历了这一切,玛丽最终还是没有沦为妓女,也没有卷入充满暴力的生活。相反,她还学会了通过谨慎理财攒下一些钱。

在24岁时,玛丽有了一个女儿。她的男朋友不久后离开了她。玛丽一下就陷入了窘境,她不知道应该怎么做才能扭转局面。然而,要供

第九章 摆脱恶习

养孩子的现实让她振作起来。她知道自己的父母在这方面做得很糟。于是，她决心无论如何也要把这个孩子养好。因此，她努力去追求一种更加正常的生活方式。

玛丽和中学的一个朋友一直保持联系，这个朋友后来成为一名护士。由于在医院里教授正念禅修课程，她就鼓励玛丽来参加学习。玛丽知道自己背负着很大的压力，所以，她接受了朋友的建议。

对玛丽来说，坐禅时要让自己专注于思想和情感并不是一件容易的事情。玛丽已经习惯于整天都把精力花在怎么样算计别人、怎么样应对各种关系、怎么样来规避法律方面。她很难让自己保持住对呼吸的专注，但在行禅、食禅和非正式练习方面却可以做得更好。然而，在夜总会的工作中保持正念对她来说几乎是不可能的——一想到其他舞女的悲惨生活状态和不把她当人看的那些顾客，玛丽就觉得自己根本无法承受这一切。她注意到自己的这种悲伤、愤怒和恐惧的感受。和别人一样，她只有依靠酒精和毒品来麻醉自己。

在开始阶段，玛丽通过正念练习认识到自己的压力甚至比她所能意识到的还要更大。她还注意到，在吸食毒品后，她的确能够忘记自己的焦虑、愤怒和悲伤。在毒品的刺激效果消失后，这些情绪很快又回来了，这个时候她会感到浑身难受。她认清了这种恶性循环——情感痛苦，通过毒品逃避，吸完毒后再次更大陷入痛苦，又想再次吸毒。她还发现她极少信任朋友，对大多数人充满戒心。她也开始想到自己的家人，一方面她有一种被伤害感和愤怒感，而另一方面她又希望这种现状能有所改善，这样的话，她的女儿就有了自己的爷爷和奶奶。

正念练习让玛丽意识到，除非让自己从目前这种生活中解脱出来，否则的话，她的内心永远无法获得宁静。于是，玛丽开始接受心理治疗。通过一段时间的心理治疗，她更加清楚地认识到她的确需要进行某些改变。

这种不安的心理促使玛丽开始接受作为一名医疗助理人员的培训。这个职业和她在夜总会的工作有巨大的反差。和医生在一起工作时，她必须把每一件事情都做好，并且她做的所有工作都被登记在册。一方面要忙着照顾孩子，另一方面又要做好自己的工作，玛丽觉得很难再坚持进行正式正念练习。然而，当她对自己是否能做好这项新的工作产生疑虑或焦虑，巨大的压力让她难以承受时，她又回到了禅修训练班。此外，尽管困难重重，但她仍然尽最大可能坚持非正式练习。

在玛丽继续接受治疗，并努力让自己以一种更加正念的态度生活时，她开始意识到了自己一些根深蒂固的习惯。她喜欢设法去掩盖自己所犯的一些小错误；迟到时她会撒谎；她还会不懂装懂。正念练习让她认识到，尽管这些习惯还没有产生任何外在影响（她的这些做法还没有被别人识破），但每次这样做都会使她的焦虑、内疚和羞愧感得到强化。于是，她逐渐尝试让自己多讲真话。结果，她常常能从别人那里得到良好的回应，担心被别人识破压力得到了缓解。

在接下来的几年中，玛丽一直坚持进行心理治疗，在这个过程中，她感受到越来越多的快乐。这条转变之路充满了艰辛。做一个单身母亲已经够难的了，而复杂的生活背景更让她觉得难上加难。她逐渐感受到与父母一起生活和在夜总会工作被压制住的那些愤怒、悲伤以及对亲密感的渴求。由于对各种情感的觉察能力得到强化，她和自己的女儿建立了更加紧密的联结关系，她对女儿的爱是发自内心的。在学会承受包容童年期的各种情感之后，她和父母的关系得到了一定缓解。父母不再像原先对待玛丽那样来对待自己的外孙女，他们对她很好。

学会找到内心中的价值体系并以此来指导自己的生活对玛丽来说是很有意义的。玛丽现在觉得自己既是一个正派的人，又是一个称职的母亲。在工作单位，她和在同样做母亲的同事结交为朋友，她很信任她们。做一个既要做好工作又要照顾好孩子的单身母亲是一件很不容易的事情，但和女儿出生前相比，现在这种体面的生活方式反而使她的压力有所减轻，不必担心自己被警察抓到或者谎言会被别人识破，不再害怕那些变态的顾客和自己充满戒心的紧张情绪，这一切都让她感到很轻松。在自己的生活走上正道之后，她甚至能够摆脱对毒品、药物的依赖。我们在后面会看到，很多人实际上是很难做到这一点的。

伦为奴隶

从智力上来说，我们完全有能力理解什么样的选择才是对自己最有利的，但所有陷入困境的人都很难按照自己的选择坚持做下去。英语中的"上瘾"（addiction）这个词来源于拉丁语的"addicere"一词，它指的是"赐予另外一个人做奴隶"。一个很明显的事实是，我们常常会因为自己的眼前欲望而沦为奴隶。我们在下面的很多方面很难做出明智的选择：饮食、锻炼、睡眠、饮酒、毒品药物、吸烟、赌博、购物、上网、讲真话、工作、恋爱关系和性关系——这里还只是随便列举了几项。在某些领域，既使是那些自认为不是"上瘾者"的人常常也会很难做出明智的决定。几乎任何行为都有可能上瘾，而我们中的一些人会时不时陷入其中。通常，是否会过分沉溺于其中才是问题所在。然而，在试图避免过分沉溺于其中的过程中，我们又有可能因过度约束自己而造成一些麻烦。

饮　食

如果你尝试过在第三章中曾描述过的"葡萄干禅修"的话，你可能已经注意到这颗葡萄干不同于其他葡萄干。在大多数时候，我们的饮食习惯是丧失正念的。除了会让我们失去生活中的一种巨大快乐之外，丧失正念的饮食也会给我们带来各种各样的健康问题。有将近2/3的美国人体重超标，而其中有1/3符合肥胖症的标准。1%～4%的年轻女性患有厌食症、易饥症和暴食症。虽然别的动物在饥饿时也会吃，吃饱后也会停，但作为人类，我们中的大多数人和食物的关系显然是不正常的。

丧失正念的饮食到底涉及哪方面的内容？这取决于在饮食过程中我们是大吃一顿还是细细品味。在只顾一个劲地吃的过程中，我们的注意力常常是放在别的方面，并没有真正来品味自己的食物。在这种情况下，不管我们是不是真正产生了饥饿感，眼前的食物只会让我们产生一种想将其一吞而下的冲动。当饱的感觉不是那么明显时，我们容易忽略它，总是吃着碗里的看着锅里的，嘴里的食物还没有咽下去，手中的叉和匙又迫不及待地落到了盘中。我们还可能通过饮食来寻求自我安慰，让吃东西时的快感将我们的注意力从不愉快的思想或情感中解脱出来。由于没有品味这个过程，我们无法真正欣赏到食物的美味，更不用说能够想象出这些食物在生长和准备过程中别人为我们所做的一切。这样的饮食方式可能会带来一时的舒畅，却缺少了饮食呈现给我们的丰富意义，此外，它常常还会导致健康方面的问题。

如果我们决心要努力对抗卡路里的话，丧失正念的饮食还会带来其他方面的影响。在节食过程中，我们会特别注意吃多少食物。每一个饮食过程都会成为一次欲望和意志力之间的搏斗。我们也会变成能分辨黑白的思考者——每一次饮食过程都有成败之分。有的时候我们会因为自己的节制而高兴，而有的时候我们又会发现自己因无法控制而陷入困境。这就会形成所谓的"破堤效应"（abstinence violation effects）*——这是一种不再戒酒之后所感受到的自我厌恶感和想要放弃的冲动。除此之外，各种各样的自我指责思想也会随之而来，我们会指责自己肥胖、丑陋、意志力薄弱、具有自我破坏性、缺乏自制力、生活不健康。针对缺乏自制力的自我指责和对自我外形特征的负面判定会让我们感到非常难过。这个时候我们会做出什么样的回应？当然，再次打开冰箱，吃点东西来安慰一下自己。

正念练习可以为我们提供另外一种选择。很多人在参加闭关静修的过程中能深刻体会到这一点。在密集的闭关修炼过程中，每一天都是在宁静的、对内心和身体的自我觉察过程中来度过的。通常，这个过程能够大大提升专注力，我们可以观察到在其他情况下无法进入自己觉察范围的一些内在和外在的事物。

由于一天中的大多数时候是在坐禅和行禅的过程中交替度过的，因此，用餐时间简直就是一个享受的过程。这是一个让我们可以做点其他事情，感受一点快乐的机会。此外，禅修中心准备的食物是非常好的。你可以想象一下禅修者们有多么盼望能够听到用餐的钟声。

在第一次用餐时，初次参加闭关的人特别喜欢将自己的盘子堆得满满的。既然这些食物又好吃又健康，那为什么不把自己的盘子堆满呢？用餐的过程也被安排为练习禅修的机会，大家都在缓慢而安静地吃自己的东西。这个时候，大家会将注意力暂时从对呼吸和对脚步的专注中转移出来，将其集中于吃的感受。

用不了多久，很多人就意识到盘中的食物太多了。在30分钟后，盘子中还堆着一半的食物，但他们已经吃饱了。于是，大家就会在内心中盘算下一次应该有所节制。

到下一次进餐时，随着饥饿感的到来，对食量的预期和堆满盘子的

---

* 此词又翻译为"失操守效应"，"节制－违犯效应"。——译者注

欲望也伴随而至。尽管这一次大多数人会少放一些食物在盘中，但他们还是吃不完。通常，要经过好几次这样的调整适应大家才能够算准应该吃多少食物。

尽管我也不是一个特别超重或体重不足的人，但我还是发现，我只有在闭关静修的这段时间里才能够完全避开无节制饮食。我能够真正品味欣赏自己眼前的食物，并且在经过一定的失误和挫折后，我也学会了观察吃多少东西便能满足身体的需求。在其他时候，如果我在吃东西时不能够完全保持专注的话，我仍然经常会通过食物来寻求自我安慰，试图以这样的方式让自己从不愉快的思想和情感中解脱出来。

我们大多数人不会生活在闭关静修这样的环境中，也无法将每一次用餐都当作是一次静修的过程。然而，我们仍然可以学习应用更加正念的饮食方式。关于正式食禅的一些指导内容曾经在本书第三章中有所呈现。无论你是否正在努力节食，我希望你能感受一下通过缓慢而安静的用餐方式来练习正念将是怎么样一种丰富而有益的体验。时不时以这样的方法进行练习将会在我们所有的饮食过程中注入一种更加正念的专注力。

> 正念可以打破下面这种恶性循环：被剥夺感——暴食——为了缓解因暴食而产生的内疚与羞愧感而再次暴食。

在平常用餐的时候，我们仍然有可能将其作为非正式的练习机会。在一个人用餐时，你可以来尝试一下下面这个练习。

非正式食禅

关掉电视，把报纸放到一边。坐到椅子上，准备好用几分钟的时间来进行这项练习。请专注于你的呼吸和身体感受，观察一下有没有什么地方让你产生紧张感，以及有没有出现饥饿感。如果有什么想法出现时，你可以在一旁观察，但不用横加评判。看一下在这个时候你是否能够识别要吃东西的动机——饥饿、无聊、渴望、还是仅仅因为到时间了所以要吃？尽量不要对这个动机做出自己的评判，只要能觉察到它就行。

现在你可以让自己开始吃。吃的过程没有必要总是非常慢或者非常专注，这主要取决于你当时的情况，但你要让自己尽量觉察到什么时候你在品味食物而什么时候没有，同时还要一直观察饿和饱之间的感受——是否有空腹感，是否已经完全品味了某种食物。在吃的过程中请注意自己的情绪和思想，看一下你在什么情况下做出是否要停下来的决定的。

在将正念的专注带入饮食的过程时，我们往往会注意到在一些情况下可能会忽略的感受。我们会观察到思想、感受和吃之间的关系。当某件事情让我们不安时，我们会发现自己吃得很快；当心情更加平和时，我们就会吃得较慢。我们会更加有能力来识别并承受自己的情绪，而不会一出现问题就自动求助于食物。就像在第八章中曾谈到过的吃柑橘那个例子一样，我们也可以将饮食过程当作是一个感受我们同外在世界之间关系的机会。我们能够感受到别人为生产、运输、准备食物所投入的努力，以及太阳能量转化促成食物的奇妙自然过程。

在尝试正式或非正式的食禅后，你还可以来试一下在和别人一起用餐时如何保持正念——你只要将你的专注力一分为二，一方面专注于食物，另一方面专注于谈话的内容。

另外一种有用的练习方法是在吃不健康的食物时保持正念。这种方法能够帮助你在偶尔享用这些食物时又不至于失去控制：

―――――――――― 不健康食物禅修 ――――――――――

不健康食物禅修（Troublesome Foods Meditation）练习最好放在正式呼吸禅修或行禅之后来进行。开始时可以先进行在第三章中曾经描述过的"葡萄干禅修"（如果你不喜欢吃葡萄干的话，你也可以选用另外一种小粒干果或类似的健康食品）。接下来，你就可以用类似于下列一些不健康食物尝试同样缓慢而细微的食禅体验：巧克力、奶糖、土豆片、冰淇淋或其他充满诱惑性的（并且不是太健康的）食物。

―――――――――――――――――――――――――――

我们很多人经常喜欢毫无节制地吃这些东西，但在吃的过程中又没有能真正品尝它们的味道。如果在吃这些东西的过程中能够保持正念的话，我们和这些食物之间的关系就有可能得到改变——这就有可能让我们形成一种有所节制的习惯。

在不限量供应食物的环境中，人们也常常容易丧失控制力。这些危险的场合包括聚餐、自助餐、宴会，它们都会吸引人们暴饮暴食。在这种情况下，有所节制的一个方法是故意将它们当作练习正念的机会：

―――――――――――― 自助餐禅修 ――――――――――――

在去参加一次聚餐或自助餐时，你事先就在心里把它当作是一次练习正念的机会。看一下你是否能观察到什么时候你真正产生了饥饿感，什么时候你只不过是"眼大胃小"而已。你还要特别注意饱的感觉出现在什么时候。吃东西时一定要足够慢，这样的话，在你吃饱时，你的消化系统才有时间将饱的信号传递到大脑。一旦吃饱后，当人们劝你吃更多的东西时，你要练习对别人说："吃不下了，谢谢。"在这样的场合下吃东西，你还要注意观察伴随而至的一切思想和感受。

你越是能够现在就让自己练习自助餐禅修，你就越是有可能在以后这样的场合中保持住正念。

宽容禅修

对于那些正在努力规范自己饮食习惯的人来说，因没有能自律而产生自责是很常见的一种情况（想一下前面提到过的破堤效应）。相对于自律而言，应对饮食问题的正念方法更强调觉察能力。如果我们在一个个当下时刻都能够觉察到自己在做什么，我们就更有可能做出明智的选择。这种方法有助于我们避开那种熟悉的跷跷板行为模式——第一天，严加控制，高度自律；第二天，抛开枷锁，狼吞虎咽；第三天，弥补自责，谨慎进食。如果你发现自己也会经常陷入这种行为模式的话，某些正念练习可能会对你有所帮助。

其中一种特别有用的方法是对暴食后产生的负面想法加以强调，并通过正念的应用来客观看待它们。有一些基于正念的饮食计划融合了认知行为疗法中的一些涉及形象化应用的技术。在暴食了一顿之后，当你因为失望而正处于放弃的边缘并打算就这样毫无节制地吃下去时，下面这种练习可以被当作一个很好的救生用具来使用。你可以用一种玩笑的态度来做这项练习，这样你就不会过于看重自己的各种想法。

想法的游行

想象自己正在观看一次游行，每一个游行的人手上都高高举着一块牌子，每一块牌子上都写着一种你的自我指责想法：

- "我是一头大象。"
- "我的肚子大得惊人。"
- "我毫无意志力。"

- "我是一头猪。"
- "每个人都能有所节制,只有我像个小孩一样毫无自控力。"
- "我真令人讨厌。"

让每一个游行者举着牌子从你眼前走过,你只用在一旁观看,同时你可以注意观察一下自己的情感。

在第四章中曾经讨论过的爱心禅修也可以被用作是另外一种应对这些负面思想的方法,它同样可以作为一种救生用具来使用。在经过了呼吸禅修并培养了一定的专注力之后,你可以默默地重复:"祝我快乐。""祝我平安。""但愿我能免于一切痛苦。""但愿我能接受真实的自己。""但愿我能原谅自己的暴饮暴食。"正如前面曾讨论过的,有些人认为比较容易的一种做法是在开始时可以先把爱心对象想象为一个你心目中的好人——先将注有爱和同情的能量投射给某个能够体现这种同情心的人,然后再转而投向自己。你没有必要非得来应对自我指责的思想,只要能认清它们就行了。当你的内心在这样反驳"但我的确很讨厌"或"我根本就不配活着"时,你可以观察这些想法,任凭它们自由来去。在这之后,你可以将专注力重新引向那些爱心用语。

综合运用:正念的饮食

为了更好地应对你和食物之间的这种特殊关系,你可以将各种不同的技术结合起来加以应用。所有这些技术都是建立在我们描述过的那项经常性的正念练习计划之上。如果你的生活方式允许的话,你可以定期尝试一下将食禅安排到正式练习计划中。即使是在很普通的情况下,以正念的方式用餐也需要至少半个小时的时间——千万不能快!这一点很重要。这样做既可以让你有机会品味食物,也能够使你的消化系统有充分的时间将饱的信号传递给大脑(食物需要在消化一段时间后才会产生饱的信号)。如果你有一个对食禅也感兴趣的朋友或同伴,那么,你可以和他(她)一起用餐,但在练习正念的用餐过程中一定要保持安静。

下面这种正念用餐方式的速度可以稍微接近自然速度一点——这就是非正式食禅。同样,你既可以一个人吃也可以默默地和别人一起吃。重要的一个方面在于要注意观察和食物有关的思想和情感的产生,包括想要通过食物安慰自己或分散自己注意力的冲动。在经过了多次练习之后，你可以尝试在饮食过程中保持正念的同时和别人进行交谈——当然，你要能够一分为二地保持好自己的注意力。

如果有一些食物影响到了你的健康，你可以尝试一下不健康食物禅修，这些食物包括像牛油烤面包片、炸土豆片、炸薯条之类的垃圾食物，以及像黄油果酱烤面包、比萨、腌干果这样的安慰类食物。作为一种正式的禅修练习，时不时吃一下这些东西将有助于你在其他场合吃这些东西时能够放慢速度并保持专注。同样，假如你在自助餐或聚餐中容易放任自己，你可以尝试一下自助餐禅修。它可以帮助你预防在这样的场合中失去自制力。

大多数在和暴食做斗争的人容易遭遇破堤效应，他们在大吃一顿之后往往会因为失望而想要放弃。在这种情况下，"想法的游行"和慈心禅修就可以被当作是一些很方便的救生用具来使用。你可以通过尝试来看一下哪一种练习更适合你——"想法的游行"练习可以帮助你识别各种想法，并让你能以一种玩笑的态度来对待它们；慈心禅修则可以给你带来安慰。

对不同的人来说，学会在饮食过程中保持正念将会对他们造成不同的影响。下面是我的一位来访者的经历：

约翰(John)一直以来都在努力对抗自己的体重。他的家人很喜欢吃，他们把大量的时间花在食物上。没有人在意是否要有所节制。虽然别的孩子想吃什么就吃什么，吃了以后也没有什么问题，但约翰却不行，好像所有卡路里都喜欢呆在他的身体中。因此，约翰在小时候就开始受到别人嘲笑。当然，体重也给他带来了一点安慰。在中学期间，他凭借自己的体重成为一名学校的橄榄球运动员。

到30多岁时，体重再次成为很让他头痛的一个问题。尽管他还没有达到病态肥胖的程度，但体重已经足以妨碍到他的社交生活。约翰的医生建议他通过正念的方法来解决体重问题。于是，他把约翰介绍给了我。

我一下就能观察到约翰正在因为自己的体重而忧心忡忡。被别人嘲笑的经历给他留下了痛苦的记忆。他知道他在借助食物来安慰自己；他还能够回忆得起来在自己感到不安时，父母常常会拿东西给他吃；他也意识到他根本不清楚应该吃多少比较合适。

我把正念练习介绍给了约翰。我们一起进行了葡萄干禅修。做完后，他觉得很吃惊——他发现他从来没有像这样真正品尝过自己的食物。在这之后，我们安静地坐在一起以正念的方式共同吃了一顿。结果同样出乎他的预料——约翰意识到，他以前在吃东西时总是想着要尽快享用下一口食物，以至于他几乎没有真正觉察到自己的身体感受。事实上，约翰开始发现由于对肥胖的担忧，他已经忽略了食物给他带来的身体感受。在这个过程中，他不仅失去了品味食物的感觉，也失去了对饱的准确感受。在用餐时，约翰越是能够保持正念，吃得也就越少。他实际上没有必要因此而痛苦挣扎，只要能保持专注就行。在经过了一段时间的努力后，约翰最终还是达到了一个较为合理的体重。

在应对饮食问题方面，正念练习能够长期发挥其作用。然而，如果这个问题已经严重影响到你的生活的话，寻求外界的帮助也是一种对你很有益的选择。擅长于治疗饮食障碍的精神健康专业人员可以帮助你认清隐藏在这种不正常行为之后的思想和情感，使你能找到一些更加健康的方式来应对这个问题。现在，有一些临床治疗师也在使用基于正念的治疗方法，你可以对此稍做了解。与这里曾经描述过的、比较类似的一种治疗法是"基于正念的饮食觉察训练"（Mindfulness-Based Eating Awareness Training），这是一种经过了认真研究的治疗法，它是由印第安那州立大学的珍妮·克里斯蒂勒(Jeanne Kristeller)和其同事们开发的。

麻 醉 剂

根据政府提供的数据，在12岁以上的美国人中，大约有8%的人在被调查的前一个月中曾经使用过非法药物，25%的人曾吸过烟。在过去的一年中,有一半的美国人曾饮过酒,22%的人每天晚上喝5杯以上的酒。显然，麻醉剂在很多人的生活中扮演重要的角色（这是其他动物不同于我们的另外一个方面。然而，如果使用某些特殊手段的话，有的动物偶尔也会沾染上这样的问题。大多数动物不会滥用麻醉剂，除非实验人员故意剥夺它们的食物，孤立它们，或者以其他方式虐待它们，使它们的生活充满痛苦。从这个角度来看，它们和我们没有太大的区别）。

虽然适量使用某些麻醉剂没有危害，甚至有可能对健康有利，（尽管其机理还不是那么清晰），但定期适量饮酒（女性每天两杯；65 岁以下的男性每天两杯，65 岁以上的男性每天一杯）似乎有助于预防心血管和其他方面的疾病）。我们所有人都知道麻醉剂会给其使用者以及周围的人带来严重影响，那么，我们为什么会被酒精以及其他麻醉剂所吸引呢？我们曾在第二章中讨论过"经验逃避"在这个过程中所扮演的角色，几乎所有的麻醉剂都是被用来避开某种体验同时又能唤起另一种体验。

我们可以将正式社交场合中的饮酒作为例子来看一下。当被问道为什么在这个时候要喝酒时，大多数人认为酒精能让人感到很放松，并在聚会中可以享受更多快乐（当然，我也知道，有些人会说他们仅仅是因为喜欢酒的味道而已）。在早年接受培训的过程中，我被告知，人的"超我"（道德意识）就是其内心中可以被酒精"溶解"的那个部分。暂时放弃"超我"的生活的确会让人感到很放松。如果再深入了解的话，我们将会发现，没有酒精的辅助作用，我们往往会产生一定的社交焦虑——这里感到有点不自在，那里又觉得有点竞争压力，而酒精能够帮助我们麻痹自己。

在我接受培训期间，哈佛医学院的精神病学家爱德华·康兹恩（Edward Khantzian）就曾提到过，我们可以基于一个人对麻醉药品的选择来了解他的心理障碍。麻醉剂是一种自助药物，人们会学习选择能够最有效地应对自己问题的药物。或许饮酒的人是在试图治疗自己的焦虑；服用可卡因和安非他明的人是在治疗自己的无能感。当然，还可能会有其他一些选用麻醉药品的特殊原因（比如社会等级或种族背景），但我们试图使用麻醉剂来改变不符合自己愿望的心理状态这一事实却是不容置疑的。

正念练习可以帮助我们认清我们之所以会服用麻醉剂的原因。就像应对不良饮食习惯一样，在使用改变心理状态的麻醉剂时，正念有可能使我们将注意力转向当下的一阵阵感受。当然，它只在开始阶段才会有用——不同于对饮食的体验，在饮用了一定量的酒或服用了其他药物之后，我们很难真正对当下的感受保持专注。

下面是一个有趣的练习，它可以测试你是否觉得自己有滥用麻醉剂的问题（假设你并不是一个这方面的禁欲者）。尽管这项练习可以使用大多数能改变心理状态的麻醉剂，但考虑到其常用性，我将在练习中使用酒来进行描述。你可能需要准备 45 分钟的时间来完成这项练习。请注意确保练习后不要去驾驶汽车。

---- **正念式麻醉** ----

正念式麻醉（Mindful Intoxication）练习开始时先用一定的时间进行静坐禅修练习。将注意力集中到自己的呼吸中，尽力专注于每一次完整的呼吸循环。在喝酒前给自己10~20分钟的时间进行呼吸禅修。请注意觉察此时所产生的各种思想和情感，包括令你愉快的那些方面——如对下一个步骤的期待，也包括让你不愉快的、你很想避开的那些内容。

在你内心安定下来并能够较好地专注自己的感受时，你可以喝一杯酒。你所喝下的酒的数量既要能够让你的觉察意识产生一定变化，又不至于严重干扰到你保持专注的能力。接下来，请将专注力重新引回你的呼吸中。请关注自己身体的感受；同时也关注在内心中伴随而至的各种思想和情感。让自己去觉察酒精所带来的各个愉快与不愉快的方面。如果你产生想再多喝一点的冲动，请观察这种冲动是如何产生、如何到达高峰、又如何消退的。

经过了几分钟专注于饮酒感受的体验之后，你可以再喝一点酒，注意观察接下来所发生的一切。以这样的方式一次次继续下去——喝一口酒，然后专注于它所造成的影响，直到你觉得自己不能再喝了。

在麻醉剂的正念使用这个过程中你有没有发现点什么？你是怎么样来确定什么时候你不能再喝的？或许这项练习将会引导你想要改变自己的行为习惯，也可能它并没有达到这样的效果。你可以注意一下你是否能将你所觉察到的一些内容应用于平常的饮酒场合中。

> 通过让我们深入感受麻醉剂的用途并帮助我们对它的影响保持觉察，正念练习有助于我们打破过量饮酒或滥用麻醉剂的行为模式。

促成动机

"动机式晤谈法"（motivational interviewing）是一种被治疗上瘾行为的专业人员用来改变习惯性行为模式的方法。这种方法再次强调了这样一个不少人都知道的有关心理治疗的有趣问题："换一个电灯泡需要多少个心理治疗师？——只要一个，但前提是电灯泡自己要愿意被换。""动机式晤谈法"首先探究一个人是否喜欢自己的习惯。如果你愿意和滥用酒精和药物进行斗争，你可能就会发现这个方法对你很有帮助。开始时请先给出下页中各个问题的答案（这些问题也可以稍作修改以适用于不健康的饮食习惯或其他行为方式)。

通过正念练习来观察麻醉剂的使用将有助于回答这些问题。我们可以在服用麻醉剂之前或之后将注意力集中于我们觉察到的思想、情感或感受,这样自然就能够帮助我们认清这种行为的利与弊。在我们试图和酒精以及其他麻醉剂之间建立一种明智的关系的过程中,这种做法是一个重要的步骤。

乔伊(Joey)在大学期间曾获得过啤酒桌球赛冠军。他可以在喝醉的情况下准确将球击入袋中。除非是有重要的论文或考试,否则的话,他每个周末都要和自己的那帮哥们好好地玩上一次。

动机式晤谈法

- 你觉得饮酒(吸烟或使用其他麻醉药品)给你带来了什么好的感受?
  _____

- 它的好处是什么?
  _____

- 如果你要戒除它的话,你可能会失去什么?
  _____

在得出了它的好处之后,请观察一下它的坏处:

- 饮酒(吸烟或使用其他麻醉药品)有没有给你带来任何问题?
  _____

- 你能不能想象一下它以后会给你带来什么问题?
  _____

- 它会不会带来什么危险?
  _____

最后:

- 经过权衡之后,它丰富了你的生活还是损害了你的生活?
  _____

- 你曾经尝试过戒除或减少用量吗?如果有的话,结果怎么样?
  _____

他很讨女孩喜欢,总有女孩愿意和他一起玩。虽然第二天早上他都不

清楚头天晚上到底发生了些什么,但他觉得这样的生活让他感到很快乐。他和女孩子的关系不会持续太长时间,而他也觉得根本没有必要现在就将这种关系确定下来。他并不是那种愿意认真反省自己行为的年轻人。

在毕业几年之后,他很难再找到能够一起聚会的朋友了。他和哥哥生活在一起,而他的哥哥也开始劝说他不能再这样毫无节制地喝酒了。哥哥提醒他说他们的父亲就是这样一个嗜酒成性的人。的确,母亲经常因为这件事和父亲吵个不停。然而,乔伊却认为这根本就不是一个问题。此外,乔伊的确也不知道除了酒以外他还能从什么地方获得快乐。他很讨厌自己的工作。因此,他很自然地盼望着能够在周末好好地喝个够。

如果没有遇到梅根(Megan),乔伊可能根本不会改变自己。梅根刚工作不久,她长得很迷人。能够和她约会让乔伊兴奋万分。梅根正在学习禅修,因此,她劝说乔伊和她一起去参加各种禅修学习班(梅根让他做什么事他都不会拒绝)。开始时,乔伊觉得禅修很难,因为他根本就不习惯于观察自己的内心,也无法抛开各种娱乐让自己静下心来。然而,当发现禅修后能够获得更多"快感"时,他开始喜欢上了禅修——禅修让他的感官体验更加强烈。他特别喜欢在和梅根共同禅修后一起做爱的那种感觉。

他们的关系发展得很好,只有一个问题让梅根感到很烦——每当他们外出时,乔伊常常会喝醉。乔伊也在试图让自己少喝一点。但每当喝下一、两杯酒后他就无法控制自己,结果越喝越多。乔伊的哥哥一直在劝说弟弟,他建议弟弟去找自己的一个治疗成瘾行为的朋友。

乔伊尝试了"动机式晤谈法"。从一个方面来看,酒精给乔伊带来"快乐",让他感到放松,让他有事可做,让他觉得自己很酷。自从上大学起,喝酒便成为标志他身份的一个部分。如果要放弃的话,乔伊担心自己在聚会中会觉得既无聊又尴尬,他可能也不会像原来那么酷了。从另一个方面来看,他很不喜欢在喝酒后第二天早上的那种宿醉的感觉。在开始练习禅修后,他的这种感受就越来越明显。他不喜欢在喝啤酒后容易增加体重的这种结果——在想象自己以后会是个什么样子时,他可不愿意以后让自己长得像荷马·辛普森(Homer Simpson)一样[*]。并且,能够和他聚在一起喝酒的朋友越来越少了。更重要的是,梅根很不喜欢他喝酒,而他又很爱梅根。

---

[*] 荷马·辛普森是美国电视动画片《辛普森一家》中的一个虚构角色,其特点为超重、粗鲁、笨拙、喜欢喝酒。——译者注

另外一件引起他注意的事情是他发现在喝了两杯酒后他就很难再让自己停下来。自从和梅根共同练习禅修以来，他越来越有兴趣去了解自己的想法和情感，但他真的搞不明白为什么会出现这样的情况。通过进一步锻炼自己的专注力，尤其是在练习了麻醉剂的正念使用之后，他开始注意到，在喝了两杯酒后，他会觉得出现了某种让他感到害怕的事情：他很担心在喝了两杯酒后出现的那种兴奋与自由自在的感觉无法持续下去，害怕自己会因此而烦恼。这种感觉在促使他不停地喝下去。一旦稍微有了点醉意，他的思维就难以控制了。于是，他会就这样一直喝下去，直到醉得不省人事。

基于正念的复发防预

我们在第六章中曾经描述过基于正念的认知疗法如何帮助我们预防严重抑郁症的复发。同样，由华盛顿大学的艾伦·马勒特（Alan Marlatt）和他的同事们开发的基于正念的复发防预技术（Mindfulness-Based Relapse Prevention，MBRP）也被证明能够有助于预防药物依赖症的复发。在这项练习计划中，能够保持清醒而有节制的行为至少一个月以上的那些参与者要学习通过使用正念来保持警觉性，并在他们有可能开始再次使用麻醉剂这个选择点时能保持觉察。

参与者通过使用正念练习来探究自己之所以迫切需要麻醉剂的一些情感细节，要设法观察作为触发因素的各种思想、情感和场合，接下来还要到有可能引发麻醉剂使用的一些高危场合中去练习正念并使其成为一种习惯。参与者还要通过练习学习并认识到自己的想法仅仅就只是想法而已——它们来来去去，以一种有规律的方式在变化，因此人们没有必要通过它们来定义现实。通过使用正念练习来专注于这些难以应对的情感，这项练习计划还可以帮助人们认识到这些感受实际上是可以承受的，不必非得借助于酒精或药品来逃避它们。

让自己来认识到这一点是大多数基于正念的康复计划的关键所在。这样做的一种方法是将我们回应需求的冲动看作是波涛一样，我们可以学会沿着波涛的起伏进行冲浪。这种方法类似于我们曾在第七章中讨论过的那种摆脱身体疼痛感的冲动冲浪。下次，当你产生了想要使用麻醉剂的不明智的冲动时，你可以将这项练习当作一个救生用具来使用（在应对不明智的饮食或其他不良行为的冲动时，

> 通过正念练习，我们可以学会应对自己的迫切需求感，使我们的行为不受其影响。

这项练习同样可以发挥良好的效果)。

应对迫切感的冲动冲浪*

闭上双眼，请感受身体中所产生的想要使用某种麻醉剂的冲动。将自己的呼吸看作为自己的冲浪板，它让你沿着波涛上下起伏，使你不会被淹没。将你的迫求需求感想象为海面上的一阵波涛。请注意它是如何由较小的波浪逐渐变化为巨大的波涛的。请使用你的呼吸来驾驭波涛——不用担心，只要你专注于自己的呼吸，你就不会被自己的情绪所淹没。只管驾驭每一阵波浪，让它尽其所能地到达顶点，直到它慢慢减弱，消失于岸边。

我们可以将迫切需求感的波涛理解为条件反射。你可能还记得俄国科学家伊凡·巴甫洛夫的那个实验：他在每次摇铃时就给狗喂食，像这样经过反复重复之后，每当那只狗听到铃声响起时就会流口水。经过一段时间后，即使是只摇铃不喂食也会让狗流口水。同样，如果我们以前一直靠使用麻醉剂来摆脱难以应对的情绪，这样的话，无论在什么时候，当陷入了痛苦的情绪或困境时，我们就会形成一种迫切需要麻醉剂的条件反射。这个练习可以让我们沿着冲动的波涛上下冲浪，而不是屈从于自己的冲动，因为这样做只会加强在负面情绪和麻醉剂使用之间的条件反射联系。这项练习最终可以将这两者间的联系逐渐弱化，使我们在下次冲动冲浪时会变得更加容易。

乔伊在喝下两杯酒后还想一直再喝下去的冲动就类似于上面的这种条件反射。一旦稍有醉意，他就很难抵制住继续喝下去的诱惑。在梅根开始考虑要因此而离开他时，乔伊终于决定要认真来尝试一下了。他给自己定下每次只能喝两杯啤酒的规定，在遇到困难时，他就使用正念练习来应对想要一直喝下去的冲动。在担心良好的感受将会消失的想法出现时，他发现自己身体中的紧张情绪便会增加。他努力尝试使用正念来经受住这种考验。尽管并不是每一次都很成功，但他发现这个方法有时的确有效。他能够应用冲动冲浪坚守住自己的规定。有的时候，他甚至尝试整天晚上都不喝酒。结果并不像他想象得那么糟，他同样可以玩得很高兴，而第二天也自然就不会有宿醉的感觉。在坚持练习正念之后，乔伊更好地处理了自己和酒精的关系，从而使他和梅根之间的关系也得到了更好的发展。尽管他有的时候还会喝多，但毫无疑问，他现在已经能够控制得很不错了。

---

* 相关音频资料请从下列网站获取：www.mindfulniss-solution.com。

综合应用：应对麻醉剂的正念

使用麻醉剂所造成的影响涉及很广的范围，有的时候它不会造成任何问题，而有的时候则会毁掉一个人的生活。正念练习可以帮助我们认识到我们是属于这个范围中的哪个部分，并让我们了解我们是否有必要有所行动。就像我们讨论过的其他问题一样，为自己制定一份经常性的正式或非正式练习计划，将是我们应对滥用麻醉剂的一个良好开端。

如果你也和乔伊一样不想让自己成为一个禁欲者，你可以尝试的一个很有趣的练习便是"麻醉剂的正念使用"。这项练习可以帮助你认识到使用麻醉剂对身心所造成的各种影响，有些影响是你希望得到的，而有些影响则是你不希望产生的。就学习像正念的饮食方式一样，它还可以帮助你适度调节好你对麻醉剂的使用。

另外一种用来评估你和麻醉剂之间关系的方法是动机式晤谈法。任何麻醉剂都可以用于这种方法中——但你的答案可能会大相径庭。这个方法可以帮助你认识到麻醉剂在你的生活中所扮演的正面或负面的角色，并为你正念目标的确定提供一定线索。

如果你发现你是在将麻醉剂当作一种自助药物来使用——试图用它来应对你难以适应的一些感受，并且你也认为减少用量或戒除它将会是一种更加明智的选择，这样的话，"冲动冲浪"就有可能成为对你很有帮助的一种救生用具。为了取得更好的效果，这项练习应该是建立在你事先已经制定实施的一项综合性正念练习计划之上。在产生对麻醉品的迫切需求冲动时，你可以将专注力引向这种感受，与此同时，借助于呼吸让自己像冲浪一般驾驭着这种冲动感的起起伏伏。

在你试图减少或戒除麻醉剂使用的过程中，当你一旦遇到了挫折就产生了想要放弃的冲动时，我们曾经讨论过的用于应对与饮食有关挫折的救生用具同样也能派上用场。你可以根据自己的实际情况将"想法的游行"练习稍作修改，其中的标语可以修改为"我是个意志薄弱的人"、"我是个不可救药的酒鬼（或瘾君子等）"、"我是个废物"——它们可以是你在旧瘾复发后内心产生的任何想法。你也可以使用爱心禅修（第四章）来应对自我指责的念头。当然，如果有必要的话，也可以稍作修改："祝我快乐。""祝我平安。""但愿我能免于一切痛苦。""但愿我能接受真实的自己。""在又一次使用了麻醉剂后希望我能原谅自己。"

如果麻醉剂的使用已经成为了你生活中的一个重大问题，尽管正念练习能够帮助你，你也可以寻求其他方面的帮助。

交叉路口

卡拉（Carla）是一位三十八九岁的成功商界女性，她不仅聪明，而且勤奋。尽管她在很多方面有很强的自制力，但她却有一个自从中学以来就沾染上的恶习——喜欢喝酒、吸食大麻，偶尔也吸一点其他毒品。

在很小的时候，卡拉就一直觉得自己是一个过分敏感的人。一旦出了点什么差错她就会哭起来，也很容易因为别的孩子对她的看法而感到焦虑。在长大一点以后，她交上了一些朋友，但她总是觉得自己很难和大家融合在一起。如果没有被邀请去参加某个舞会，她会觉得自己受到了伤害；如果没有被选进拉拉队，她会感到伤心欲绝。

在这种情况下，她只有借助于大麻和酒精来安慰自己。这让卡拉可以结识到另外一些服用麻醉剂的朋友，也让她感到自己很酷。大麻和酒精还可以缓解她的社交焦虑症，帮助她应对每天不顺心的事，让她的痛苦有所减轻。在服用麻醉剂获得快感后，她觉得自己变得不是那么敏感了，感到自己可以更好地来应对各种事情。

最近，在她因为背痛而服用止痛药后，她才逐渐发现自己对药物的依赖已经成了一个问题。她的身体已经离不开了这些药物，而试图摆脱药物的断瘾症状又让她难过万分。

正是在这样的困境下，她开始尝试正念练习。我首先教给她"区分两支箭"的练习方法（第七章），这个练习可以用于应对她的背痛。由于她想让自己得到缓解的愿望非常迫切，所以，在进行这项练习的同时，她还学习了其他正式或非正式的正念技术。她最终还是摆脱了对止痛药的依赖，并且，在这个过程中，她越来越能够觉察到自己的情感状态。这次经历让她认识到她对使用麻醉剂来管理自己情感的依赖性有多么严重。

卡拉也开始意识到，使用麻醉剂已经严重干扰到她的情感发展。和别人在一起时，她总觉得自己还很小，并且缺乏一种安全感。多年以来，对麻醉剂的依赖虽然让她的痛苦得到缓解，但同时也剥夺了她学习如何与他人交往以及如何承受负面情绪的机会。

在那段时间，卡拉经常会做这样一个让她难以忘记的梦：她正走在一个迷宫中，她会一次又一次走回到同一个交叉路口。路口的左边是一条朝上的小路，这条路陡峭崎岖，布满了碎石；右边是一条平缓朝下的坡，这条坡路不仅干净，而且也很好走。卡拉自然会一次次地选择右边，但发现右边这条路最终却再次引导她走回了迷宫的开始处。每次从梦中醒来时，她都会意识到那条陡峭的小路才是真正通向出口的路（这绝对不是我编的——这就是她报告的那个梦的原文）。

卡拉还意识到在长大成人之后，她一直在寻求一条容易走的捷径——这就是依靠麻醉剂来麻痹自己的情感。在鼓励之下，她现在仍然在坚持练习正念。她的目的很明确——要让自己学会承受不愉快的情感。她开始发现自己真的能够承受很多原来只能靠麻醉剂才能得到缓解的思想和情绪。

然而，这是一个进展缓慢的过程。在治疗中，她需要借助于"动机式晤谈法"来认识麻醉剂带给她的利与弊，需要每天练习"冲动冲浪"，需要不断使用爱心禅修来宽恕自己所犯下的错误，也需要嗜酒者互诫协会的同伴们给予支持和鼓励，还要坚持完成自己那一份经常性的正式与非正式的正念练习计划。有了这些支持后，卡拉学会了如何应对很多原本难以承受的心理状态。在这个过程中，她终于能够控制住自己的各种不良习惯了。

正念练习可以帮助我们每一个人认识到我们自己的迷宫是如何构建的。通过关注我们的行为所导致的一个个后果，我们最终还是能够逐渐意识到有哪些道路可以引导我们走向自我解脱的出口，而哪些道路会让我们一直身陷迷宫。就算你对麻醉剂的依赖程度不像卡拉那样严重，但你仍然可以通过这些练习激发创造力，帮助你更加有效地应对困境，而不是屈从于自己的强迫性冲动。

和卡拉的情况一样，为了解决麻醉剂使用问题，你也有可能需要去寻求外界的帮助。如果你认为自己也被这个问题所困扰，而这里所谈到的各项技术还不足以让你得到解脱，那么，你可以同时寻求专业人员的帮助和社区组织的支持。你可以尝试去找一位既擅长于解决滥用麻醉剂问题，又熟悉正念技术的精神健康专业人员。如果他们也熟悉基于正念的复发防预技术，这样就更好了。

嗜酒者互诫协会和麻醉药品滥用者互助协会所使用的"十二步项目"也曾让数以百万计的人从中受益。这个方法和基于正念的治疗方法可以很好地结合在一起使用。如果你想找到"十二步项目"以及其他一些应用正念来应对麻醉剂滥用问题的信息，请参看本书后面资源部分的内容。

---

* 十二步项目是一个通过一套行为课程来治疗上瘾、强迫症和其他不良行为习惯的项目。这个项目本来是作为一个治疗酗酒习惯的方法。——译者注

工作、赌博、购物和性

恶习有可能导致痛苦的领域并不仅仅局限于道德决策、饮食和麻醉剂使用,下面一些领域也很容易让我们陷入这一困境——工作、赌博、购物和性。它们中的每一个方面都有可能让我们轻易屈从于自己的强迫性行为,这类行为是由我们想要逃避不愉快体验的欲望驱动的,常常会给我们带来痛苦。

有很多这样的人——有些人不停地迫使自己去工作,而有些人则设法迫使自己去逃避工作。就前者来看,促使我们这样做的往往是对失败或对不能胜任工作的恐惧。我们会因此而长期背负压力,使自己无法得到充分放松和与别人进行交流的机会,而那些试图逃避工作的人同样有可能会害怕失败,他们害怕工作中那些让自己难以适应或让自己很不舒服的方面。逃避工作有可能会让那些对我们有所期望的人不断失望。

通过练习正念,我们可以观察到在这两种情况下我们试图通过自己的行为想要避开的各种负面情感,我们可以认识到超负荷工作和懈怠工作实际上都是经验逃避的体现。通过将自己的专注力引向这些情感而不是逃避它们,我们就有可能和自己的工作建立一种更加平衡的关系。

赌博也会带来很大的麻烦。不管你在赌场、在赛道还是在华尔街,一夜暴富的幻想都会对你充满了诱惑力。心理学家在很久以前就发现可变几率的周期性强化可以导致极为强烈的行为习惯。老虎机就是一个很好的例子——在经过多次投注之后,它们会让你赢上一把,但这种赢钱的几率在不断变化,而我们也会不停地在试自己的手气。其他形式的赌博也是以同样的方式让你上瘾,就像其他会造成潜在危害的行为习惯一样,在沉溺于赌博之后,我们往往会忘掉和自己息息相关的各种事物。因为赢钱的感觉实在是太好了,我们会沉醉于大赢一把就能让我们充满快乐的期盼与幻觉中。然而,在这个过程中,我们很可能会变得一无所有,或者会完全忘掉自己的责任。

购物有点类似于赌博,只不过其结果更为可靠而已。就像在第二章中曾经提到过的一样,我们很喜欢购物。在购物已经成为了一个问题时,它常常就会涉及几个可预测的阶段——而每一个阶段都有其相应的内心感受:

1. 想象要得到某种新的东西——产生欲望（想买一辆车）
2. 搜索并检查确认其可能性——兴奋感的积累（观察街上行驶的车辆，上网寻找这种车的信息，到专卖店去看车）
3. 购买——获得满足感（驾着新车离开售车处）
4. 习惯于对它的拥有——满足感逐渐减弱（不再经常能意识到自己有开新车的感觉）
5. 想象要得到某种新的东西——再次产生欲望（想买新东西）

我们可以通过正念练习认识到，通过购物而得到的满足感常常是多么的短暂。同时，我们还有可能会注意到购物过程中所产生的其他情感，如因过度花钱、因房间里堆满各种东西、因浪费而导致的内疚感、羞愧感或焦虑感。对包括购物后所造成的影响在内的各个阶段保持正念，将长期有助于我们培养一种合理平衡的购物习惯。

当性关系成为一个问题时，它的性质有点类似于购物。我们同样会经历上面那五个阶段——但你要用自己的想像力将那五个方面中的用词稍做修改。当对性的追求已经转化为一种成瘾行为时，它会破坏我们与他人的关系，会多次给对方带去伤害。同样，对我们的感受保持正念将有助于我们找到性关系中的平衡点。

综合运用：正念的工作、赌博、购物和性

我们曾经讨论过的用于应对道德决策、饮食和麻醉剂的那些正念练习方法只要稍加改动就可以被用于此处。不管是用于什么方面，作为开端的最佳方法就是要制定一份经常性的正式与非正式正念练习计划。接下来，你可以尝试将"非正式食禅"和"麻醉剂的正念使用"做一定修改，以适用于你的具体习惯。它们可以帮助你认清触发这种习惯的因素、这种习惯有助于缓解什么样的情感以及它会造成什么样的结果。"动机式晤谈法"可以为你进一步阐明各种动因。在决定要尝试有所改变之后，当被引诱而想要屈从于自己的迫切需求感时，你可以将"冲动冲浪"当作一种救生用具来使用。"思想的游行"和"爱心禅修"可以在经过一定修改后帮助你应对在你犯下错误后的决堤效应。

作为人类，我们为了逃避不愉快的思想或情感几乎无所不能。因此，形成成瘾性习惯的各种可能性几乎是无限的，同样，我们也有无数的机会可以通过使用正念来让自己得到解脱。从某些方面来看，戒除不良习

惯可能是我们的最佳选择，如饮酒或赌博。另外一些方面就很难通过某一种单纯的选择来解决问题，如饮食、购物、工作（当然，有些人可能会选择完全放弃像吃奶糖、去大型超市购物、做与公司法相关的工作这样一些机会）。在我们把自己生活中的更多时间用于正念练习后，我们就有可能认清在我们的迫切需求感和冲动性行为后面所潜伏的一些内容。这样的话，在冲动与行为之间将会有一个缺口被打开，它可以让我们以一种更加明智的方式来选择自己的行为方向。

当和工作、赌博、购物、性或者其他方面有关的冲动性行为已经干扰到你的生活，让你陷入一种恶性循环时，求助于精神健康专业人员将会是一个很好的选择。尽管大多数接受过良好训练的临床治疗师能为你提供帮助，但你可以优先考虑一些在某方面有所专长的治疗师，如擅长于治疗像赌博或性这方面成瘾行为治疗师。你可以在本书后面的参考资源部分读到一些关于如何找到适合的治疗师的建议。

应对恶习的正念练习

下面这些内容都是基于本书第三和第四章中所描述的那份经常性的正式与非正式正念练习计划。就像前面所谈到的一样，它们适用于大多数不良行为习惯。

正式禅修练习

- 葡萄干禅修：为其他食禅练习打下基础。
- 食禅：练习饮食过程中的正念。
- 不健康食物禅修：在面对不健康的美味时培养正念。
- 自助餐禅修：用于应对聚餐或其他不限量供应食物的场合。
- 想法的游行：在旧瘾复发后帮助自己认清各种自我指责的思想。
- 慈心禅修：在肆意妄为后缓解自我指责的想法。
- 麻醉剂的正念使用：增强对麻醉剂的效果以及对使用麻醉剂后的各种思想和情感的觉察力。
- 冲动冲浪：学习承受迫切需求感。

非正式练习

- 三个觉察对象：在和别人接触时，观察你自身的反应以及别人对你的反应——使自己更有把握做出明智的决定。

下面几个练习有助于你在日常生活中将专注力引向自己的感官体验，并有助于凸显想要陷入不良习惯的冲动。

- 行禅
- 大自然禅修
- 食禅
- 在驾车、淋浴、刷牙、剃须（等活动）时的禅修

救身用具

- 想法的游行或慈心禅修：用于犯错后正要进一步肆意妄为时。
- 麻醉剂的正念使用：在已经服用一定量的麻醉剂后还要进一步服用时。
- 冲动冲浪：用于迫切需求感正要迫使你做出不明智的选择时。
- 大自然禅修（正式或非正式）：将你的专注力固定于迫切需求感之外的自然世界中。

制定一项计划

你可能会发现，为自己制定一个使用正念来应对不良习惯的行动计划是一种有效的做法。下面这份表格可以帮助你组织自己的思想。你可以将它复印下来，用于应对不同的行为习惯中。

练 习 计 划

开始时，请想一下这个行为习惯如何影响到你的生活。

导致问题的行为习惯：_____

这个行为发生的场合：_____

_____

触发因素：

生理方面（行为发生前的身体感受）：_____

_____

认知方面（行为发生前的想法）：_____

_____

行为方面（促成这个行为的具体行动）：_____
_____
后果：_____
_____
我最需要救生用具的时候：_____
_____
_____

现在，请基于你所学习到的内容和对不同练习方法的体验制定一份初步练习计划（必要时你可以加以改动）。

正式练习	时间	频率
_____	_____	_____
_____	_____	_____
_____	_____	_____

非正式练习	时间	频率
_____	_____	_____
_____	_____	_____
_____	_____	_____

救生用具	可能应用的情况
_____	_____
_____	_____
_____	_____
_____	_____

各种不良习惯是难以避免的，而它们几乎肯定会导致我们的一些痛苦。下一章将要关注的是同样有可能给我们带来痛苦的另外一个方面——如何应对逐渐变老、疾病缠身和离世而去的这种趋势。如果这个话题目前和你的关系不太大的话，你可以先把它放一下，以后再读。

第十章

变老不易：改变你同衰老、疾病、死亡的关系

> 我们练习正念的目的就是要享受老年。
>
> ——铃木俊隆

随着岁月的流逝，你有没有注意过身心方面发生的任何变化？在较年轻时，我们会因这些变化而兴奋："看，我现在长得又高又壮！""我已经快要完全长大成人了！"然而，在经历了成年期后，我们大多数人迟早会丧失追求成熟的热情："最近我的体重增加了，精力也不如原来了。""我的记性怎么变得像筛子一样——我什么都记不住。""身上的这块老年斑（皱纹、驼背等）是什么时候出现的？"当我们是孩子时，我们记忆中的老人看上去和我们很不一样，他们就像电影《火星叔叔马丁》中的外星人一样，长得可真够奇怪的——要不然就没有头发，要不然头发就是灰白色的；脸上长满了皱纹，还驼着一个背；你甚至能看清他们手上的一根根血管，简直难以置信！这居然就是我们以后的命运。当然，如果我们足够幸运能够活到那个时候的话。

我们害怕什么

我们曾经讨论过,我们的很多心理问题来自于对变化和损失的抵制。在我们想到自己将会逐渐变老时,这一点表现得尤其明显。现在请用点时间来考虑一下你对于和年龄相关的变化有一些什么样的感受。请在下列表格中写下几个你能够接受和不能够接受的变化,它们是一些随着年龄的增长你能够注意到的变化,包括外形方面、体力、智力以及生活状况方面(人际关系、工作、居住条件等)。

你注意到些什么?在这两方面的变化中,你是否对某一方面更加担心?或许你觉得更容易想到的是一些不可接受的变化?在我们逐渐变老的过程中,相当一部分的痛苦来源于我们难以接受那些不可避免的事物。除了要去抵制那些已经发生了的变化,我们也会对想象中将要到来的那些变化充满了恐惧。

在一项很有趣的研究中,研究者请来自世界各地的将近4万成年人分别说一下他们最为担心的和年龄有关的变化。结果,不同文化背景的人在不同的方面有着各自不同的烦恼:德国人最担心丧失记忆力或敏锐的思维能力;荷兰人最担心体重增加;泰国人最担心视力变差;巴西人最担心丧失性欲和掉牙;比利时人最担心丧失生活自理能力;印度人最担心掉发或头发变白;美国人最担心丧失精力、丧失记忆力、生活自理能力变差以及体重增加(不知道是什么原因,埃及人很少对衰老有太多的担心)。

现在,请用点时间回去看一下你的那份表格。随着年龄的逐渐增长,你对其中哪些变化的担心会越来越严重?哪些你所害怕的变化是还没有发生的?

在刚才那项跨文化的研究中,人们似乎最担心他们可以用于定义自我感并可用来维持自己在同类群体(家人、朋友或同事)中地位的特征。我的一个好朋友在这方面就表现得特别明显。

卡洛斯(Carlos)是一个天资异常聪颖的人。他的成绩在班上一直是最好的。他在两个不同的领域都获得过博士学位。只要和他谈上几分钟,你就会发现他是一个非常聪明的人。

逐渐变老的感受

可接受的变化	不可接受的变化
外形	
_____	_____
_____	_____
_____	_____
体力	
_____	_____
_____	_____
_____	_____
智力	
_____	_____
_____	_____
_____	_____
生活状况（人际关系、工作、居住条件等）	
_____	_____
_____	_____
_____	_____

在50岁后，卡洛斯已经开始因为自己的反应没有以前快而感到担心了。他无法再像以前那样能很快回忆起某个名字或某个日期，这让他觉得很尴尬。他不是特别在意体重是否增加，是否掉发或胡须变白，只关心自己的思维是否敏锐。尽管他仍然是我所认识的最聪明的人之一，但他已经开始计划要提前退休了，因为他不想让人看到自己的能力已经不如从前。

我们每个人都很关心发生在自己身上的不同变化。在逐渐变老的过程中，极少有人能够毫不担心、毫不抵制地接受现实。

自我完善

在面对那些不可避免的事物所带来的恐惧感时,大多数人会尝试用自我完善(self-improvement)的方法来抵御这些变化所造成的影响。我们会这样想象——在将来实现自己的目标时,我们的感觉一定会很好。

"在这次节食计划后我会变瘦——我一定会更好看。"
"一旦我开始锻炼,我的感觉一定会非常好。"
"如果我最终能够找到自己意中人的话,我一定会很幸福。"
"如果我有钱注射肉毒素就好了,除去皱纹后我一定会更加快乐*。"
"我以后会找到一份高薪工作,这样我就再也不会担心钱是否够用了。"
"如果我能坚持练习禅修的话,我一定会变得非常宁静而平和,大家一定也会因此而更喜欢我。"

毫无疑问,致力于自我完善的目标有助于我们以一种更加健康、更具创造力的方式来生活,但它也会让我们过于专注对未来的想象,以至于我们不能很好地感受实实在在发生于当下的事物。它还会促使我们不断去寻求解决某些问题的答案,但我们很可能永远也找不到这些答案。在我们变得越来越老时,这种方法同样会变得越来越不实用——在到达一定年纪后,我们很难想象我们的未来会比今天更加美好灿烂。

什么是没有用的

有研究结果表明:大多数我们认为将会使我们变得更加快乐的事物最终都没有发挥其作用。事实上,人类其实是非常糟糕的"情感预测者":在有关是否能给我们带来快乐的这些事物方面,我们一直都没能做出准确的预测。通常,当我们认为生活中的外在事物将给我们的心情带来长久的影响时,我们却发现实际情况并非如此,这个时候,我们的预测方向实际上是错误的。我们有着自己的"幸福定位点"——这是一种回归到我们习惯的幸福层面的内在心理倾向。因此,尽管正面和负面的事物都会影响到我们的心情,但我们有着能够回到我们所习惯的幸福层面的

---

* 肉毒素,又称肉毒杆菌内毒素,它具有除皱的功效。"——译者注

强烈倾向性。

比如，尽管我们总是在幻想钱越多越好，但一旦我们的基本需求得到满足，金钱就无法再大大提升我们的幸福感。这一规律也同样适用于教育程度和智商的高低。有孩子的夫妻并不一定就比没有孩子的夫妻更幸福。即使是生活在阳光明媚的气候环境中，也并不一定就总是能够让你一直感到幸福。在下了一周的雨后，阳光明媚的天气可能会使我们心情欢快，但如果每天都是这样的话，它们带给我们的影响便会逐渐消失（就像习惯了阳光对我们所造成的影响一样，我们也会以同样的方式适应其他事物）。

> 无论是婚姻也好，是阳光明媚的气候也好，我们往往会高估外部环境能给我们带来幸福的力量。

我们不仅仅是在预测未来情感方面表现得很差劲，而且往往还很容易误判对过去的记忆。在逐渐变老时，我们很多人仍然会沉醉于过去的一些美好时光。我们嫉妒年轻人，嫉妒他们美好的前程，但我们却没有能意识到，在一般情况下，年轻人并不一定就比我们过得更加快乐。通过对19~94岁不同年龄段的人们的心情进行监控调查，研究人员发现，老年人对正面情绪的感受长于年轻人，并且，其负面情绪的消退也快于年轻人。在另外一项研究中，科学家还发现，年龄在20~24岁的人们平均每个月有3.4天是处于趋于悲伤的负面情绪状态，而年龄在65~74岁的人们每个月只有2.3天是处于这样的状态。

在我们的基本需求得到满足后，我们到底幸福还是痛苦，在很大程度上同我们如何看待自己的处境有关，并不是由我们的处境决定。还记得在很多年以前，我同我的一位良师益友谈论过关于钱的话题。我解释说，因为我的父母经历过大萧条时期，所以我很自然地会从他们那里继承一种担心钱不够用的心理倾向。这位老师在20世纪30年代的时候刚刚成年，但他却告诉我，他从大萧条中得到的是完全不同的一种经验："那个时候，我们几乎失去了一切，但生活仍然在继续。因此，我的感受是——就算你几乎是一无所有，但你仍然可以生活下去。"

我们通过正念练习能够认识到这样一点——在逐渐变老的过程中，对我们造成很多负面心理影响的原因其实并不在于年龄变化本身，而在于我们对于如何看待自己以及自己处境的定势思维。再强调一次，正是我们试图逃避不愉快体验的这种希望才导致了

> 在逐渐变老的过程中，我们的特定自我定位导致了我们的不快乐。

我们的不快乐。

"不在意"先于"没关系"

著名棒球投手撒切尔·佩吉（Satchel Paige）曾谈到过一种永葆青春的方法："年龄不是问题。'不在意'先于'没关系'才是问题之所在。如果你不在意，这就没关系。"正念练习可以帮助我们不必过于在意。它能够唤醒我们的洞察力，让我们认清生活中的四个重要方面：（1）万物都在变化——纠缠于变化这个现象会给我们带来不快乐，（2）我们真正能一直拥有的一切只是当下这个时刻；（3）我们的想法并不等于现实；（4）我们只是一个相互依赖的生命网络中的一个有机组成部分。

你可能还记得前面曾经提到过的有关释迦牟尼的那个传说。由于成长于受到严加看管的宫廷中，释迦牟尼只有偷偷出宫去设法见一下世面。他第一次亲眼见到了衰老、疾病和死亡。这些体验让他感到非常不安，以至于他决心要离开宫廷去寻求启发内心的方法——他要寻找的是一种能够洞察现实生活的方法。在一定程度上，大多数人在探索实践故事中所说的这同一条途径。在年轻时，我们无法充分领会衰老、疾病和死亡的现实。然而，在我们渐渐变老时，这一切会表现得更加清楚。就像禅修有助于释迦牟尼的觉悟一样，它也可以帮助我们去拥抱生活中不可避开的那些变化，让我们可以用一种更加丰富的生活方式学会与这些变化和谐共处。

面对现实

焦虑、悲伤、愤怒和身体疼痛都是一些不愉快的体验，前面的章节中曾经谈到我们想要避开不愉快体验的冲动如何让我们反而困在其中。这一点同样适用于怎么样来应对衰老、疾病、甚至死亡的问题。我们可以通过正念练习学会认识到面对现实既是一种可行的，又是一种有所回报的做法。根据一些古代文字资料的记载，学生们曾被鼓励要在下面几个方面进行禅修：

经常反思的五个问题

- "我肯定是会变老的。我无法逃避衰老。"

- "我肯定是会生病的。我无法逃避疾病。"
- "我肯定会死去的。我无法逃避死亡。"
- "我所喜爱的任何事物总是在不断变化并可能会离我而去。"
- "我是我行为的掌握者;我也将成为我行为的承受者(《增支部》)。"*

这种禅修从表面上看似乎并不是什么好主意,老是去想这些东西难道不会让我们越来越压抑吗?我们有着各种各样的想象——可以永葆青春,可以避开疾病,可以一直活下去,可以永远拥有我们的爱人和财产,可以避免受到自己行为结果的影响。只要这些想象还存在的话,上面的这些想法就会让我们感到非常不安。事实上,试图保持住这些幻觉并不会真正让我们感到快乐。我们每天听到有谁又生病了,有谁又遭受了另一次损失,有谁又死去了,这个时候,我们会觉得有某种威胁一直潜伏在自己周围。我们试图逃避现实而投入的精力会逐渐被消耗。实际上,企图否认现实的努力正是我们很多痛苦的根源所在。

一切都在变化中

正念练习可以帮助我们去坦然接受与年龄相关的各种变化的不可避免性。它所采用的一种方法是出乎我们意料的——它向我们揭示了这样一个事实:我们永葆青春的幻想就仅仅只是幻想而已。当我们专注于让一个个当下体验展开于我们的内心中时,我们会发现一切事物的确总是在不断变化之中的。没有哪两次呼吸是全然相同的;也没有哪两次禅修是完全一样的。我们的心情、我们的思想、我们的快乐和痛苦都在不断地来来去去。即使是我们为自己的未来所编织的各种故事也同样是有来便有去。随着岁月的变迁,我们会在一段时间后逐渐认识到这些故事是怎么样在变化的。

我们可以把购买新房当作一个例子来看一下。在开始的时候,我们充满了对未来的幻想——每个房间将用来做什么,打算怎么样布置庭院,

---

* 《增支部》又称《增一尼迦耶》,为《巴利文大藏经》中经藏的组成部分,南传上座部佛教典籍。增支部收有两千三百部经文,分为十一集。每一集和数字有关,以数字的递增排定十一集的次序,其目的是便于记诵。——译者注

各种家具物品应该怎样摆放。或许我们还会想象在自己的新居养育孩子，和伴侣共同生活，或款待我们的朋友。我们可能会对拥有了自己的家产充满了自豪感。一套新的房子实实在在就属于我们，并且我们会一直拥有它。我们觉得自己会永远在这里生活下去。

但实际情况并没有完全像我们所想象的那样在发展。生活在新居中的每一天都是不同的。我们的关系在发生变化（如果够幸运的话），我们的孩子也在不断成长。将来的某一天，我们会发现这个房子太小或者太大了，它已经不能适应我们的需求。这个时候，我们有可能会很吃惊地意识到，我们仅仅是把这个房子借来用一段时间，而它很快就要被转手给他人了。正念练习从一开始就可以帮助我们认识到这种变化的不可避免性。坦然接受这一现实可以让我们更加容易享受当下的过程，不再受累于过多牵挂，让我们可以从一个个短暂的生活片断中获得快乐。

在我们让自己注意到变化的不可避免性之后，我们会以不同的方式来适应自己不断变化的身体和智力。在小时候，我记得自己曾被告知，"在我的余生"，我将不得不生活在像缺了一颗牙样的不幸中。一想到这种被蒙上一层阴影的前景我就会感到很沮丧。随着年龄的变化，我们开始认识到，"我的余生"这种说法本来就不是一个永恒的概念。人类的身体就如同汽车一样，它注定是要被不断磨损的。尽管认识到这一点会让人感到很不安，但它同时也可以成为我们把握好自己生活的一个关键因素。

思考非永恒性的规律比试图去否认它要更加明智。

——拉里·罗森伯格*

克服因为变老所引发的不适感，可以使我们避免花过多精力用于试图让自己永葆青春的事情中。如果我们能够意识到某些事物并无法让时间停留的话，我们将会不再过分热衷于它们，如婚外恋、新奇的跑车、植发和整容。假如我们可以坦然接受变老这个过程，无论它发生在父母、子女、伴侣还是朋友身上，我们将会有机会培育更加和谐的关系。

学会接受在变老过程中身心变化的一种方法便是通过定期练习第三

---

* 拉里·罗森伯格为美国著名禅师，他在马萨诸塞州创建了剑桥内观禅修中心。——译者注

章和第四章中所描述的那些正念技术来锻炼自己的专注力。不断将专注力引向当下的感受将长期有助于我们学会去拥抱变化的不可避免性，让我们不再过分纠缠于对往日美好时光的回忆。

然而，尽管我们经常进行正念练习，但有的时候我们还是会因为各种变化而抱怨不已。这种情况常常会发生在当我们发现产生了下列问题时——在某方面的竞争力已经丧失；因为年龄而被别人拒绝或遭遇失败；发现自己已经不再能够融入年轻人的群体中。有一种专门被设计用来对付这种情况的正式禅修练习可能会特别有用。这项练习在开始时习会让你感到不安，但如果你坚持做下去的话，它有助于你去坦然接受变老这个过程，而不是去逃避。无论什么时候，当日渐衰老让你感到难过时，你都可以把它当作一个救生用具来使用。初次完成这项练习大约需要20分钟的时间：

―――――――――― 与变化为友* ――――――――――

开始时请让自己坐好，并将注意力引向自己的呼吸，用5~10分钟的时间专注于吸气和呼气的过程。无论什么时候当你发现自己分心时，请慢慢将自己的专注力重新引回你的呼吸感受中。

在培养了一定的专注力之后，你可以让自己开始想象，当你还只是一个孩子时，你当时的感受如何。想象一下，童年的你就实实在在地坐在当前这个位置。你可能会穿什么样的衣服？你的身体感受如何？请用几分钟的时间让自己重新成为当年那个还只是一个孩子的你。

接下来，请仍然将自己想象为一个孩子，但现在你什么都没穿，你正在照镜子。在开始时，你先看自己的脚，然后又慢慢朝上看，看到了你的腿、腹部、胸部、颈部和头部。既要注意观察你的外部形象，也要注意体会你的内在感受。在专注于自己童年的身体几分钟后，你可以让自己的注意力重新回到当下的呼吸中。

接下来，请将自己想象为一个正在坐着的年轻人（如果你现在也很年轻的话，请想象你几年前的样子）。想象一下，作为一个此刻正坐在这里的实实在在的年轻人，你的内心感受如何。请用几分钟的时间让自己重新成为当

---

* 相关音频资料请从下列网站获取：www.mindfulness-solution.com。

年那个年轻的你。

❖

接下来，请仍然将自己想象为一个年轻人（或者是几年以前的你）。但现在你什么都没有穿，你正在照镜子。在开始时你先看自己的脚，然后又慢慢朝上看，看到了你的腿、腹部、胸部、颈部和头部。既要注意观察你的外部形象，也要注意体会你的内在感受。在专注于自己年轻的身体几分钟后，你可以让自己的注意力重新回到当下的呼吸中。

❖

在接下来的练习中，你要将自己想象为当前这个年龄的你。开始时请想象你坐在此地时的内心感受，接下来，观察镜子中的那个赤身裸体的你。然后，将你的想象引向未来。在未来某个特定的时期，你的外形和内心感受将会如何？比如，中年、退休时的中老年或老年。请在每一个阶段都用一点时间来想象一下正坐在当前位置的那个时候的你，你的感受如何？在面对镜中自己的裸体时你怎么想？尤其要注意在不同年龄阶段的变化中，哪些方面是你乐意接受的，哪些方面是你试图抵制的。

如果你发现你尤其难以适应某一年龄段的话，你可以尝试将慈心禅修用于你在那个年龄段的自我形象。比如，如果你很难接受衰老时自己的外形的话，你可以在保持住对这个外形想象的同时，对内心中所看到的这个人发出类似于"祝你快乐，祝你平安，祝你免于痛苦"这样的祝愿或其他良好意愿。

你有没有通过这个练习发现点什么？你觉得它很难吗？在如此清晰地观察到自己的生命循环时，大多数人在开始时会感到很不安。然而，我们越能坦然接受自己的现实，就越能坦然而优雅地度过自己生命的不同阶段。

迈克尔（Michael）的父亲是一个成功的商人，母亲是一个很亲切的家庭妇女，他是最受父母宠爱的一个孩子。在年龄很小时，他擅长于运动，大家都很喜欢他。在中学的时候，他被选为最有可能获得成功的人。果然，他在获得了一所很好的大学体育奖学金后进入了这所学校。在大学期间，他成为田径队的队长，他不仅赢得了漂亮女孩的喜爱，同时还能保持着很好的成绩。后来，他进入一所名声很好的法学院，在第一次参加律师资格考试时就通过了，并在一家很大的律师事务所找到了一份称心如意的工作。不久后他就开始谈恋爱了，最终和一位漂亮的律师助

第十章 变老不易：改变你同衰老、疾病、死亡的关系

理结了婚，有了属于自己的家庭。几年之后，他成为了这家律师事务所的合伙人，并在郊区买了一幢很漂亮的房子。

在30岁以后，尽管他也遇到一些起起伏伏，但他始终保持乐观并充满信心。他的生活似乎一直都很顺利。

迈克尔不大喜欢被看作是一个爱慕虚荣的人，但他的确很注重自己的外表。在40岁后，他的头发变得越来越少，体重也有所增加。他漂亮的妻子尽管仍然很有吸引力，但她同样也不再具有那种能让人一见倾心的魅力了。尽管他能挣很多钱，但他却发现自己对法律工作越来越没有兴趣了。他平生第一次产生了一种不安全感，开始对更年轻的女性产生幻想，开始回忆起年轻时在大学和法学院度过的那段时光。他在心里算了一下：从大学毕业到现在已经有22年了；如果再过22年的话，他将有66岁了。怎么那么快啊！难道他的巅峰时期已经过去了吗？

迈克尔开始想真正了解一下生活中最重要的事情究竟是什么。在他的一生中，他一直在不断追逐着下一个目标。现在，他既然已经结了婚了，并且经济方面也没有什么可担忧的，那么下一个目标又是什么呢？他意识到，一个劲地只顾挣钱其实并没有什么太大意义。他虽然对年轻女性抱有幻想，但也不愿意因为婚外情而毁了自己的家庭。

在事务所一个朋友的建议下，他参加了当地禅修中心的一次讲座。老师在讲座中谈到我们迟早会因为不断追求下一个目标的野心而感到失望的，而不可避免的衰老、疾病和死亡将会慢慢逼近我们。老师的这番话让他有所警醒。于是，在朋友的鼓励之下，迈克尔开始练习正念。不久，他已经习惯在大多数情况下坚持每天早上进行20分钟的禅修，此外还尽量让自己进行非正式练习，并每周都去参加禅修中心的讲座。

其中一次讲座的话题是关于如何去拥抱生命的非永恒性。老师请参加讲座的学员进行了一次类似于"与变化为友"的正念练习。迈克尔能够非常轻松地回忆起自己早年时期的生活——年幼时的活泼和聪明、年轻时的性感和强壮。在观察当前并想象未来的自己时，他对自己的形象产生了厌恶感。显然，他必须做点什么来改进自己的这种态度。

他的努力方向一直以来就有问题。迈克尔的生活始终围绕着未来的目标转动。他希望任何事情都能变得越来越好，但现在意识到，他需要来关注一下当下所发生的事情，来面对万物都具有非永恒性这样一个事实。幸运的是，正念练习开始发挥作用。在几个月后，他不再过于担

292

忧自己是不是正在走下坡路，将更多的兴趣放在如何使自己目前的生活变得更有价值方面。

迈克尔现在不再去高级美发厅装饰自己了，他故意去当地理发店冒险尝试不是那么时髦的发型。在换新车时，他没有考虑高级时尚的保时捷，却有意买了一辆很平常的本田车。在工作中，他不再像原来那样专门去接那些最能赚钱的案子，一心想让别人看到他有多能干。他现在更能够多听同事们的建议，也更加重视自己的家庭和朋友了。他不愿再花过多时间在因特网上整天只顾关注自己的投资是否获利，而愿意花更多时间和妻子交谈、和孩子下棋。总之，他更加关注日常生活中每一个普普通通的当下时刻，开始非常真实地来适应这种生活。

应对疾病

和年龄变化一样，疾病同样是一个不可避免的事实。我们有些人有幸具有很健康的身体，而另外一些人却在遭受严重疾病的折磨，但不管怎样，没有人能够完全摆脱疾病的影响。我们曾在第七章中讨论过一些由心理因素所引发并长期存在的疾病——有些病是由我们的心态决定的，而有些病则是由我们对各种症状的反应导致的。尽管不少疾病有可能涉及心理因素，但有些病也可能和心理因素无关。我们曾看到过正念练习是如何帮助人们从与压力相关的病痛中解脱出来的。幸运的是，它同样也可以帮助我们来巧妙地应对其他疾病。

问题严重吗？

在我们开始专注于各种身体感受时，我们会注意到它们在不断变化并始终存在。无论什么时候，当某种新的症状产生时，我们就会这样想："问题严重吗？我要不要去看医生？我能自己解决问题吗？"我们如果既年轻又健康，很可能会认为大多数这些症状或许根本就不是什么问题。我们认为自己的身体自然会摆脱这些较小的炎症和伤痛而得到康复。因此，我们并没有过多改变自己的日常生活习惯去应对各种新症状的出现。这其实是一种有效的处理方法——在一般情况下，人体的确具有成功自愈的能力。当然，这种方法也有可能会让我们忽略一些重要的警示性征兆。如果我们可以早一点发现一些问题的话，身上的某颗痣就有可能不会转化为黑色瘤；不正常的咳嗽也有可能就不会变为细菌性肺炎。

如果我们年纪较大，并且曾患过或者正在患一些较严重的疾病，那么，我们往往会认为新症状的出现可能会是一个很严重的问题。在这种情况下，我们的想像力将会不断延伸——身体上的每个肿块都可能是恶性的；每一种不同的感受都有可能是神经衰弱。周围到处都有细菌，仅仅靠使用来苏尔和普瑞来根本就没法让我们放心。*就算我们经常读《预防》杂志上的文章，我们也经常去健康食品店购物，但这些做法只会不断让我们想起我们的身体是如此的脆弱。对于很多人而言，这一切会导致他们不断地去求助于医生，希望从医生那里通过排除各种可能来寻求安慰。我们在第七章曾谈到过，恐惧本身也有可能会引发各种病痛。

你可以通过一个简单的练习来亲身观察一下引发病痛的这种机制。在进行这项练习的过程中，你需要让自己睁着双眼，以便你能阅读下面这些指导文字。这项练习只需要几分钟的时间。

你有没有在头部感受到一点压力？如果你知道某个患有脑瘤的人，或者你过去曾遭受过头痛折磨的话，你可能会很自然地对这种感受比较

触发病痛——第一部分

开始时请专注于自己的呼吸，不管你现在坐着还是躺着，请保持住你的专注力。将专注力引向你的整个身体感受，从脚部开始，然后分别感受腿部、腹部、背部、胸部和颈部。同时也请注意你在拿着这本书时双臂的感觉如何（如果你坐着的话）以及头部和颈部之间是如何保持住某种平衡感的。

现在，请将你的专注力引向头的内部。在读这本书时，看一下你是否能够注意到在头部的某个地方有很小的一点压力——也就是这样一种一旦发展下去便有可能转化为头痛的压力。专注于这种压力，并观察一下你是否能感受到它正慢慢开始形成一种事实上的头痛。请用一分钟的时间实实在在地专注于这种压力及其加重过程。请具体观察到这种压力于来自于头部的哪个位置，并注意它是否容易转化为头痛（现在，请闭上双眼准确地来体会此时的感受）。

---

* 来苏尔是一种防腐消毒液体，普端来是美国著名的净手消毒液品牌。——译者注

敏感。假如我们真的愿意去认真观察，这种压力并不难发现。如果我们接下来以一种恐惧或担忧的方式对其做出回应的话，这种压力可能会很容易就转化为真正的头痛。

现在请来尝试另外一个小小的实验。

> **触发病痛——第二部分**
>
> 想象一下你刚刚知道你和一些跳蚤有过接触。有一个身上到处是跳蚤的人刚使用过你的家具，并在家具上留下了很多跳蚤，而你又刚在上面坐过或躺过。现在，请用一小点时间来观察一下你的整个身体感受。你是不是觉得哪里有点痒？或许是头皮部位？或许你觉得有不止一个地方在发痒？请稍微用点时间来观察一下这种感受。这种感受难道真的是由跳蚤引起的吗（请闭上双眼用点时间来感受一下这些小东西给你带来的困扰）？

最后还有一个实验：

> **触发病痛——第三部分**
>
> 现在，请将你的注意力转向左脚的感受。请仔细观察这种感受，你有没有发现有一小点刺痛或麻木的感觉？左脚的感受是不是和右脚稍有不同？请用一小点时间来实实在在地专注于这种感受（闭上双眼，短暂体会一下这种感受）。这会不会是神经病痛的最初症状？

我们的身体在每一分钟会产生数以百万计的各种感受，因此，我们担心自己是否会患上某种病症的可能性也是难以用数字来确定的。此外，信息时代还造成一种大量的人在被各种病痛的折磨的印象。如果这两个方面结合在一起的话，我们自然会形成一种病痛焦虑的机制。在对病痛产生焦虑的情况下，我们对于某种症状的担忧会进一步放大我们对这种症状的感受。正如在第七章中曾经讨论过的，这种情况有可能会加剧背部、颈部和腭部肌肉的紧张状态；会破坏睡眠的良性循环和正常的性反应能力；也会引起消化系统和其他系统的功能障碍。

为什么正念练习可以帮助我们？

我们应该怎么做才对？不管是忽视症状还是专注于症状，我们都有可能遇到麻烦。虽然正念也不能够完全解决我们的两难困境，但它却可以帮助我们更加巧妙地来应对这个问题。

通过专注于身体感受，我们更有可能注意到或许需要关注的一些新的方面。了解在不同环境下我们的身体会产生什么样的感受，将有助于我们更加合理地来应对它们。当然，我们最终可能还是需要使用我们的思维，需要收集信息，或去求助于某个保健专家。

一旦我们了解自己的症状之后，正念也可以非常有效地来应对我们对于这些症状所产生的焦虑感。它可以帮助我们学会如何来承受不适感，并让我们认清不适感和我们附加于这些感受之上的痛苦之间的区别（第七章中曾讨论过"区分两支箭"技术）。在某些症状导致焦虑感的产生时，正念还可以帮助我们观察到这种焦虑感，并让我们再次认识到我们的问题有可能是由这种焦虑感引发的；还有助于我们培养一种接受的态度，而这种态度正是可以用来打断"恐惧——症状——恐惧"这个恶性循环的关键所在。当某种症状因病痛焦虑而被放大时，接受的态度尤其有可能成为抑制住它的一股巨大力量。

劳里（Laurie）感到双脚有刺痛感和灼热感，她对此非常担心。她的父亲患有糖尿病，血液循环也有严重问题。因此，劳里认为自己的问题可能也会很严重。一位负责基本保健的医生把她介绍给一位著名的神经科专家。在对她进行仔细的检查之后，这位专家告诉她，她患的是轻微的周围神经病变。

诊断结果让劳里很吃惊。于是，她每天早上都会非常关注双脚的感受——不知道今天会不会出什么问题？为了减少不舒适感，她开始穿厚底凉鞋，即使是冬天也一样。有的时候，从卧室走到卫生间都会让她感到很难过。

当医生建议她去找我时，她对心理治疗充满了抵触，于是非常不满地这样问道："你觉得我的脚痛是由于头的原因吗？"那位医生只有尽量向她解释说，他相信她的脚痛是实实在在的，但我可以帮助她在日常生活中更好地来应对这个问题。

强烈的康复愿望最终还是让她找到了我。由于她已经接受过很有经验的神经病学专家的诊断，并且医生认为没有必要来重新调整她的活动方式，因此，我们把注意力放在她对自己症状的反应方面。在检查了她的病历，并得知了她的担忧和她父亲有关之后，我把第七章中的"区分两支箭"练习教给了她。她很快就意识到她在疼痛的症状之上附加了大量的恐惧和悲伤感。在进行了让自己一心只专注于疼痛感的练习之后，她发现这种疼痛感实际上并不是非常严重，但双脚"不正常"的这个事实仍然让她感到极为不安。在觉得自己的脚痛感有所增强时，她往往会惊慌失措，认为自己的病症正在加重。

我请劳里每周都练习几次正式坐禅练习，并且在日常生活中也尽量做一下非正式练习。我还让她注意观察她的专注力从双脚偏移的情况。她发现，在感到焦虑时，她仍然可以更多保持对双脚的专注，而在双脚产生了某些奇怪的感觉后，她就会感到更加焦虑。这是一种恶性循环。于是，我告诉她，以后无论这种感受如何，她都可以练习对它们说"是"，练习学会接受它们。尽管在开始时她声称自己简直难以承受这些不适感，但她最终还是设法让自己做到了。令她吃惊的是，她开始发现她的脚有的时候不再像原来那样给她带来太大麻烦了，也可以把自己的注意力转移到其他方面去了。在几个月之后，她得出这样一个结论：她的这些疼痛感其实并没有变得越来越严重，它们有来便有去。如果她可以缓解自己的抗拒心理

> 正念能够帮助我们认清不适感和我们针对不适感所附加的痛苦之间的区别。

的话，这些感受就不会变得过于严重。

使用疾病来支持正念练习

正念练习可以帮助我们来应对疾病。反之，疾病也可以为正念练习提供一个机会。它可以让我们从繁忙的生活中暂时停顿下来，给我们一次闭关静修的机会，让我们进一步认清现实，这样就更有利于我们的正念，甚至连疾病引发的不适感也能让我们从中获益。

小型闭关

我们可能会因为生病而不得不放弃工作或学习而呆在家里，这就让我们有了一个培养正念的额外机会。在忙于应付每周的工作时，我们可能很难抽出时间来进行禅修，而因病在家则为我们提供了一个难得的机会。当然，如果你在发高烧或者感到非常疲倦的话，你可能很难保持住

第十章 变老不易：改变你同衰老、疾病、死亡的关系

自己的专注力。假如你的情况不是那么严重的话，病卧在床就可以成为培养专注力和正念的良好机会。第三章中曾描述过的觉察呼吸禅修、身体扫描禅修和食禅都可以在病养期间来使用，第四章中的慈心禅修和其他练习同样可以被使用。疾病使我们不得不将各种以目标为导向的活动暂时停下来，也正因为这样，它让我们可以专注于感受当下的"状态"，而不是追逐目标的"行动"。它甚至让我们有可能进一步洞察现实本质。

疼痛同样可以为我们的正念提供一次机会。不知道你有没有见过这样一张照片：一个瑜伽修行者正躺在一张钉床上进行练习？疼痛感可以让我们的内心专注力得到集中，将注意力引向当下，也可以让我们有机会来应对我们习惯于逃避不适感的冲动——我们可以通过它来练习如何学会接受负面体验，而不是去逃避它们。

除此之外，疾病还可以让我们的控制欲受挫。疾病的产生往往是突如其来的，也正因为这样，它提醒我们这样一个事实——人算不如天算。心理学家杰克·康菲尔德禅师曾讲述过一个关于泰国一座森林寺院中某个高僧的故事。这位禅师经常将上面这个道理告知弟子。有一个弟子对他说："明天我将要离开寺院，去曼谷做生意赚钱。"禅师回答说："可能吧。"这位禅师总是这样说——如果你要把通过禅修所领悟到的一切归纳为一句话的话，这就是："事情并不总是这样的。"

一线希望

我的很多来访者学会了应对像劳里所遇到的问题，或者学会了如何去摆脱第七章中所谈到的那些与压力相关的病痛。对于他们来说，这是他们为自己找到的一线希望。我曾经听到不止一个人这样说过（在他们有所恢复后）："尽管我不会去祝愿每个人都患上和我一样的背痛（或其他病痛），但我很高兴背痛找上了我。"在应对困难的过程中，他们学会了摆脱困境，学会了体验当下，学会了面对恐惧，也学会了与自己的各种情感建立联结。这个过程还让他们注意到并学会去接受这样一个事实：不管你愿不愿意，万物都是在变化的。他们同时还发现这样一个谚语所表达的真理——学会有所失，才会有所得。

当然，我们从任何疾病中都可以学到一些东西，但却并不是任何疾病都可以通过正念练习得到解决。我们迟早会遇到某种无法靠自己来应对的疾病。我们不能过分信任并依赖于自己健康的身体，也不能因为患上某种疾病就责怪自己，这一点是很重要的。有些人在了解自己的内心

和行为对于疾病的产生所发挥的作用后便会因为各种病痛而产生自责感。在这里,我想提醒我的来访者这样一个所有古代杰出禅师都无法避免的事实——无论他们多么有智慧,多么有能力,多么具有同情心,他们最终都无法保持身体一直健康。

死 亡

如果你不想死的话,你就不该被生下来。

——拉里·罗森伯格

据天文学家推算,太阳已经存在了45.7亿年——这个数字大约是它的整个生命历程的一半。再过50亿年后,太阳将会膨胀到现在的地球轨道这个位置。这对于我们人类而言到底意味着什么呢?科学家对于这个问题持有不同观点。有些科学家认为,在大约两亿年后,地球的温度将会升高到人类根本就无法生存的状态,而在大约5亿年后,海洋将会被蒸发;另外一些科学家则持有不同意见,他们认为,随着太阳越变越大,它对地球的引力将会减弱。因此,地球将会离它越来越远。这样的话,地球上的任何东西都会因为结冰而被凝固。无论观点如何,但人类的预后是显而易见的。

基于这样的观点,我们应该怎样来生活呢?不同的人有不同的认识。最常见的一种应对方法是否认。正如在第一章中曾提到过的那位禅宗高僧所指出的一样,我们有一种非凡的能力,这就是明知自己终将一死,但还可以生活得就好像浑然不知一样。我们的现代文化也在共同促进这种否认趋势。我们喜欢把年轻人放到最显眼的位置,而把老年人藏到养老院中。我们在殡仪馆中将死者进行整理装扮,试图让他们看上去栩栩如生。我们尽可能将死亡从我们的觉察意识中清除。

这样做难道有错吗?毕竟,死亡会让人觉得很不愉快——谁又愿意每天都去考虑死亡这个问题呢?正如我们所做的很多试图让自己获得良好感受的事情一样,我们对于死亡的这种做法同样会让情况变糟。拉里·罗森伯格禅师曾经这样指出:"死亡并没有在道路的尽头等候着我们。它一直都在与我们同行。"我们将这一现实排除在自己意识之外的企图，实际上反而会在我们的日常生活中增添压力，会剥夺我们寻求丰富生活的机会。

原因基于下面几个方面：第一，这样做会导致焦虑。尽管我们努力将死亡排除在自己的意识之外，但我们仍然会偶尔注意到它。如果我们留意一下当地新闻的话，我们会发现死亡的确是一个很大的问题。这些新闻报道遵循的一个原则是"有流血就上头条"。因此，虽然我们总是在避免接触和死亡相关的内容，但别人死去的信息的确会时不时传到我们的耳中。如果我们始终不愿放弃对避开死亡的幻想的话，每一条这样的信息都有可能惊扰到我们。

第二，它还会导致我们不顾一切地去追求一些愚蠢的目标。你一定见过有人在汽车保险杠上贴过这样内容的标语吧——"就算你赢得了最多的玩具，但你最终还是会死去。"无论你追求的是财富、威望、权力、名声还是异性，追逐那些最终会失去光泽的事物只会给你不断带来失望。如果我们可以认识到死亡的现实性，我们就有可能不再会过于看重这些人们不停追逐的目标。

第三，它会让我们难以真正和别人建立好关系。当人们在面对自己或自己所爱的人终将一死这个现实时，他们会更加需要朋友或家人。相反，只要我们试图否认死亡，无论否论的程度有多严重，它都会让我们无法与自己的亲友真正融合。这是因为我们不能充分面对将会发生在他们身上的现实而造成的。这就会让别人觉察到我们的距离感，他们也就会与我们保持更大的距离。

试图否认死亡还容易使我们无法生活在当下，它会将我们限定在对未来的幻想中——在未来的某段虚幻时间内，我们会很安全、很放松、很自由，我们会得到认可，会拥有健康的体格。这会让我们难以享受和珍惜今天的生活。

死亡主题公园

在大约20年前，我曾去拜访过泰国的一个佛教寺院，这所寺院可以恰如其分地被描述为是一个"死亡主题公园"。在玻璃柜里放着一些骷髅，而墙上挂的则是一些尸体的图片。当地的人们会将自己亲友的尸体捐赠给寺院，因为寺院里的和尚能够为这些尸体进行"灵魂解剖"。和尚们解剖这些尸体并不是为了获得什么医学知识，而是要亲眼见证人类仅仅只是一些血和肉的组合体而已，并且死亡的确是实实在在的。尽管他们非常看重死亡，但这些和尚和尼姑们却并不是一群阴森抑郁的人。他们使用这个过程来提醒自己，生命的确很短暂——这样的话他们就有可能保持清醒并充分体验活着的当下。

一个著名的佛教禅宗故事也告诫我们同样一个道理：一个人在穿过一片山野时遇到了一只老虎。他在逃跑过程中掉下了悬崖，但在下落的过程中他设法抓住一根悬在半空中的葡萄藤。悬崖下面又有另外一只老虎正朝着他的方向走来，并等在那里要吃他。悬崖上方那只追赶他的老虎也张开大口停在那里。这时，一白一黑的两只老鼠爬到了葡萄藤上，并开始一口一口地啃食这根藤蔓。就在这个时候，这个人看到了一颗生长在悬崖边的美味诱人的草莓。他用一只手紧抓着藤，用另一只手摘下这颗草莓。多么甜美的草莓啊！

这种相似的生活态度有时也会扎根于西方文化中。在1861~1865年这段时间里，有大量的美国士兵死于内战，其死亡人数大约相当于独立战争、1812年战争、墨西哥战争、美国与西班牙的战争、第一次世界大战、第二次世界大战和朝鲜战争死亡人数的总和。历史学家德鲁·福斯特曾指出，美国内战让每个人对死亡都有了更加真实的认识，它有助于大家形成一种新的生活态度。在19世纪中期的美国，很多人认为每天都思考一下死亡是很有必要的——这样做并不是要让人们害怕死亡，而是使人们能够更加珍惜今天。

难道不断觉察死亡真的能够丰富我们的生活吗？它能够帮助我们每天都活得更加充实吗？的确是这样的，但我们需要有意应用这种觉察力来促进自己的觉悟。其中一种方法便是尝试以一种更具洞察力的态度来看待生活中不可避免的各种损失：

一个禅宗高僧正坐在寺庙的大殿中，一个小和尚在一旁打扫卫生。大殿中央摆放着一个漂亮的古代花瓶，这个花瓶在寺院中已经摆放了数百年。由于注意力不太集中，这个小和尚不小心碰了一下花瓶，于是，花瓶从架子上摔了下来并摔碎在地上。小和尚顿时惊慌失措，连忙向师傅道歉并慌慌张张地清理落在地上的碎片，他原本以为师傅一定会发火的，但这位高僧好像并没有显出什么不高兴的样子。在小和尚镇静下来后，他向师傅问道："你难道不生气吗？"师傅回答说："不。"小和尚又问："为什么不呢？这是一个很珍贵的古代花瓶，而我不小心摔坏了它。"

在稍微停顿了一会儿后，师傅回答说："对我来说，花瓶已经碎了。"

通过觉察到世上万物（包括我们在内）最终都会破碎而亡，我们就有可能以一种更加轻松的态度来生活——就不会因为变化或损失而过分吃惊和难过。它还有助于我们不再过于看重自己，这样可以大大缓解我们的负担。还有另外一个故事可以再进一步说明这个道理：

一个觉得没有归属感的年轻人听说在布鲁克林住着一位很有智慧的犹太教导师。于是，他决心去请这位导师为他指明方向。他到达纽约，并一直找到了一个贫困地区的小公寓楼里，他将在这里拜见这位导师。这位导师将他迎进屋并和他交谈了几个小时。

年轻人问了一些关于圣经教义和犹太人历史的问题，并向导师求教怎么样来安排好自己的生活。他非常佩服导师的各种见解，同时也对导师本人的生活充满了好奇。他发现这间屋里除了一张桌子、两把椅子、一个床垫和几本书以外，没有别的东西。于是，这个年轻人就鼓足勇气问导师是不是他真的就住在这里。导师回答说："是的，我已经住在这里很多年了。"年轻人又吃惊地问道："那你屋里的东西都放到哪里去了？""它们都在你眼前。"导师回答道。接着，导师指着年轻人的背包问道："你所有的东西都装在这个包里吗？"年轻人回答说："是的，但我只是个过路客而已。"

> 每一样东西最终都会破碎而亡，意识到这一点能够帮助我们缓解试图保留住各种不可避免将会消亡的事物（包括我们自己）的压力。

"我也只是一个过客啊！"导师回答道。

扔掉手中的热炭

当然，我们大多数人无法像例子中的禅宗高僧和犹太教导师那样来看待损失和死亡。在《纽约客》杂志上曾经登载过这样一幅著名漫画——一个人正在读报纸上讣告栏中的内容，里面写满了下列文字："比你小两岁，""比你大12岁"，"比你小三岁"，"和你同龄"。当我们在读讣告时，我们会不断想到死亡，我们常常会想为什么别人死去了，而我们却能活着——"或许他喜欢抽烟。""可能她不愿意锻炼。""他一定是太老了。""她的生活环境一定很糟。"我们要花费大量的精力才能避免让自己关注到死亡的不可回避性。但是，如果我们可以学会坦然接受它的存在的话，我们可以想象一下有多少令人担忧的方面将会消失。

和死亡相比较，我们的大多数担忧往往会显得无足轻重。我的朋友和同事保罗·富尔顿曾经告诉过我一个他用来应对公共演讲焦虑症的方法。他常常会在讲稿的顶端从左到右大大地写下"不久后将死去"这样的字眼。大家是否喜欢他的演讲难道真的就那么重要吗？如果和死亡相比较的话，所有关于"我"的担忧都显得不再那么重要了，包括我的外表、别人对我的看法、我拥有什么、我是好还是坏。有些人这样认为，我们对于活着以及活着的舒适感的过分专注就好像我们在手里紧紧地抓着一块热炭一样——扔掉它就会感到轻松。

练习扔掉热炭的一种方法就是去构建我们自己的死亡主题公园。在这样做的过程中，我们可能会慢慢发现我们实际上并不是害怕死亡，而是害怕对死亡的想象。和其他心理障碍一样，最让我们感到不安的方面并不是感受本身，而是我们对于自己感受的负面想法以及对它的抵触情绪。

我们可以通过好几种方式来练习如何觉察死亡。我们可以花点时间去墓地看一下，去读一下墓碑上的那些字，让我们可以渐渐明白人生如流水般来来去去的现实。我们也可以定期读一下别人的讣告，甚至可以想象一下自己的死亡。

如果你敢于让自己来尝试一下的话，为自己写讣告（wring my obituary）就是这样一种非常有效的方法（请看下页）。

人们对这项练习会产生不同的反应。有很多人不愿进行这项练习（它有可能会引发强烈的情绪，所以，现在或许不一定是练习它的最佳时机）；另外一些人发现这项练习会导致各种各样的情绪，而这些情绪常常和悲伤有关——有将要告别自己所爱的人而引发的悲伤，也有无法实现梦想的悲伤。在很多情况下，这项练习会让我们觉察到别人对我们有多重要，而相比之下，我们的很多其他追求却根本不是那么重要。无论你产生什么样的情绪，请尽量以接受的态度来觉察它们。

传统的死亡禅修

有很多宗教曾开发过有关死亡的禅修。它们常常是被设计用来减少对自我的过度专注，其中最为生动的一些禅修来自于佛教。佛教的这些禅修特别强调将拥抱生命的变化与非永恒性当作一种解脱痛苦的方法。这些禅修将会对我们试图抵制承认自己非永恒性的习惯提出强烈的挑

第十章 变老不易:改变你同衰老、疾病、死亡的关系

为自己写讣告

为了完成这项练习,请为自己准备一小时左右的时间。你需要一个安静的地方、一份报纸、一张纸和一支笔,不用纸和笔的话用电脑也可以。开始时请用几分钟的时间进行禅修。通过关注你的呼吸将专注力引向当下,并注意此刻你身体中的各种感受。接下来,请读几份报纸上的讣告,注意这些讣告中的内容:人们生于何处,他们的生命历程,接触了一些什么样的人。同时也请注意观察你的内心对这些内容产生了什么样的反应。

现在请想象一个你有可能去世的年龄,并开始为去世的自己写讣告。这份讣告要写得好像是某个熟悉你的人为你写的一样,并且它还要被公布于众。你可以尽量老老实实地写,因为你并不是真的要把它拿给别人看。讣告中既要包括在你一生中你认为好的那些方面,也要包括一些你真希望没有发生过的不好的方面。将相关的重要人物、地点和事件都写在其中,同时还要写一下有哪些人是你不愿与之分别的。

在写这份讣告的同时,请留意随之产生的各种思想和情感。注意观察有哪一些是你难以承受的,而你的内心又是如何对其做出回应的。你也可以关注所出现的任何正面情绪。尽量让自己以开放的心态来接受整个体验过程。

战,因此,它们并不适合内心虚弱的人。在其中一个这样的禅修中,练习者在一开始就被鼓励去观察和想象我们身体中常常被认为不洁净的那些方面(下列内容会带来不适感,请读者谨慎选择)。

不愉快身体部分观想

[观想中]……就在我的这个身体中,从最下面的脚底朝上,从最上面是头顶朝下,从外面的皮肤朝里,到处充满了各种不洁净的东西:"在这个身体中有头发、体毛、指甲、牙齿、皮肤、肌肉、肌腱、骨头、骨髓、肾脏、心脏、肝脏、胸膜、脾、肺、大肠、小肠、胃、粪便、胆汁、痰、脓、血、汗、脂肪、眼泪、皮脂、唾液、黏液、关节液、尿。"

和平常按照自己的喜好所想象的不一样，我们对自己的身体有了一种真实的感受，在这之后，我们可以充满勇气地去进一步系统想象一下我们的身体被丢到抛尸场后慢慢分解腐烂的最终命运。我们可以想象下列不同阶段：

抛尸场观想

- 一具尸体被扔到了抛尸场，它立刻就招来了乌鸦、秃鹫、老鹰、野狗、鬣狗等。
- 剩下的是一副血肉模糊、筋骨相连的骷髅。
- 接下来是一副没有了肉但筋骨仍然相连的骷髅，周围是一摊血。
- 这副骷髅没有了血和肉，但筋骨相连。
- 一节节骨头分离开，七零八落地抛弃在不同方向——这里有一根手骨，那里有一根腿骨，还有大腿骨、髋骨、椎骨、肋骨、胸骨、锁骨、颈骨、颌骨、牙齿、头骨。
- 骨头慢慢越变越白，变得就像贝壳的颜色一样，在那里堆了一年多。
- 骨头分解成灰消失了。

（改编自《身念处经》）

练习者还被进一步鼓励要能够意识到这就是："我身体的本质，我身体的未来便是如此，我身体不可避开的命运便是如此。"

完成这项练习并不容易。就像"与变化为友"和"为自己写讣告"练习一样，这些练习都是被设计用来帮助我们学会面对现实以便我们可以更加容易地来接受它。和其他练习类似，你最好在情绪稳定并准备好接受挑战的时候来尝试它们。

联　　结

在某些传统的哲学观中，我们必将死亡的事实被看作是一个问题。存在主义者在探讨死亡是如何凸显了我们的分离本质——就算我们生前有自己所爱的人陪伴，但我们毕竟是孤独地死去。然而，如果从另外一个角度来看，死亡却是能够将我们联系在一起的一种因素。

我们会时不时受到伤害，会时不时感到孤独。由于缺乏信任，导致分歧，我们有可能会与家人、朋友或伴侣产生疏离感。当我们受到挫折或感到悲伤、愤怒与焦虑时，我们便会觉得自己正在遭受痛苦，因为有某些问题发生在我们的身上，我们会因此陷入被心理学家塔拉·布莱克（Tara Brach）禅师*称之为"失去价值的恍惚"状态。我们的朋友在享受自己的工作，他们去看电影，他们在舞会玩乐。与此同时，由于我们觉得不能与他们建立联结，我会感到自己受到了伤害或者会产生无能感。在这种分离状态下，意识到我们最终无法逃避的共同命运也可能会是一个很大的安慰。

在所有我们要面对的变化和损失中，死亡不仅仅是我们最不愿意接受的，同时也是具有最大普遍性的。有一个古代的故事能够说明为什么认清这一现实能够让我们从孤独感中得到解脱：

芥菜籽

据说在古印度有一个贫穷的妇女在失去了唯一的儿子后因悲痛而神经错乱。她背着儿子的尸体在村庄里走来走去，痛苦不已，试图让遇到的每个人来帮助她。人们也想为她做点什么，但又不知道怎么做才能够缓解她的痛苦。最后有人建议她去找驻扎在村子附近一所营地里的一位很有智慧的老师。

那个妇女背着儿子的尸体来到营地，在那里看到了释迦牟尼和他的追随者。她把孩子的尸体拿给释迦牟尼看，并乞求他告知让孩子活过来的方法。在仔细聆听后，释迦牟尼告诉她："我想我能帮助你。""太好了，太好了，你让我做什么都可以。"那个妇女连忙说道。释迦牟尼告诉她说，她只要回到村里，向村里的任何一家人要一粒芥菜籽，并把它带回这里来。在当时的印度，芥菜籽就像盐和胡椒在西方家庭中一样普遍。于是，那个妇女一下就振作了起来，立刻就朝村里走去。在她要走前，释迦牟尼又告诉她："还有一件事要记住：不管你从哪家人那里得到芥菜籽，但你要确保这家人从来就不知道死亡是什么。"

那个妇女满怀希望地离开，她敲响第一家人的门。她把自己的经历

---

* 塔拉·布莱克是美国临床心理学家，是极受爱戴的内观禅修老师。他是美国华盛顿特区内观禅修社区的创建人，曾在美国国内许多灵修闭关中心主持过工作坊。——译者注

告诉对方，那个人非常同情她并马上给了她一粒芥菜籽。在离开前，她没有忘记这样问对方："希望你不要在意我的问题。你们家有没有受到过死亡的影响？"那个人立刻变得非常悲伤，向她讲述了他表弟在去年是如何悲惨死去的故事。那个妇女在表达感谢之后又动身前往下一家人。

在另外一家人那里她也受到了热情接待，对方也给了她一粒芥菜籽，但在离开前她又听到了一个关于一个母亲如何在生孩子时死去的故事。表示感谢后她又去找下一家人。就这样，在已经拜访过村里的每一家人后，她发现她只是在一次又一次地重复着同样的经历。她得到了很多芥菜籽，但也听到了同样多悲惨的故事。

那个妇女回到了释迦牟尼那里告诉他说："谢谢，我觉得我已经开始明白了。"于是，她也成了释迦牟尼的一个弟子，并最终自创门派，做了一位优秀的导师。

我们的死是必然的，我们对于自己所爱的人的离去同样是无能为力的，接受这一现实能够有力促进我们彼此的联结。它可以促使我们摆脱分离，并进入一种追随坚定生活观的联结关系，也可以帮助我们认识到，如果和我们的共同点相比较的话，我们对于彼此间差异性的专注是多么的微不足道，这些差异性可能表现在性别、文化、年龄、同类群体中的地位等方面。

和我们一样共同要面对死亡的不仅仅是我们的同类，还包括所有生物。我们在认可生与死的现实后，就可以把自己融入一个更加广阔的世界中，把自己当作是生命结构体这张网络中的一个有机组成部分来感受自己的存在。如果考虑到我们作为生命个体的不祥预后的话，这将是一种很好的认识。

在每天的生活中，我们所有人都有机会来感受这种联结关系。然而，由于我们常常会花费太多的精力来思考我们是否能够获得良好感受，所以我们很容易忘记这些机会的存在。只要能将自己的注意力重新引向这些机会，就可以帮助我们感受到更加紧密的联结关系。你可以通过一个简单的禅修练习来感受一下。在你因为分离或疏离感而觉得压抑时，你也可以把这项练习当作一个救生用具来很好地应用。你需要大约10分钟的时间：

超越"我"

开始时请先让自己坐下来,并专注于自己的呼吸以及身处此时此地的感受。请用几分钟的时间来练习对当下的专注。

在你获得一定的专注力后,请回忆在你生活中有什么时候你曾感到与某种超越你自己的、更加广阔的事物的联结关系。在这些时候所感受到的联结可能会涉及与下列事物的关系:大自然;朋友、爱人、家人或邻居;音乐或艺术;精神导师或练习;宗教人物或形象。或许它们会是某阵强烈的感官体验,比如坐过山车、在湖中游泳、做爱、从山上滑雪而下;或者是像欣赏一朵花这样的轻松而奇妙的感受。请尽量让自己回忆起更多这样的时刻,注意观察你每一次都能获得些什么样的感受。

现在请用一点时间将你所回忆起的这样一些时候以及以此伴随的各种感受记录下来:

建立了联结的时刻	感　　受
_____	_____
_____	_____
_____	_____
_____	_____

只有通过与更加广阔的世界建立联结,我们才能够以平常心来对待死亡。幸运的是,正念练习有助于我们建立这种联结。观察一下你所记录的清单,你或许会注意到你的每一次联结感受都涉及对当下的体验——在计划未来或回忆过去时,我们通常不能感受到这种联结关系。事实上,你可能已经注意到,正是你的思想和判断使你无法感受到你与他人和其他事物之间的相互联结。同样幸运的是,正念练习可以帮助我们不再过于看重这些思想,这样它们就不大可能妨碍到我们与外界的联结。

综合应用：拥抱非永恒性

> 和更加广阔的世界建立联结有助于我们以平常心来对待死亡。

尽管上面所有这些观念都有其体现智慧的含义，但大多数人仍然会在面对老年、疾病、尤其是死亡时本能性地感到胆怯。虽然我们知道抵触或拒绝接受它们会让我们陷入无尽的痛苦中，可是这些现实的确不容易接受。

在特别强调正念禅修的佛教传统中，拥抱非永恒性——特别是我们的身体最终必然腐烂分解的不可避免性——得到了很大的重视。坦然接受这一现实既是对我们心理的最大挑战，又是最有可能让我们获得解脱的一种努力方式。尽管这个过程非常困难，但勇于面对衰老、疾病和死亡的不可避免性可以让我们免于巨大痛苦，同时还能赋予我们力量，让我们以同样的方式去帮助那些挣扎于这一困境中的其他人。

为了帮助你将注意力引向一切事物的挑战性本质，并为应对它们打下一个良好基础，你需要制定一份像第三章和第四章中所描述的那种经常性的正式和非正式练习计划。无论疾病和死亡现在是否正在困扰着你，你都有必要这样做。

某些不希望发生的事件同样有可能促使我们这样做。如果你或你所爱的某个人患上了严重疾病，或者如果你很亲近的某个人最近去世了，那么，有关非永恒性的想法和感受就会占据你的思想。选择应对这些问题的最佳方式将取决于你当时所面临的处境。

当处理这类比较困难的问题时，在两种不同练习方式之间进行正确的选择是很重要的：一种是稳定性练习（培养安全感），另一种是"知难而上"式练习（勇于面对你试图逃避的事物）。如果你因为情感痛苦而濒临崩溃，或者因为要处理很多事务而压力重重，那么，你最好在开始时先进行让自己内心稳定下来的练习。专注于外界事物的练习可以帮助你找到当下的平静，不至于深深陷入痛苦的思想中，如行禅（第三章）、食禅（第三章）或大自然禅修（第五章）。它们既可以用作正式练习，也可以用作日常生活中的非正式练习。专注于内心的正式练习可以帮助你进一步接纳眼前发生的事物，如慈心禅修（第四章）和山禅（第五章）。

第十章 变老不易：改变你同衰老、疾病、死亡的关系

在你感到难以承受自己的情感压力时，它们都可以被当作救生用具来使用；当你在面对突如其来的危机想要重新回到当下的平静时，"三分钟呼吸空间"（第六章）有可能会特别有用。

在你的情感压力并不是太严重时，知难而上式的练习就可能会比较适合。无论疾病或死亡是否正在此时困扰着你，这类练习都可以帮助你学会去坦然接受不可避免的非永恒性。本章前面所描述过的各种练习可以帮助你勇敢面对自己身体的非永恒现实，比如"经常反思的五个问题"、"与变化为友"、"为自己写讣告"、"对令人不愉快的各个身体部分的观想"和"抛尸场观想"。所有这些练习都可以被融合到你的日常练习计划中，也可以在当你发现自己对老年和死亡的现实充满抵制感时使用。

如果你生了病不用去工作的话，你可以考虑将患病在家的休息时间更多用于正念练习中。你可以使用第三章中描述过的觉察呼吸禅修、身体扫描禅修和食禅来让自己获得一次小型闭关的机会。如果你担心疾病引发的焦虑感可能会影响到你的症状的话，你可以尝试一下第七章中的"区分两支箭"练习和其他练习，用它们来学会接受你的症状，而不是去抵制。

就像我们在本书中讨论过的所有正念练习方法的应用一样，你可以通过一定技巧来选择什么时候需要使用什么方法。如果有些具有挑战性的练习让你难以承受的话，你可以使用某些稳定性练习来加以缓和。无论你是要努力克服对自己生命的非永恒性的抵制，还是要设法度过应对疾病和死亡的艰难日子，从"芥菜籽"这个故事中所得到的启示都将会对你有所帮助——我们要认清损失的普遍性。在情感濒临崩溃时，你还可以求助于超越"我"练习，它既可以用于定期正式禅修，也可以作为救生用具来使用。它可以提醒你注意到你与这个更加广阔的世界之间的联结关系——在你和你所爱的人的身体已经完全消失后，这个世界依然会存在。

尽管对各种变化的抵制是一切心理痛苦的部分构成要素，但衰老、疾病和死亡本身所带来的挑战有时同样是导致我们烦恼的关键所在：

现在已经六十八九岁的亨利是一个聪明而精于世故的人。他决心要活到100岁以上。他最近刚退休，平时他很注意保养——只吃对身体有利的食物，定期进行锻炼，练习瑜伽。他的经济状况很好，经常去打高尔夫球，去博物馆参观，去参加音乐会和其他文化活动。他尽管总体健

康状况很不错，但颈部却经常会痛，在医生的建议下，他找到了我。虽然颈部疼痛并没有严重干扰到他的生活，但他非常讨厌自己身体某个部位出问题的这种感觉。在检查后得知他患的是椎间盘退化。对于他这个年龄来说，这种病是很正常的，其实也并没有什么太大的影响。

在经过一定时间的接触后，我很快就发现亨利是一个什么事情都要安排得井井有条的人。他很有进取心，常常会在认真研究每一件事情后才很小心地做出自己的决定。他喜欢一页一页地将《消费者报告》认真读一遍。他认为，如果他把每件事情都处理好了，就不会再有什么问题出现了。

在他告诉我他计划要活到100岁以上后，我觉得非常好奇。开始时我还以为他在开玩笑，但后来我发现他显然是认真的。在讨论他的计划的过程中，他告诉我他需要完成的一切事情以及打算花多少时间来完成它们。

我问他关于死亡的看法。不出所料，他根本就不愿意考虑这个问题。他计划要在有生之年进一步提高高尔夫球技术，要学西班牙语，要创作一部小说，这样才能够让他有成功感——他觉得目前的成就还不够。

因为他已经练习过瑜伽，所以，他非常乐意接受我的建议。愿意来尝试一下正念练习。由于天生就是一个非常自律的人，他不久就将各种正式与非正式练习很好地安排到了日常生活计划中。在他有了培养正念的感受之后，我给了他一份"经常反思的五个问题"的复印稿，让他放在书桌上经常看一下。尽管他觉得这样做很有趣，但他在看了后心里常常会感到很不安。接下来我请他尝试一下"与变化为友"和"为自己写讣告"这两项练习。这对他来说都不容易。他对两项练习都产生了抵触感，但在这个过程中他意识到，他花费了太多的精力试图能够控制自己生活中的一切，并想要抵制住那些不可避免的事物。我们两个人都认为，他的颈部疼痛部分也是因为这种紧张状态而得到加重。

亨利意识到，他需要开始来摆脱这种什么都要追求的企图。在他提出了想要活过100岁的要求后，他正在使当下的生活变得越来越令他担心，同时他也失去了越来越多的快乐。于是，他不再试图去阻碍疾病和死亡的信息，并越来越能够接受他和妻子脸上的皱纹和面部松弛的现状。他尝试让自己在没有经过仔细研究后就很随意地去购物。他甚至在事先没有计划每天日程的情况下就去欧洲旅游了一番。在致力于这种改变并

第十章 变老不易：改变你同衰老、疾病、死亡的关系 325

坚持练习正念的过程中，他的颈部疼痛症状有所缓解，本来就已经很丰富的生活现在变得更加充实了。他可能不一定活到100岁，但不管能活多少岁，他将更有可能好好享受自己的有生之年。

应对衰老、疾病和死亡的正念练习

下列练习是基于本书第三章和第四章中曾经谈到过的那个经常性的正式与非正式的正念练习计划。通过前面所描述过的各种使用方法，这些练习可以被用来应对衰老、疾病和死亡。

正式禅修练习和探索性练习

- 经常反思的五个问题：用于经常提醒你认识到变化和损失的现实性。
- 与变化为友：用于培养一种对生命循环变化的接受态度。
- "为自己写讣告"、"对令人不愉快的各个身体部分的观想"和"抛尸场观想"：用于拥抱自己生命的非永恒性这个现实。
- 山禅：培养在面对艰难变化时的平静与接受的态度。
- 触发病痛：（第一到第三部分）：观察焦虑和过度紧张是如何导致病痛的。
- 区分两支箭：练习接受各种症状，而不是对抗它们。
- 觉察呼吸禅修、身体扫描禅修和食禅：当患病在家时用于小型闭关。
- 慈心禅修：用于在面对衰老、疾病或死亡时产生的抵触或恐惧感，从而培养一种接受的态度。
- 超越"我"：提醒你认识到你和这个更加广阔的、超越你生命体的世界之间的联结关系。

非正式练习

下列练习可以让你在日常生活中将专注力引向你的感受性体验。在一切事物的变化性本质得以凸显时，它们可以帮助你寻求当下的庇护。

- 行禅
- 大自然禅修
- 食禅

- 在驾车、淋浴、刷牙、剃须等活动时进行禅修

救生用具

- 正式或非正式的大自然禅修、行禅和食禅：当对疾病、衰老或死亡的恐惧感让你难以承受时，将你的专注力固定于当下。
- 慈心禅修：用于当对疾病或死亡的恐惧与抵触感给你带来了巨大悲痛时。
- 山禅：在面对不希望发生的变化时，增强一种平静与接纳的态度。
- 超越"我"：当对个人预后的担忧让你难以应对时，帮助你融入这个更加广阔的世界中。
- 三分钟呼吸空间：在应对疾病或死亡时，帮助你度过危机。

制订一项计划

你可能会发现，为自己制定一个使用正念来应对衰老、疾病和死亡的行动计划是一种有效的做法。下面这份表格可以帮助你组织自己的思想。

练习计划

开始时请想一下衰老、疾病和死亡如何影响到你当前的生活。你认为最难以应对的一些状况：

生理方面（给你带来烦恼的症状或变化）：＿＿＿＿＿
＿＿＿＿＿＿＿＿＿＿＿＿＿＿＿＿＿＿＿＿＿＿＿

认知方面（关于非永恒性的想法）：＿＿＿＿＿＿＿
＿＿＿＿＿＿＿＿＿＿＿＿＿＿＿＿＿＿＿＿＿＿＿

行为方面（你为了应对衰老、疾病和死亡所做的事情）：＿＿
＿＿＿＿＿＿＿＿＿＿＿＿＿＿＿＿＿＿＿＿＿＿＿

最需要救生用具的时候：＿＿＿＿＿＿＿＿＿＿＿＿
＿＿＿＿＿＿＿＿＿＿＿＿＿＿＿＿＿＿＿＿＿＿＿
＿＿＿＿＿＿＿＿＿＿＿＿＿＿＿＿＿＿＿＿＿＿＿

第十章 变老不易：改变你同衰老、疾病、死亡的关系

现在，请基于你所学习到的内容和对不同练习方法的体验来制定一份初步练习计划（必要时你可以加以改动）。

正式练习	时间	频率
___	___	___
___	___	___
___	___	___

非正式练习	时间	频率
___	___	___
___	___	___
___	___	___

救生用具	可能应用的情况
___	___
___	___

你可以去寻求更多的帮助

和我们曾经讨论过的生活中的任何其他挑战一样，我们对于衰老、疾病和死亡的反应有可能会难以承受。在这种情况下，如果你有特定的宗教信仰，寻求神职人员的指导是让你获得帮助的重要途径。从事临终关怀的专业人员是另外一条你可以求助的途径，他们可以通过个人和小组的形式为你提供咨询。事实上，所有的心理治疗师都可以帮助你应对因衰老、疾病和死亡而带来的烦恼。尽管这样，还是有一些治疗师特别擅长于处理涉及慢性疾病和临终前的各种问题。你可以在本书后面的参考资源部分找到一些寻求专业人员帮助的相关建议，同时还会发现其他一些关于如何应对这类挑战的信息。

我们已经认识到正念练习如何帮助我们巧妙地应对焦虑与恐惧、悲伤、抑郁以及各种各样与压力相关的症状，也看到了正念是怎么样帮助我们解决在与别人相处过程中遇到的各种特殊问题，帮助我们摆脱不良习惯，做出明智选择，甚至帮助我们来应对因衰老、疾病和死亡而不得不面对的最大挑战。因此，我们的很多问题实际上源于我们为了适应环境而试图寻求快乐、逃避痛苦、喜欢思维和计划的倾向性。由于正念练习有助于我们去拥抱当下的各种体验，所以，它们可以用于应对大多数导致我们痛苦的事物。

在解决日常问题和其他一些更加严重的问题方面，正念练习显示了其非凡的能力。不仅这样，正念练习还有发挥其进一步作用的潜力。它们在古代本来就是被用来作为寻找快乐之道的一种方法。因此，它们的作用绝不仅仅是用来处理某些具体问题。正念有望为我们指出一条通向内心觉悟、摆脱痛苦纠缠的道路。

现代科学研究一直到最近几年都没有什么关于追求人类幸福和获取积极心态的突破性成果。相反，很多研究所针对的是有关人类心理痛苦方面的。因此，我们非常兴奋地发现，研究人员正在开始通过自己的工作试图来证明几个世纪以来由僧人和其他精神探索者所创造的财富。尽管在这条探索之路上我只能算是一个后来者，但已经有另外一些更具觉察力或更加勤勉的人告诉了我们，我们的确有可能在有生之年得到解脱并真正觉悟。请暂时不要放下这本书，下面还有一点内容可以让你对正念能够为人们所指引的道路稍作了解。

第十一章

还有什么

正念给你的希望

在美国《独立宣言》中有一句很有特点的话，它说明了我们不可剥夺的各种权力中的一种——"生命、自由和追求幸福"的权力。为什么这里特别要向我们强调"追求"幸福这几个字？难道幸福就像是某种可望而不可及的东西吗？

我们在前面曾读到过，人类进化和遗传中的某些问题会让幸福对我们退避三舍。在寻求幸福的过程中，我们如果没有找准地方，往往会白忙一场。正如哲学家约瑟夫·坎贝尔(Joseph Campbell)曾指出过的一样，我们很多人不停地沿着成功的梯子在朝上攀登，在爬上去后却发现这把梯子并没有靠在我们想要跨越的那堵墙上。

这其实并不足为怪。我们一直就习惯于追求快乐，逃避痛苦，我们试图要提升自己在同类群体中的地位，想要保护自己所爱的人，但我们却生活在一个无法逃避痛苦、失败、疾病、死亡和其他令人失望的事情的世界中。同时，我们也习惯于不断应用自己的思维来思考一些如何抵制住这些困境的方法。我们所使用的是一个被进化为不断预期并重现各种灾难的大脑——这是一个被精巧地设计为容易让我们沉浸于各种痛苦想法中的大脑。

在数千年以前，正念练习最初就是被设计用来帮助我们对抗这一困境的。我们已经认识到正念是如何来有效应对我们的经验性逃避的。这些经验性逃避让我们身陷焦虑、抑郁、各种与压力相关的症状以及产生相反效果的不良习惯中。我们甚至认识到正念可以帮助我们更好地与他人相处，也可以让我们更加从容地面对老年。毫无疑问，在你的生命进程不断展现的过程中，各种各样的困境也将会持续出现，但你可以使用我们曾讨论过的这些练习方法来有效应对它们。

然而，设计正念练习的最初目的其实并不仅仅是用于这些方面。我的朋友和同事查尔斯·斯泰隆（Charles Styron）曾指出，正念练习实际上是一个雄心勃勃的寻求幸福计划中的部分构成要素。正念源于佛教对于人类心理的探讨，它的设计目的并不仅仅是要帮助我们来对抗日常生活中的痛苦，它同时也是一条让人们可以实现"觉悟"这个崇高目标的途径——只有觉悟才能够最终使人们从心理痛苦中完全得以解脱。

长期以来，现代西方心理学一直都没有在如何培养人类的积极心态方面给予足够的重视，就更不用说"觉悟"二字了。直到最近几年情况才有所改观。弗洛伊德曾经说过这样著名的话——他的心理分析治疗法的目标是"把癔症性的悲剧变成普通的不快"。马丁·塞利格曼（Martin Seligman）是开创正向心态研究的当代心理学家。他指出，我们所研究的领域将大部分关注点集中在如何帮助人们产生从"负五到零"的转变。当然，这是一件很有意义的工作，但我们大多数人需要的不仅仅是这些。

幸运的是，在过去10年左右，科学家们在这个领域已经有了一定进步。我们现在不仅知道了让我们感到痛苦的原因，也了解了怎么样才能更加幸福的一些方法，而其中的很多发现类似于在过去几个世纪中人们通过正念所观察到的一些事物。

快乐水车

我们在应对成瘾行为那一部分曾经清楚地认识到，试图将积累愉快体验当作是获得幸福的一条途径，这种做法并不会长期有效。所有愉快的体验都会过去，当我们必须不断去追求新的体验时，我们有可能会让自己失去快乐。此外,这种追求常常不仅会危害到我们(吃太多巧克力饼、喝太多酒)，也会危害到他人（不妥当的性行为、盗窃、暴力）。

我们在前面曾经讨论过追求成功也不会太有效。通过赢取各种比赛来获取幸福感的做法是一种失策之法，因为这会让我们在不断习惯之后又去不断追求。无论我们在追求财富、地位、知识、权力或其他诱惑物方面有多么的成功，我们的心里不久都会习惯于所拥有的这些东西，这将会促使我们重新去寻求更多。

科学家将这种寻求快乐无法让人得到满足的机制称为"快乐水车"。*这就好像我们在用力踩水车一样——无论我们踩得有多快，我们总是会停留在同一个地方，只不过这里指的是同一个情感之地而已。我接待过的来访者中有通过出售自己的石油贸易公司换来 3000 万美元现金但仍觉得不够成功的人；有拥有成千上万影迷但仍感到抑郁的影星；有一次次厌倦了各种美食的美食家。无论他们是谁，赢得成功或体验新的感官快乐都无法给他们带来长久的快乐或内心解脱。一位亿万富翁在被问道要拥有多少钱才会觉得足够时曾这样回答道："要再多一点才行。"正念练习阐明了被心理学研究所证明的这样一个事实：不断地追逐和拥有只会让我们感到不幸福，而学会珍惜欣赏现在所拥有的一切反而会让我们更快乐。

当然，知道这个道理并不能马上就让我们停止自己的想象，我们仍有可能会幻想下一次收获或成功肯定会让我们感到很满足。从短期来看，产生欲望、得到自己想要的东西、获得感官快乐的确会让我们拥有很好的感觉。几乎每一个人都会因为得到晋升、开始一段新的恋爱、买了一辆新车而感到高兴。我们很喜欢从没有到有、从不舒适到舒适的这种感受。因此，我们很容易就会习惯于想要拥有更多的追求中。我们会因此而获得暂时的良好感受，但由于它无法持续下去，我们在不久后又会产生新的欲望。

那么，是不是我们就因此而注定会陷在需求、短暂满足、更多需求的恶性循环中？研究人员给出了否定的回答。我们还有另外的选择，但必须知道到哪里去寻求它们。幸运的是，正念练习能够帮助我们找到这条通向幸福的途径。

> 在满足自己的需求方面，无论我们做得多么成功，但不久后我们又会被新的欲望所困扰。

珍惜现实

传统的智慧观一直在试图这样来说服我们——"停下来闻一下玫瑰的芳香"，"扳着指头数一下自己的幸事"。其实，这都是很好的建议。

---

* 原词为 hedonic treadmill，也可译为"享乐适应症"。——译者注

我们用来应对不断追逐新的愉悦感的良方正是让自己学会去珍惜我们所拥有的现实。

通过以正念的态度来细细品味我们的感受，我们可以将自己的注意力从充满想象的人生故事中转移到实实在在地体验当下的生活中。食禅就是一个很好的例子。当我们真正肯花点时间来品味一下眼前的食物时，很少的一点食物就会让我们感到满足。只要足够专注，生活中的很多东西都会变得更加丰富多彩、趣味盎然——一次简单的散步、每天上下班的路程、杂货店的购物经历等。在国外旅游的过程中，我们会对那些不起眼的小事很感兴趣——当地人普通的日常生活之所以会那么吸引我们，因为我们愿意用自己的时间来仔细观察。正念练习则正是让我们有机会来观察自己的日常生活，让我们在每一刻都能感受它的新鲜感。

虽然大多数正念练习不会涉及文字的应用，但我们在这里却要借助于一个文字练习来体会一下现实的价值。事实上，这个练习可以有效增强幸福感。

三件好事

每天晚上都坚持记录一下今天所发生的让你感觉很不错的三件事情，同时也记录一下是什么原因促成了这些好事。请连续记录一周。

这个练习就是这样简单。在针对尝试过这项练习的人进行的大规模调查中，大多数人认为可以明显减轻抑郁症状，增强正面情绪，这种状况能保持大约6个月。

练习珍惜现实的另外一个非常有效的方面涉及和他人的关系。科学研究表明，对于我们的幸福感而言，超越对"我"的专注是非常重要的。有趣的是，尽管专注于"我"可以在短期内让人很满足，但从长期来看，它却是没有什么好处。另外一个简单但却更具挑战性的练习可以给我们提供一个机会，让我们既能够珍惜现实，也可以从对自我的专注中解脱出来。尽管它本身并不是一个正念练习，但它为我们指引的却是相同的方向。

> **表达感激**
>
> 在开始时请想象一个这样的人：他（她）对你的生活产生过积极而重要的影响，他（她）仍然健在，但你却从来没有认真地感谢过他（她）。他（她）可以是任何人——父母或其他亲属、朋友、老师、同事。接下来请抽一点时间写一份1~2页的感谢信给这个人。这封信要写得既清楚又具体，信中要写明他（她）为你做了什么事，这些事又怎么样影响到了你，你因此又成为什么样的一个人。在写完这封感谢信后，你可以打电话给这个人，告知你想去拜访一下他（她）。如果他（她）问你为什么要这样做，你可以告诉他（她）你暂时还不能说——这是一个惊喜。然后，在见到这个人后，你将这封感谢信慢慢地读给他（她）听，读的同时要注意表达你的情感，要有眼神交流。

完成这项练习并非那么容易。就算是想象一下这个过程都有可能让你产生一些强烈的情绪。然而，这项练习已经被证明能够有效增强你的幸福感。我认为它效果之所以会那么好，是因为它既能够帮助我们珍惜我们所拥有的现实，又可以让我们和另外一个人建立较深的联结关系。

服务他人

我们在第一章曾经讨论过我们的生存困境：我们迟早会失去自己所珍惜的一切人或物；我们习惯于努力增强自尊，但我们永远不可能在这方面赢得绝对的胜利；作为个体的人，我们的预后是很糟的。因此，研究结果给我们提供了一个毫不让人感到奇怪的结论：为了"我"而不断追求的这种做法最终并不能让我们快乐。对愉悦感的追求最终无法逃脱踩踏在"快乐水车"上的厄运，它不久便会失去其虚幻的光泽。

珍惜和欣赏我们现在所拥有的一切，设法去和别人建立联结，这才是更加可靠的一种选择方式。事实上，我们生来就有能力促成某些超越"我"的事物，使用好这种天分最终可以让我们得到比追逐快乐更加强烈的满足感。我们在第八章曾经讨论过正念练习可以帮助我们认清我们的自我感是如何一点点建立起来的，也可以通过关注我们与他人的相互依存关系更加自由地和别人建立联结。我们也在第九章探讨过为什么这样做有助于我们培养符合道德的行为，感受到我们之间的相互联结关系同样可以使我们变得更加快乐。

尽管"我"无法存在很长时间，但广阔的宇宙却能长久存在。如果我可以开始学会将自己看作是这个巨大物质和能量网络中的一个有机组成部分，让自己参与到生命的循环中，这样的话，在事物不断变化的过程中，我就能让自己的痛苦得到有效缓解。正如前面曾经提到过的一样，我也会因此而很自然地感受到一种更加在意这个广阔世界的冲动。这就像我会毫不犹豫地用自己的右手去为受伤的左手包扎绷带一样，因为它们都是属于一个共同的身体。

我们所有人都会时不时地感受到各种事物相互关联的本质，会用不同的名称来表达。有些人把这看作是上帝，或者说看作是上帝创造的万物，而另外一些人则会使用像大自然、生态系统、生命网络这样的词语去描述它。

无论使用什么样的语言，当我们将这个世界看作是一个奇妙而复杂的有机体时，我们就将会感受到一种相互帮助的自然冲动。有些人更容易因为想要有益于他人的某个愿望而被触动，而另外一些人则更愿意去做一些像帮助其他动物或保护环境之类的事情。当然，认清这一点并将其付诸实践并不总是一件很容易的事情。阿尔伯特·爱因斯坦曾经非常好地描述了我们所面临的挑战：

我们每一个人只是被我们称之为"宇宙"这样一个整体中的一个部分，这个部分在时间和空间上都很有限。我们的体验、思想和感觉常常与整个世界脱节——我们生活在一种由我们的自我意识所看到的视觉假象中。这种假象如同监狱，将我们囚禁在自己的欲望和有限的关爱之中，这种有限的关爱只给予离自己最近的极少数人。我们必须从这样的监狱中解放出来，将慈悲和关爱的范围扩大，拥抱全部鲜活的生命和整个大自然的纯美。无人能单独完成此任，但是，孜孜以求完成此一重任的任何努力本身就是人类自我解放的一部分，是人类内在安全的基础（选自爱因斯坦在1950年写给一位犹太教师的回信。这位教师"无辜而美丽的16岁"小女儿刚去世，他正试图安慰自己19岁的大女儿，但心有余而力不足）。

从有关幸福的研究中获得的一个重大发现是：我们获得幸福的关键在于让自己从"视觉假象"的监狱中解脱出来，将我们的精力投入这个更加广阔的世界中的某个方面。这样做的其中一个好处在于它提供了某种独特的人类体验——这就是生活的"意义"。其他生物也有各种各样的欲望和需求，它们的行为甚至也有可能具有利他性，但或许只有人类的内心才能够将各种事物区分为有意义或无意义。在我们只专注于自己的快乐时，生活往往缺乏这样的意义。正如塞利格曼所指出的，只要我们活着，我们就感到自己好像"心有不安"。从另外一个角度来看，如果我们能够把自己看作是这个更加广阔的世界中的一个组成部分，并以此来感受自己，努力让自己变得更加有益于他人，那么，我们就会感受到自己生命的意义所在。通过帮助我们认清自己与他人之间彼此联结的关系，正念练习有助于让我们的生命获得意义。

慷慨

慷慨待人自然是一种不再过于专注于自我的表现，它同样有益于我们。英属哥伦比亚大学的一些科学家设计了一个简单的实验，这个实验很好地证明了给予能够促进快乐感。他（她）将一些分别装有5美元和20美元钞票的信封交给大学生，这些拿有信封的大学生必须在当天把这些钱用掉。研究人员告诉其中一半大学生，他必须把钱用在自己身上。同时又告知另外一半大学生，他们只能把钱用来买一件送给别人的礼物，或者是用于慈善捐献。所有学生还被告知要在这一天结束时来评估一下自己的幸福感。结果证明，不管是花了5美元还是20美元，把钱用在别人身上的人比把钱用于自己的人明显感到更加幸福。

与此同时，另外一些科学家也正在开始证明正念练习能够直接增强我们对他人的慈悲同情心，能改变我们的消费习惯。威斯康辛大学的理查德·戴维森和他的同事先教那些接受试验的人练习慈心禅修（第四章）。然后，他让这些人看一些人们正在遭受痛苦的视觉材料，如一个孩子正在受到眼癌的折磨。与此同时，他通过扫描这些人的大脑来进行观察。和没有进行过禅修练习的对照组相比较，接受过练习的人在看到那些图片时其脑岛部位会显现出更加活跃的反应，脑岛是大脑中负责处理同情之类情感的一个部位。

这个部位最活跃的那些人所体验到的幸福感也最高，在他们有机会可以捐赠部分酬金给慈善机构时，他们也显得更加慷慨。

心流

科学家也确认了另外一条通往幸福的重要途径，从而使幸福感不再受制于"快乐水车"。一点都不奇怪，这条途径同样也涉及要降低对"我"的专注，要珍惜和欣赏当下的现实。我们所有人都会遇到这样的时候——我们会全身心投入我们正在从事的事情中。运动员将其描述为进入状态；艺术家的把它描述为找到灵感或创造力。匈牙利心理学家米哈里齐克森·米哈里创造了一个被称作"心流"的术语来描述这种全身心投入的状态。在这种时候，自我意识得以摆脱，我们不再受内心评判性习惯的制约——我们已经充分投入。我们活跃、清醒并专注。

你可以通过一份简单的清单来确认一下心流的体验：

"心流"清单

- 你失去了对时间的意识。
- 你不再考虑自我。
- 你不会因其他想法而分心。
- 你专注于过程而不是目标。
- 你积极活跃。
- 即使你所从事的事情充满了挑战，但你也会觉得其实并不费力。
- 你愿意重复这种体验。

这种"心流"时刻涉及在完成一项活动的过程中保持正念。我们对这种心流的体验往往会发生在我们的天分得到最大发挥的时候。无论我们正在从事什么样的活动——体育、人际交往、艺术或智力活动，当我们的能力受到充分挑战，但我们并没有觉得压力重重时，我们就有可能体验到心流。通过练习以接受的态度来觉察当下的体验，我们可以在我们所从事的每一项活动中更加充分地投入自己。

研究显示，感受"心流"时刻本身就是一种能让人充分得到满足的体验。它不会让我们总是去想寻求更多、更强烈、更好的其他感受。在投入心流的过程中，我们不会再去想其他地方是不是会更好。类似专注于正念的过程，心流也会涉及降低对自我的专注——它可以让我们与身外的广阔世界建立联结。

没有目标的行程

有一个关于追求幸福的笑话曾被改编成了一组漫画,我书桌上就摆放有一本载有这组漫画的书。有一老一小两个禅宗和尚正在并排禅修。小和尚充满期待地看了老和尚一眼。于是,老和尚这样告诉他:"你要的好东西不在后面,它就在这里!"

试图摆脱焦虑会让我们变得更加焦虑;试图摆脱痛苦会让我们变得更加痛苦。同样,一味追逐幸福也会让我们变得更加不幸福。这正是正念练习有可能让我们感到混淆的地方,因为它牵涉到了一个悖论。通过前面的讨论我们已经知道,保持更多正念的确会让人们变得更加幸福。然而,为了获得幸福感而练习正念却并不是真正意义上的正念——因为当我们在这样做时,我们已经没有让自己在真正接受当下的一切。但是,如果我们不练习正念的话,我们又难以充分品味自己的体验,难以接受当下的现实,难以关注彼此的联结,也难以感受心流的时刻——这样就让我们不大可能产生幸福感。

在几乎所有涉及需要长时间不断努力的活动中,我们的努力都是为了达到一个目标——要促进某件事物。我们要到达某个地方,而不是满足于现状。正念练习告诉我们,这种拼命追求目标的行为方式本身也正是我们很多痛苦的根源所在。因此,我们又在面对另一个悖论:当我们不再试图追求幸福时,幸福则更有可能出现。

然而,这里并无意要让大家变得更加消极、松散,成为虚无主义者——并不是说我们要让自己完全听命于现实环境。事实上,这里的意思是说我们要让自己充分投入生活,将精力投入到我们正在做的一切事物中,与此同时,我们要学会摆脱习惯于以追求某个特定目标为中心的行为方式。在赛跑的过程中,我们要竭尽全力——不要将自己的眼睛盯着终点线,而要专注于用尽全力迈出下一步。或者再举一个眼前的例子——当我在写这本书时,我要尽力用最适当的词来表达好自己的意思——我不应该着眼于这本书将会受到什么样的评价,而是要专注于它是否清晰有效地和读者进行了交流。总之,这里指的是要将自己的一切精力投入到我们现在正在从事的事情中,我们

好东西不在后面,它就在这里。

所专注的应该是过程，而不是对达到目的的幻想。

幸福之道

除了在应对日常困境中能够体现出其非凡的效果之外，正念练习也是一条通向某种幸福的途径。这种幸福并不是取决于我们所得到的愉悦感（尽管我们可以从中获得更多快乐），也不是基于我们在传统意义上所说的那种"成功"。这是一种来源于有所觉悟的更加充实的幸福。

在如何才能够为人类指明一条通向丰富而有意义的生命之路方面，现代科学研究和古代传统智慧很好地达成了一致。现代科学研究有力地支持了正念练习长期以来一直所传达的一种生命之道：品味我们的体验，认可并拥抱我们在这个不断变化的奇妙世界中所占的一席之地，感受我们与其他的人、动物、整个大自然的相互联结，充分发挥我们的天分让众人受益。这样的做法能够培育一种不会受制于多变命运的幸福感。

这并不是一种相对悲伤而言的幸福感，也不是一种让我们免于痛苦的方法。它包括了对人类情感的充分感受以及对他人的感同身受。它涉及对每一件事物的生动体验，这是一种放松心态下的体验，而这种放松心态则来自于我们能够摆脱由于各种期待、陈见和对个人利益担忧所施加的约束。这种幸福也来自于这样一个方面：我们知道每件事情总在不断变化，因此，当这种变化真正出现时，我们能够泰然处之。这种幸福并不与追求下一刻的不同，而在于真正拥抱当下时刻。

在融合了我们努力追求一种明智的行事方法后，正念练习能改变我们的自我感和世界观。它可以帮助我们充分认识到自己潜在的能力，让我们更加有益于他人，更能享受我们共存于这个世界上的每时每刻。

实现这一切需更努力。然而，还有什么比这更值呢？

在你需要进一步帮助时

如何找到合适的治疗师

各种烦恼、焦虑、抑郁、与压力相关的病痛、不健康的习惯、或人际关系问题让你失去快乐并影响你的能力发挥，而仅靠正念练习又不足以应对时，求助于精神健康专业人员有可能会是一个很好的选择。当你的情感痛苦有可能会进一步导致更多情感痛苦时，你尤其应该这样做，这类情况包括：因为焦虑而无法完成工作或学业，因为抑郁而避开朋友，因为频繁的冲突而失去友谊，因为破坏性习惯而毁坏健康。

寻求专业人员的帮助并不总是意味着你必须长期接受强化心理治疗或服用药物。它其实只是另外一个从全新角度来观察自己感受的机会，能让你进一步了解应对自己问题的不同方法。

因此，你所面临的最大问题常常在于应该如何去寻找一位合适的治疗师。通常，比较合理的做法是去选择一位注册治疗师，因为这样的治疗师对于心理痛苦的原因及其治疗方法有着丰富广泛的知识。和治疗咽喉炎或骨折这样的问题有所不同，情感障碍的根源往往不止一个，所以，其治疗方法也常常不是唯一的。你所咨询的专业人员的背景和专长很有可能会决定他（她）对你的问题的独特理解以及帮助你应对问题的具体方法。

如果你想得到一个积极的结果，最重要的一个因素就是要信任自己的治疗师。如果可能的话，你可以从别人那里去了解一下，这些人可以是你信赖的朋友、家人、医生或你熟悉的心理治疗师。假如你无法以这样的方式获得一定信息的话，你可以联系你所在的州的精神健康、心理援助或社会工作机构中的咨询部门，也可以求助于当地医院、医疗中心或社区精神健康机构中的门诊接待处（本书相关资源部分列有几个这样的咨询机构）。假如你有问题或疑虑的话，你可以在第一次咨询中提出来——咨询过程中的交流方式将会让你更多了解到你在和某个特定治疗师接触时的适应程度。

目前，只有某些精神健康专业人员真正了解正念练习。你完全可以直接问对方是否具有这方面的经验。尽管并不是必需，但这样做将有利于治疗师在使用其他方法应对你问题的同时，引导你通过正念来帮助自己。

心理治疗的方式多种多样，我们在前面曾经讨论过一些可以和正念练习结合运用的方法。你可能会遇到一些专长于正念且熟悉这些方法的治疗师。在应对你的问题时，所有这些方法都是以一种和我们曾经探讨过的技术相一致的方式来发挥作用的。

- 接受和承诺疗法（Acceptance and commitment therapy，ACT）是由内华达大学的斯蒂芬·海耶斯和他的同事所开发。它通常是以个人治疗的形式呈现，并被证明有助于解决各种各样的问题。进一步信息可参看下列网站：www.contextualpsychology.org/act。
- 辩证行为疗法（Dialectical behavior therapy，DBT）是由华盛顿大学的玛莎·莱恩汉和她的同事所开发。它通常是以每周一次的小组和个人形式呈现，对于那些很容易因为情感问题而濒临崩溃的人特别有效。进一步信息可参看下列网站：www.behavioraltech.org。
- 基于正念的认知疗法（Mindfulness-based cognitive therapy，MBCT）（第六章）是由津戴尔·塞戈尔、马克·威廉姆斯、约翰·蒂斯代尔分别在加拿大和英国开发的。尽管它也可以对付焦虑等问题，但它主要是用来应对反复发作的抑郁症。它通常是以为期八周、每周一次的小组治疗形式所呈现，同时辅以每天的家庭作业。进一步信息可参看下列网站：www.mbct.com。
- 基于正念的饮食觉察训练（Mindfulness-based eating awareness training，MB-EAT）（第九章）是由印第安纳州立大学的珍妮·克里斯特勒和她的同事开发并用来应对暴食等饮食障碍的。它通常要求接受为期10周的训练，并辅以家庭作业。进一步信息可参看下列网站：www.tcme.org。

- 基于正念的复发预防（Mindfulness-based relapse prevention，MBRP）（第九章）是由华盛顿大学的艾伦·马拉特及其同事所开发的。它有助于在戒除药物滥用后预防复发。它通常是以为期八周、每周一次的小组治疗形式呈现的，同时辅以每天的家庭作业。进一步信息可参看下列网站：www.depts.washington.edu/abrc/mbrp。

- 基于正念的减压训练（Mindfulness-based stress reduction，MBSR）（第三章）是由马萨诸塞州大学医学中心的卡巴金开发的。尽管它并没有采用心理治疗的形式，但一些心理治疗师仍然通过这项技术来引导小组成员进行减压训练。它通常要求为期八周的课程，并且每天都要进行正念练习。进一步信息可参看下列网站：www.umassmed.edu/cfm。

心理健康专业人员来自于不同的专业领域，每个人又有其特有的专长，因此，找到一个适合你的治疗师是一件特别复杂的事情。精神科医生是一些擅长于治疗精神障碍的医学专家（医学博士或医疗医师），他们常常会开具处方药物来进行治疗，也可能采用心理治疗的方法。精神科临床护理专家（Psychiatric clinical nurse specialists，CNSs）也可以提供类似的服务，他们常常会和精神科医生密切配合。心理学家具有心理学博士学位（PhD，PsyD，或EdD），他们常常会提供心理治疗，也可能会进行一些心理测试，或在其权限内开具一些药物。正念治疗的研究和发展是由心理学家所引导的。临床社工具有社会工作专业硕士学位（MSW），也会提供心理治疗。他们所接受的训练主要是针对以家庭或社区为关注点的情感问题。有很多州还允许具有其他相关硕士学位的人成为注册咨询师，其专业范围涉及多个领域。

无论是来自于什么样的专业，一名接受过良好训练的心理健康专业人员必须能够帮助你了解引发你痛苦的原因，并为你找到解决它的方法。除了了解对方的正念技术经验或对前面所提到过的各种治疗方法的熟悉程度之外，你可能也需要全面打听一下他（她）所受到的各种专业训练和从业经历、专长、经常采用的治疗方法以及费用、是否可使用医疗保险、咨询时间安排、是否便利等。

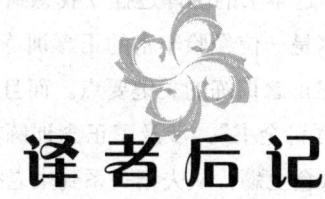

译者后记

大约是在六七年前，我接触到了"正念"（mindfulness）这个词。首先，在学辩证行为疗法的过程中碰到了正念训练，然后，又在学精神分析的短程关系治疗时，发现正念训练可以被用来培训精神分析者。

于是我产生了好奇，上 PsychInfo 数据库查阅了一番，当成堆的文献排在面前时，我一篇篇看过去。

这才发现，原来正念训练已经在欧美临床心理学界、精神病学界、教育学界有如此广泛地使用。有用它来治疗抑郁、焦虑障碍的，有用它来治疗摄食障碍、人格障碍的，有用它来治疗性功能障碍、慢性疼痛的，有用它来提升注意力的，有用它来促进夫妻关系、养育儿女的，还有用它来促进财务管理、提升学业成绩的……

现在，正念训练已经成为了心理治疗界的主流技术之一，并被整合进精神分析、认知—行为等各种疗法中。

但是，在临床工作中，很长时间我们手头一直缺一本详细介绍正念训练的科普书籍，以至于我只好用自己写的几篇文章给来访者们看。

如果来访者们需要更加深入的内容，而又不能阅读英文的话，我就只好推荐他们看一些南传佛教的书籍了。

虽然南传佛教总体上来说比较接近科学，可是其中的人生立场和价值观毕竟是"出世"的，与心理治疗界有很大的偏差和分歧。

这种尴尬的情况直到去年才稍稍缓解,因为卡巴金的两本科普书翻译过来了。

当"万千心理"的编辑戴婕问我,是否愿意翻译这本《正念之道》时,我毫不犹疑就答应了,这本书的翻译过程令我感到非常愉快。

本书的作者西格尔是一位经验丰富的正念训练的先行者,他能够以简洁的笔调深入地描述正念训练的关键要点。而且,他这本书可以算作一本正念训练的"小百科全书",涉及了正念训练在生活中运用的各个侧面,从焦虑障碍到饮食上瘾,从夫妻关系到生老病死。

如果要用夸张的手段营销这本书的话,我可能会写上这么一句,"正念训练的圣经,人生旅途的光明!",不过这样的说法本身和此书平常清静的语境有所背离。

其次,翻译此书的快乐之处在于,翻译本身也提升了我们自己的正念能力,帮助我们面对人生的痛苦和挫折,也更加学会了充分享受和珍惜快乐和愉悦!

这本书的翻译过程中要感谢"万千心理"各位出版人员的辛勤工作。

要感谢各位师长和同事的支持和鼓励,尤其是在正念训练和佛教心理学方面教导我很多的徐钧老师、南开诺布老师和济群法师。

要感谢王海燕和李承翰,让我在做父亲、做丈夫的过程中有机会时刻训练自己的正念能力和增长慈爱能力。

感谢我们的家人和朋友,李红梅、王德瑜、王峰、刘菊、周晓兰、范明珍等对我们的帮助和鼓励。

要感谢佛陀,发明了佛教中的正念禅修之道,从某个角度来说,他是一位伟大的心理学家。

也要感谢西格尔和卡巴金等美国临床心理学界和医学家的同行们,能够不畏宗教界和临床界保守主义的干扰,有勇气和力量把本来是一种宗教修行方法正念禅修,改造为正念训练这种临床技术,剔除其中的迷信成分,改革不合时宜的伦理取向,放弃那些对世俗生活无必要的修道次第和入定追求,让它造福于日常百姓的生活。

最后,要特别感谢的是这本书的读者。

有一次,有位来访者问我:"你爱我吗?"

我考虑了一会，说，"我当然爱你，我还没见到你，就爱你了。"

感动，考虑了一下，问："那你爱我什么呢？"

我说，"我首先爱你是一个有心的人，在这个物欲横流的时代，你仍然坚持追求心灵的快乐和宁静。

其次，我爱你，是因为你给了我一个机会，和我分享你心灵的痛苦和黑暗，在我误解你的时候，在治疗让你如此痛苦的时候，你仍然信任我，向我表达你的不满、失望和愤怒，允许我和你一起走过这些痛苦……"

……

"那你收我的钱这件事怎么说呢？"

"这也是我正想说的，这是我爱你的第三个方面。你通过给我钱，赋予我劳动的价值和尊严，帮助我有经济能力，支持和照顾我自己和我的家人。让我体验到了自己生命的价值、生命的意义。所以，在见到你之前，我就爱你。这就是我对你的治疗之爱。"

……

这种治疗之爱，自然无法代替父母之爱、朋友之爱、伴侣之爱、亲子之爱或者师徒之爱，也无法完全弥补在这些亲密关系中体验到的缺憾和创伤。

一盏灯的光明无法代替整个星空，一杯水的温暖无法驱散整个寒冬。

可正是这种一点点的光明和温暖推动着古往今来数代治疗师们工作、写作和翻译，把这本书呈现给你，把这本书推荐给你，祝愿你在黑暗中，在寒冷中，保持正念，保持慈爱，心中拥有光明和温暖。

李孟潮

2010—10—28

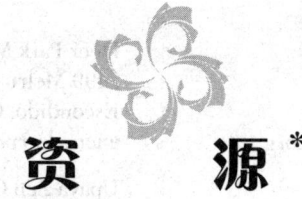

资　源*

United States

Mindfulness-Based Stress Reduction

Center for Mindfulness in Medicine, Health Care, and Society
55 Lake Avenue North
Worcester, MA 01655
www.umassmed.edu/cfm

Vipassana (Insight Meditation) Tradition

Barre Center for Buddhist Studies
149 Lockwood Road
Barre, MA 01005
www.dharma.org/bcbs

Bhavana Society
Route 1, Box 218-3
High View, WV 26808
www.bhavanasociety.org

Cambridge Insight Meditation Center
331 Broadway
Cambridge, MA 02139
www.cimc.info

InsightLA
2633 Lincoln Boulevard, #206
Santa Monica, CA 90405-2005
www.insightla.org

Insight Meditation Community of Washington
PO Box 212
Garrett Park, MD 20896
www.imcw.org

Insight Meditation Society
1230 Pleasant Street
Barre, MA 01005
www.dharma.org

Metta Forest Monastery
PO Box 1419
Valley Center, CA 92082
www.watmetta.org

Mid America Dharma
455 East 80th Terrace
Kansas City, MO 64131
www.midamericadharma.org

New York Insight Meditation Center
28 West 27th Street, 10th floor
New York, NY 10001
www.nyimc.org

Spirit Rock Meditation Center
PO Box 909
Woodacre, CA 94973
www.spiritrock.org

---

* 本书中的资源指世界各地有关正念练习的进一步修习的场所和网站，供有需要的读者参考。——译者注

Zen Tradition

Blue Cliff Monastery
3 Mindfulness Road
Pine Bush, NY 12566
www.bluecliffmonastery.org

Boundless Way Zen
297 Lowell Avenue
Newton, MA 02460-1826
www.boundlesswayzen.org
Village Zendo
588 Broadway, Suite 1108
New York, NY 10012-5238
www.villagezendo.org

San Francisco Zen Center
300 Page Street
San Francisco, CA 94102
www.sfzc.org

Deer Park Monastery
2499 Melru Lane
Escondido, CA 92026
www.deerparkmonastery.org

Upaya Zen Center
1404 Cerro Gordo Road
Santa Fe, NM 87501
www.upaya.org
Zen Center of San Diego
2047 Feldspar Street
San Diego, CA 92109-3551
www.zencentersandiego.org

Zen Mountain Monastery
PO Box 197
Mt. Tremper, NY 12457
www.mro.org/zmm

Tibetan Buddhist Tradition

Dzogchen Foundation
www.dzogchen.org

Naropa University
2130 Arapahoe Avenue
Boulder, CO 80302
www.naropa.edu

Shambhala Mountain Center
4921 Country Road 68C
Red Feather Lakes, CO 80545
www.shambhalamountain.org

Tenzin Gyatso Institute
PO Box 239
Berne, NY 12023
www.tenzingyatsoinstitute.org

Listing of additional Buddhist meditation centers and communities:
www.dharma.org/ims/mr_links.html

Jewish Traditions

(These vary somewhat in their degree of emphasis on mindfulness practice.)

Institute for Jewish Spirituality
330 Seventh Avenue, Suite 1902
New York, NY 10001
www.ijs-online.org

Awakened Heart Project for
  Contemplative Judaism
www.awakenedheartproject.org

Isabella Freedman Jewish Retreat
  Center
116 Johnson Road
Falls Village, CT 06031
www.isabellafreedman.org

Nishmat Hayyim
Jewish Meditation Collaborative of
  New England

1566 Beacon Street
Brookline, MA 02446
www.nishmathayyim.org

Christian Traditions (Contemplative or Centering Prayer)

Listing of programs throughout the United States and the world:

Contemplative Outreach
10 Park Place, 2nd Floor, Suite B
Butler, NJ 07405
www.contemplativeoutreach.org

Canada

Gampo Abbey
Pleasant Bay, Cape Breton
Nova Scotia, BOE 2PO
Canada
www.gampoabbey.org

Listing of other Canadian meditation centers: www.gosit.org/Canada.htm

Europe

Mindfulfness-Based Stress Reduction and Mindfulness-Based Cognitive Therapy

Centre for Mindfulness Research and Practice
Institute for Medical and Social Care Research
University of Wales
Bangor, LL57 1UT
UK
www.bangor.ac.uk/mindfulness

Vipassana (Insight Meditation) Tradition

Meditationszentrum Beatenberg
Waldegg
CH-3803 Beatenberg
Switzerland
www.karuna.ch

Kalyana Centre
Glenahoe Castlegregory
Co Kerry
Ireland
www.kalyanacentre.com

Gaia House
West Ogwell, Newton Abbot
Devon, TQ12 6EN
UK
www.gaiahouse.co.uk

Seminarhaus Engl
Engl 1
84339 Unterdietfurt
Bavaria
Germany
www.seminarhaus-engl.de

Listing of other European Vipassana centers: www.mahasi.eu/mahasi/index.jsp

Zen Tradition

Plum Village Practice Center
13 Martineau
33580 Dieulivol
France
www.plumvillage.org

Tibetan Buddhist Tradition

Shambhala Europe
Kartäuserwall 20
50678 Köln
Germany
www.shambhala-europe.org

For Shambhala centers worldwide: *www.shambhala.org/centers*

Sanctuary of Enlightened Action
Lerab Ling
34650 Roquerdonde
France
www.lerabling.org (See *www.rigpa.org* for related centers)

Australia and New Zealand

Vipassana (Insight Meditation) Tradition

Santi Forest Monastery
Lot 6 Coalmines Road
Bundanoon, NSW, 2578
Australia
santifm1.0.googlepages.com

Bodhinyanarama Monastery
17 Rakau Grove, Stokes Valley
Lower Hutt 5019
New Zealand
www.bodhinyanarama.net.nz

Listings of other Australian insight meditation centers:
www.bswa.org and *www.dharma.org.au*

Listing of other New Zealand insight meditation centers:
www.insightmeditation.org.nz

Zen Tradition

Listing of Zen centers in Australia:
iriz.hanazono.ac.jp/zen_centers/centers_data/australi.htm

Listing of Zen centers in New Zealand:
iriz.hanazono.ac.jp/zen_centers/centers_data/newzeal.htm

Tibetan Buddhist Tradition

　　Shambhala Meditation Centre Auckland
　　35 Scarborough Terrace
　　Auckland, New Zealand
　　www.auckland.shambhala.info

Worldwide

Listing of Buddhist meditation centers worldwide: *www.buddhanet.info/wbd*

RECORDINGS OF MINDFULNESS PRACTICE INSTRUCTIONS AND RELATED TEACHINGS

Recordings of practices in this book and updates of resources: *www.mindfulness-solution.com*

Free downloads of talks from insight meditation retreats: *www.dharmaseed.org*

Recordings from mindfulness meditation teachers: *www.soundstrue.com*

Recordings and Teaching Schedules of Selected Meditation Teachers

Mindfulness-Based Stress Reduction

　　Jon Kabat-Zinn: *www.umassmed.edu/cfm, www.mindfulnesscds.com*

Vipassansa (Insight Meditation) Tradition

　　Tara Brach: *www.imcw.org/tara-brach*
　　Jack Kornfield: *www.jackkornfield.com*
　　Sharon Salzberg: *www.sharonsalzberg.com*

Zen Tradition

　　Thich Nhat Hanh: *www.iamhome.org, www.plumvillage.org*

Tibetan Buddhist Tradition

　　Pema Chödrön: *www.shambhala.org/teachers/pema/*
　　Dalai Lama: *www.dalailama.com*
　　Lama Surya Das: *www.dzogchen.org*

Christian Tradition (Contemplative or Centering Prayer)

Father William Menninger: *www.contemplativeprayer.net*

FURTHER READING

General Mindfulness Practice

Mindfulness-Based Stress Reduction

Kabat-Zinn, J. (1994). *Wherever you go there you are: Mindfulness meditation in everyday life*. New York: Hyperion.

Kabat-Zinn, J. (2005). *Coming to our senses: Healing ourselves and the world through mindfulness*. New York: Hyperion.

Vipassansa (Insight Meditation) Tradition

Goldstein, J. (1993). *Insight meditation: The practice of freedom*. Boston: Shambhala.

Goldstein, J., & Kornfield, J. (1987). *Seeking the heart of wisdom: The path of insight meditation*. Boston: Shambhala.

Gunaratana, B. (2002). *Mindfulness in plain English*. Somerville, MA: Wisdom.

Kornfield, J. (1993). *A path with heart: A guide through the perils and promises of spiritual life*. New York: Bantam.

Kornfield, J. (2008). *The wise heart: A guide to the universal teachings of Buddhist psychology*. New York: Bantam Dell.

Rosenberg, L. (1998). *Breath by breath: The liberating practice of insight meditation*. Boston: Shambhala.

Zen Tradition

Beck, C, (1989). *Everyday zen: Love and work*. San Francisco: HarperSanFrancisco.

Hanh, T. N. (1976). *The miracle of mindfulness*. Boston: Beacon Press.

Magid, B. (2008). *Ending the pursuit of happiness: A Zen guide*. Somerville, MA: Wisdom.

Weiss, A. (2004). *Beginning mindfulness: Learning the way of awareness*. Novato, CA: New World Library.

Tibetan Buddhist Tradition

Lama Surya Das. (1997). *Awakening the Buddha within: Tibetan wisdom for the Western world*. New York: Broadway.

Trungpa, C. (2004). *Meditation in action (Shambhala Library)*. Boston: Shambhala.

Christian Tradition (Contemplative or Centering Prayer)

Keating, T. (2006). *Open mind, open heart: The contemplative dimension of the Gospel.* New York: Continuum International Group.

Pennington, M. B. (1982). *Centering prayer: Renewing an ancient Christian prayer form.* Garden City, NY: Image Books.

Jewish Tradition

Lew, A. (2005) *Be still and get going: A Jewish meditation practice for real life.* Boston: Little, Brown.

Islamic (Sufi) Tradition

Helminski, K. E. (1992). *Living presence: A Sufi way to mindfulness and the essential self.* New York: Jeremy P. Tarcher/Perigee Books.

Loving-Kindness Practice

Chodron, P. (2001). *The wisdom of no escape and the path of loving-kindness.* Boston: Shambhala.

Dalai Lama. (2001). *An open heart: Practicing compassion in everyday life.* Boston: Little Brown.

Salzberg, S. (1995). *Lovingkindness: The revolutionary art of happiness.* Boston: Shambhala.

Self-Compassion Practice

Brach, T. (2003). *Radical acceptance: Embracing your life with the heart of a Buddha.* New York: Bantam Dell.

Germer, C. K. (2009). *The mindful path to self-compassion: Freeing yourself from destructive thoughts and emotions.* New York: Guilford Press.

Mindfulness for Family and Other Relationships

Kabat-Zinn, M., & Kabat-Zinn, J. (1998). *Everyday blessings: The inner work of mindful parenting.* New York: Hyperion.

Kramer, G. (2007). *Insight dialogue: The interpersonal path to freedom.* Boston: Shambhala.

Napthali, S. (2003), *Buddhism for mothers: A calm approach to caring for yourself and your children.* Crows Nest, Australia: Allen & Unwin.

Walser, R., & Westrup, D. (2008). *The mindful couple: How acceptance and mindfulness can lead you to the love you want.* Oakland, CA: New Harbinger Press.

Mindfulness Practices for Specific Difficulties
Anger

Bankart, C. P. (2006). *Freeing the angry mind: How men can use mindfulness and reason to save their lives and relationships.* Oakland, CA: New Harbinger Press.

Eifert, G., Mckay, M., & Forsyth, J. (2006). *ACT on life not on anger: The new acceptance and commitment therapy guide to problem anger.* Oakland, CA: New Harbinger Press.

Anxiety

Brantley, J. (2003). *Calming your anxious mind.* Oakland, CA: New Harbinger Press.

Forsyth, J., & Eifert, G. (2007). *The mindfulness and acceptance workbook for anxiety.* Oakland, CA: New Harbinger Press.

Lejeune, C. (2007). *The worry trap.* Oakland, CA: New Harbinger Press.

Depression

Martin, J. (1999). *The Zen path through depression.* New York: HarperCollins.

McQuaid, J., & Carmona, P. (2004). *Peaceful mind: Using mindfulness and cognitive behavioral psychology to overcome depression.* Oakland, CA: New Harbinger Press.

Williams, M., Teasdale, J., Segal, Z., & Kabat-Zinn, J. (2007). *The mindful way through depression.* New York: Guilford Press.

Chronic Pain and Stress-Related Medical Conditions

Dahl, J., Wilson, K., Luciano, C., & Hayes, S. (2005). *Acceptance and commitment therapy for chronic pain.* Oakland, CA: New Harbinger Press.

Kabat-Zinn, J. (1990). *Full catastrophe living: Using the wisdom of your body and mind to face stress, pain, and illness.* New York: Dell.

Siegel, R. D., Urdang, M., & Johnson, D. (2001). *Back sense: A revolutionary approach to halting the cycle of back pain.* New York: Broadway.
(For an introduction and worksheets, visit *www.backsense.org*)

Eating Problems

Albers, S. (2009). *Eat, drink and be mindful: How to end your struggle with mindless eating and start savoring food with intention and joy.* Oakland, CA: New Harbinger Press.

Bays, J. C. (2009). *Mindful eating: A guide to rediscovering a healthy and joyful relationship with food.* Boston: Shambhala.

Heffner, M., & Eifert, G. (2008). *The anorexia workbook: How to reclaim yourself, heal your suffering and reclaim your life.* Oakland, CA: New Harbinger Press.

Somov, P. G. (2008). *Eating the moment: 141 mindful practices to overcome overeating one meal at a time.* Oakland, CA: New Harbinger Press.

Substance Abuse Problems

Alexander, W. (1997). *Cool water: Alcoholism, mindfulness and ordinary recovery.* Boston: Shambhala.

Bien, T., & Bien, B. (2002). *Mindful recovery: A spiritual path to healing from addiction.* New York: Wiley.

Death and Dying

Halifax, J. (2008). *Being with dying: Cultivating compassion and fearlessness in the presence of death.* Boston: Shambhala.

Kumar, S. (2005). *Grieving mindfully: A compassionate and spiritual guide to coping with loss.* Oakland, CA: New Harbinger Press.

Rosenberg, L. (2000). *Living in the light of death: On the art of being truly alive.* Boston: Shambhala.

Understanding Concentration, Mindfulness, and Other Meditative Practices

Goleman, D. D., & Ram Dass. (1989). *The meditative mind: The varieties of meditative experience.* New York: HarperCollins.

Effects of Mindfulness Practice on the Brain

Begley, S. (2007). *Train your mind, change your brain.* New York: Ballantine.

Siegel, D. (2007). *The mindful brain: Reflection and attunement in the cultivation of well-being.* New York: Norton.

PSYCHOLOGICAL DISORDERS, TREATMENT OPTIONS, AND THERAPIST LISTINGS

The National Institute of Mental Health maintains a comprehensive website with descriptions of psychological disorders, treatment options, and hospital and clinic treatment resources: *www.nimh.nih.gov/health/topics/index.shtml*

If you are unable to find a mental health professional through personal contacts, your own medical doctor, or another source, website listings are also available:

Psychiatrists (choose "Psychiatry" from list):
webapps.ama-assn.org/doctorfinder/home.jsp
Psychologists: *www.findapsychologist.org* or *locator.apa.org*

Clinical social workers: *www.helppro.com/nasw*

Many commercial sites listing therapists can be found by entering "find a therapist" into a search engine. Please be aware these listings typically include individuals who are not licensed as mental health professionals.

FINDING LOCAL TWELVE-STEP PROGRAMS FOR ADDICTIONS

Alcoholics Anonymous: *www.aa.org*
Narcotics Anonymous: *www.na.org*
Gamblers Anonymous: *www.gamblersanonymous.org*

YOGA AS MINDFULNESS PRACTICE

Yoga can be an excellent form of mindfulness practice, particularly for times when the mind is restless or agitated. It is easiest to use yoga as a mindfulness practice if the poses are done slowly and meditatively. Simply bring your attention to the body sensations that arise during a pose and try to remain aware as you move from pose to pose. When the mind wanders, gently bring it back to the sensations in the body.

While it's easiest to study yoga in a class, it is possible to learn the basics using instructions from a book, DVD, or website. You might start with these resources:

Introductory Yoga Books

Ansari, M. (1999). *Yoga for beginners*. New York: Harper Perennial.
Boccio, F. (2004). *Mindfulness yoga: The awakened union of breath, body and mind*. Somerville, MA: Wisdom.
Farhi, D. (2000). *Yoga mind, body and spirit: A return to wholeness*. New York: Holt.
Kirk, M. (2006). *Hatha yoga illustrated*. Champaign, IL: Human Kinetics.
Schiffmann, E. (1996). *Yoga: The spirit and practice of moving into stillness*. New York: Pocket.

Websites Illustrating Yoga Postures

Free streaming videos of yoga practice: *www.yogatoday.com*
Clear, animated drawings of yoga postures:
   www.abc-of-yoga.com/yogapractice/postures.asp
Photographs and descriptions of yoga postures:
   www.yogabasics.com/yoga-postures.html

Introductory Yoga DVDs

Benagh, B. (2006). *Yoga for beginners*. Bethesda, MD: Bodywisdom Media.

Gormley, J. J. (2002). *Yoga for every body (with over 35 routines)*. Bethesda, MD: Bodywisdom Media.
Rice, J., & Wohl, M. (2002). *Yoga for inflexible people*. Bethesda, MD: Bodywisdom Media.
Yee, R., & Saidman, C. (2009). *Yoga for beginners*. Boulder, CO: Gaiam.

RESOURCES FOR PSYCHOTHERAPISTS

Selected Readings on Mindfulness and Psychotherapy

Integrative

Didonna, F. (2008). *Clinical handbook of mindfulness*. London: Springer.
Germer, C., Siegel, R., & Fulton, P. (Eds.). (2005). *Mindfulness and psychotherapy*. New York: Guilford Press.
Hick, S., & Bien, T. (2008). *Mindfulness and the therapeutic relationship*. New York: Guilford Press.

Cognitive-Behavioral

Baer, R. (Ed.). (2006). *Mindfulness-based treatment approaches: Clinician's guide to evidence base and applications*. Burlington, MA: Academic Press.
Hayes, S., Follette, V., & Linehan, M. (Eds.). (2004). *Mindfulness and acceptance: Expanding the cognitive-behavioral tradition*. New York: Guilford Press.
Hayes, S., & Strosahl, K. (2005). *A practical guide to acceptance and commitment therapy*. New York: Springer.
Linehan, M. M. (1993). *Skills training manual for treating borderline personality disorder*. New York: Guilford Press.
Roemer, L., & Orsillo, S. (2008). *Mindfulness- and acceptance-based behavioral therapies in practice*. New York: Guilford Press.
Segal, Z., Williams, J., & Teasdale, J. (2002). *Mindfulness-based cognitive therapy for depression: A new approach to preventing relapse*. New York: Guilford Press.

Psychodynamic

Epstein, M. (1995). *Thoughts without a thinker*. New York: Basic Books.
Magid, B. (2002). *Ordinary mind: Exploring the common ground of Zen and psychotherapy*. Somerville, MA: Wisdom.
Rubin, J. (1996). *Psychotherapy and Buddhism*. New York: Plenum Press.
Safran, J. (Ed.). (2003). *Psychoanalysis and Buddhism*. Boston: Wisdom.
Young-Eisendrath, P., & Muramoto, S. (2002). *Awakening and insight: Zen Buddhism and psychotherapy*. New York: Taylor & Francis.

Selected Internet Resources on Mindfulness and Psychotherapy

The Institute for Meditation and Psychotherapy: *www.meditationandpsychotherapy.org*
Acceptance and Commitment Therapy: *www.contextualpsychology.org/act*

Dialectical Behavior Therapy: *www.behavioraltech.org*
Mindfulness-Based Cognitive Therapy: *www.mbct.com*
Mindfulness-Based Relapse Prevention: *www.depts.washington.edu/abrc/mbrp*
Mindfulness-Based Eating Awareness Training: *www.tcme.org*
The Back Sense program for treating chronic pain: *www.backsense.org*
Archives of the mindfulness and acceptance listserv of the Association for the Advancement of Behavior Therapy:
www.listserv.kent.edu/archives/mindfulness.html

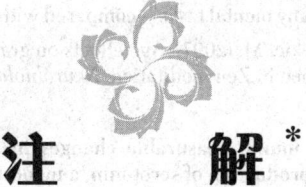

注解*

第一章 生活艰难，人皆如此

Page 7** **Judith Viorst's book *Necessary Losses* points out that *most* of what makes us unhappy involves difficulty dealing with the inevitability of change:**

Viorst, J. (1998). *Necessary losses: The loves, illusions, dependencies, and impossible expectations that all of us have to give up in order to grow.* New York: Free Press.

Page 22 **According to Dr. Nancy Etcoff, we seem to have evolved to notice and remember negative experiences more *vividly* than *positive ones*:**

Lambert, C. (2007, January–February). The science of happiness: Psychology explores humans at their best. *Harvard Magazine, 109*(3), 26.

第二章 正念——解决之道

Page 34 **Dr. Richard Davidson found that a Tibetan monk with many years of experience in mindfulness (and other) meditation practices showed more dramatic shifts toward left prefrontal activation than other subjects:**

Goleman, D. (2003, February 4). Finding happiness: Cajole your brain to lean to the left. *The New York Times*, p. F5.

Page 35 **After taking an eight-week mindfulness meditation course, meditating biotechnology workers had more left-sided activation, reported more improved moods, and felt more engaged in their activities than nonmeditators:**

Davidson, R. J., Kabat-Zinn, J., Schumacher, J., Rosenkranz, M., Muller, D., Santorelli, S., et al. (2003). Alterations in brain and immune function produced by mindfulness meditation. *Psychosomatic Medicine, 65*(4), 564–570.

Page 36 **Dr. Sara Lazar found that meditators with an average of nine years of meditation experience averaging six hours of practice per week had thicker cerebral cortexes in three areas compared to nonmeditators: the anterior insula, sensory cortex, and prefrontal cortex:**

Lazar, S. W., Kerr, C., Wasserman, R. J., Gray, J. R., Greve, D., Treadway, M. T., et al. (2005). Meditation experience is associated with increased cortical thickness. *NeuroReport, 16*(17), 1893–1897.

---

* 本书中所有注解都是指出书中各种说法的英文参考文献，在此按照原文排列方式列出，供有需要进一步阅读者参考。——译者注

** 此处的页码为英文原书页码，请参考本书外侧的页码。——译者注

Page 36 Studies have shown less loss of gray matter with age among meditators, which corresponded to less loss in their ability to sustain attention—an important component of many mental tasks—compared with nonmeditating controls:

Pagoni, G., & Cekic, M. (2007). Age effects on gray matter volume and attentional performance in Zen meditation. *Neurobiology of Aging, 28* (10), 1623–1627.

Page 36 Dr. Lazar also found measurable changes in a part of the brain stem involved in the production of serotonin, a mood-regulating transmitter:

Lazar, S. (2009, June 11). Personal communication.

Page 38 Most of our psychological suffering stems from our attempts to avoid psychological suffering:

Hayes, S. C., Wilson, K. G., Gifford, E. V., Follette, V. M., & Strosahl, K. (1996). *Journal of Consulting and Clinical Psychology, 64*(6), 1152–1168.

Page 39 The U.S. Bureau of Labor Statistics collects data not only on what we do at work but also on what we do in our leisure time:

U.S. Bureau of Labor Statistics. (2009). *Time spent in primary activities and percent of the civilian population engaging in each activity, averages per day by sex, 2007 annual averages.* Retrieved June 11, 2009, from United States Department of Labor, Bureau of Labor Statistics: *www.bls.gov/news.release/atus.t01.htm.*

第四章　培养正念的生活

Page 99 As the writer Anne Lamott famously quipped, "My mind is a bad neighborhood I try not to go into alone":

Lamott, A. (1997, March 13). Word by word: My mind is a bad neighborhood I try not to go into alone. Retrieved June 11, 2009, from *Salon: www.salon.com/march97/columnists/lamott970313.html.*

第五章　与恐惧为友：
应对担忧与焦虑

Page 118 Why do I dwell always expecting fear and dread?

Nanamoli, B. (Trans.), & Bodhi, B. (Ed.). (1995). Bhayabherava Sutta: Fear and dread. *The middle length discourses of the Buddha* (p. 104). Boston: Wisdom.

Page 129 Mountain meditation:

For an alternate version, see: Kabat-Zinn, J. (1994). *Wherever you go there you are: Mindfulness meditation in everyday life.* New York: Hyperion.

第六章　进入黑暗之地：
以全新的眼光来认识悲伤和抑郁

Page 150 Divers who were shown lists of words both under water and on the beach were best able to recall words in the environment in which they were first learned:

Baddeley, A. D. (1980). When does context influence recognition memory? *British Journal of Psychology, 71,* 99–104.

Page 152　For people who had had three or more depressive episodes in the past, the chances of relapsing over the course of a year were cut in half by participating in at least four sessions of mindfulness-based cognitive therapy (MBCT):

Ma, S., & Teasdale, J. (2004). Mindfulness-based cognitive therapy for depression: Replication and exploration of differential relapse prevention effects. *Journal of Consulting and Clinical Psychology, 72*(1), 31–40.

Teasdale, J., Segal, Z., Williams, J., Ridgeway, V., Soulsby, J., & Lau, M. A. (2000). Prevention of relapse/recurrence in major depression by mindfulness-based cognitive therapy. *Journal of Consulting and Clinical Psychology, 68*(4), 615–623.

Page 152　MBCT was shown to be as effective as antidepressants in preventing relapses of depression and allowed many subjects to discontinue their medication:

Kuyken, W., Byford, S., Taylor, R. S., Watkins, E., Holden, E., White, K., et al. (2008). Mindfulness-based cognitive therapy to prevent relapse in recurrent depression. *Journal of Consulting and Clinical Psychology, 76*(6), 966–978.

Page 152　Our life is like a silent film on which we each write our own commentary.

Williams, M., Teasdale, J., Segal, Z., & Kabat-Zinn, J. (2007). *The mindful way through depression: Freeing yourself from chronic unhappiness* (p. 21). New York: Guilford Press.

Page 156　Some cognitive scientists have long speculated that what we call "thinking" is actually a relatively new human acquisition:

Jaynes, J. (1976). *The origin of consciousness in the breakdown of the bicameral mind.* Boston: Houghton Mifflin.

Page 157　*The Mindful Path to Self-Compassion:*

Germer, C. K. (2009). *The mindful path to self-compassion: Freeing yourself from destructive thoughts and emotions.* New York: Guilford Press.

Page 175　Meditators taking antidepressant medication felt that it supported their meditation practice, making it easier not to get completely caught in self-critical thought streams:

Bitner, R., Hillman, L., Victor, B., & Walsh, R. (2003). Subjective effects of antidepressants: A pilot study of the varieties of antidepressant-induced experiences in meditators. *Journal of Nervous and Mental Disease, 191*(10), 660–667.

Page 175　*The Mindful Way through Depression:*

Williams, M., Teasdale, J., Segal, Z., & Kabat-Zinn, J. (2007). *The mindful way through depression: Freeing yourself from chronic unhappiness.* New York: Guilford Press.

第七章　超越应对症状：
将疼痛和与压力相关的症状进行转化

Page 177　Some 60–90% of all physician visits are for stress-related disorders:

Sweet, J. J., Rozensky, R. H., & Tovian, S. M. (1991). *Handbook of clinical psychology in medical settings* (p. 114). New York: Springer.

Page 181 Approximately two-thirds of people who have never suffered serious back pain have the same sorts of "abnormal" back structures, like herniated disks, that are often blamed for chronic back pain:

Jensen, M., BrantZawadzki, M., Obucowski, N., Modic, M., Malkasian, D., & Ross, J. (1994). Magnetic resonance imaging of the lumbar spine in people without back pain. *New England Journal of Medicine, 331*(2), 69–73.

Page 181 Millions of people who suffer chronic back pain show no "abnormalities" in their backs whatsoever, even after extensive testing:

Frymore, J. W. (2008). Back pain and sciatica. *New England Journal of Medicine, 318*(5), 291–300.

Page 181 There is little relation between the mechanical success of repairs and whether the patient is still in pain:

Tullberg, T., Grane, P., & Isacson, J. (1994). Gadolinium enhanced magnetic resonance imaging of 36 patients one year after lumbar disc resection. *Spine, 19*(2), 176–182.

Fraser, R., Sandhu, A., & Gogan, W. (1995). Magnetic resonance imaging findings 10 years after treatment for lumbar disc herniation. *Spine, 20*(6), 710–714.

Page 181 The worldwide epidemic of chronic back pain is limited mostly to industrialized nations:

Volinn, E. (1997). The epidemiology of low back pain in the rest of the world. A review of surveys in low middle-income countries. *Spine, 22*(15), 1747–1754.

Page 181 Psychological stress, and particularly job dissatisfaction, predicts who will develop disabling back pain more reliably than do physical measures or the physical demands of one's job:

Bigos S., Battie, M., Spengler., Fisher, L., Fordyce, W., Hansson, T., Nachemson, & Wortley, M. (1991). A prospective study of work perceptions and psychosocial factors affecting the report of back injury. *Spine, 16*(1), 1–6.

Page 181 Rapidly returning to full, vigorous, physical activity is usually both safe and the most effective way to resolve back pain episodes:

Hanney, W. J., Kolber, M. J., Beekhuizen, K. S. (2009). Implications for physical activity in the population with low back pain. *American Journal of Lifestyle Medicine, 3*, 63–70.

Rainville, J., Hartigan, C., Martinez, E., Limke, J., Jouve, C., & Finno, M. (2004). Exercise as a treatment for chronic low back pain. *Spine, 4*(1), 106–115.

Page 182 Self-treatment guide *Back Sense*:

Siegel, R. D., Urdang, M. H,. & Johnson, D. R. (2001). *Back sense: A revolutionary approach to halting the cycle of chronic back pain*. New York: Broadway Books.

Page 182 Rare medical disorders, which include tumors, infections, injuries, and unusual structural abnormalities, are the cause of only about one in 200 cases of chronic back pain:

Bigos, S., Bowyer, O., Braen, G., et al. (1994) *Acute low back problems in adults: Clinical Practice Guideline No. 14* (AHCPR Publication No. 95-0642).

Rockville, MD: Agency for Health Care Policy and Research, Public Health Service, U.S. Department of Health and Human Services.

Deyo, R., Rainville, J., & Kent, D. (1992). What can the history and physical examination tell us about low back pain? *Journal of the American Medical Association, 268*(6), 760–765.

Page 184 **The Two Arrows:**

Bhikku, T. (Trans.). (2004b). Salllatha Sutta [The Arrow]. In *Samyutta Nikaya XXXVI6*. Retrieved June 11, 2009 from *www.accesstoinsight.org/canon/sutta/samyutta/sn36-006.html#shot.*

Page 189 "When a man sits with a pretty girl for an hour, it seems like a minute. But let him sit on a hot stove for a minute and it's longer than any hour. That's relativity."

Mirsky, S (2002, September). Einstein's hot time. *Scientific American, 287*(3), 81.

Page 199 **To understand the role of stress and anxiety in digestive disorders:**

Salt, W. B., & Neimark, N. F. (2002). *Irritable bowel syndrome and the mindbodyspirit connection: 7 steps for living a healthy life with a functional bowel disorder, Crohn's disease, or colitis.* Columbus, OH: Parkview.

Page 200 **William Masters and Virginia E. Johnson developed *sensate focus*:**

Masters, W. H., & Johnson, V. E. (1970). *Human sexual inadequacy.* New York: Bantam Books.

Page 205 **Perhaps some of the restorative function of sleep is met by mindfulness meditation:**

Kaul, P., Passafiume, J., Sargent, C., & O'Hara, B. Meditation, sleep and performance (unpublished manuscript). Cited in Nagourney, E. (2006, October 24). Perfomance: Researchers test meditation's impact on alertness. *The New York Times*, F6.

第八章 充分经历磨难：
针对恋爱关系、父母关系和其他亲密关系的正念

Page 216 **Tao Te Ching:**

Beck, S. (2009). *Wisdom Bible*. Retrieved May 27, 2009, from Literary Works of Sanderson Beck: *www.san.beck.org/Laotzu.html#1.*

Page 217 **Eating a tangerine:**

Hanh, T. N. (1991). *Old path, white clouds: Walking in the footsteps of the Buddha* (pp. 128–129). Berkeley, CA: Parallax Press.

Page 231 **When we feel close to friends and loved ones, we experience greater energy and vitality, a greater capacity to act, increased clarity, an enhanced sense of value or dignity, and both the desire and capacity for more connection:**

Stiver, I. P., & Miller, J. B. (1997). *The healing connection.* Boston: Beacon Press.

Page 236 *"In the beginner's mind there are many possibilities, but in the expert's there are few."*

Suzuki, S. (1973). *Zen mind, beginner's mind.* New York: John Weatherhill.

第九章　摆脱恶习：
学习如何做出更好的选择

Page 261 **Nearly two-thirds of Americans are overweight, and one-third fit the criteria for obesity:**

Center for Disease Control. (2009). *Prevalance of overweight and obesity among adults: United States, 2003–2004.* Retrieved May 27, 2009, from National Center for Health Statistics: *www.cdc.gov/nchs/products/pubs/pubd/hestats/overweight/overwght_adult_03.htm.*

Page 261 **One to four percent of young women suffer with anorexia, bulimia, or binge eating:**

Hudson, J. I., Hiripi, E., Pope, H. G., & Kessler, R. C. (2007). The prevalence and correlates of eating disorders in the national comorbidity survey replication. *Biological Psychiatry, 61,* 346–358.

Page 265 **Thought Parade:**

Based on:

Heffner, M., Sperry, J., Eifert, G. H., & Detweiler, M. (2002). Acceptance and commitment therapy in the treatment of an adolescent female with anorexia nervosa: A case example. *Cognitive and Behavioral Practice, 9,* 232–236.

Page 268 **Mindfulness-Based Eating Awareness Training (MB-EAT) developed by Jeanne Kristeller and colleagues:**

Kristeller, J., Baer, R., & Quillian-Wolever, R. (2006). Mindfulness-based approaches to eating disorders. In R. A. Baer (Ed.), *Mindfulness-based treatment approaches.* San Diego, CA: Elsevier.

See also *The Center for Mindful Eating, www.tcme.org*

Page 268 **Approximately 8% of Americans over age 12 reported using illegal drugs in the month before they were asked and 25% smoked cigarettes. Fifty percent of us drank during the past year, while 22% have had over five drinks in a single evening. Intoxicants clearly play a big role in many of our lives:**

Substance Abuse and Mental Health Services Administration. (2004). *Results from the 2003 National Survey on Drug Use and Health: National Findings* (Office of Applied Studies, NSDUH Series H–25, DHHS Publication No. SMA 04–3964). Rockville, MD: Author.

Page 268 **While the mechanism isn't clear, it appears that regularly drinking moderate amounts of alcohol (two drinks per day for men under age 65, one drink per day for men over 65 and all women) may help to prevent cardiovascular disease and other problems:**

Mayo Clinic Staff. (2009). *Alcohol use: Why moderation is key.* Retrieved May 22, 2009, from MayoClinic.com: *www.mayoclinic.com/health/alcohol/SC00024.*

Page 273   **Mindfulness-based relapse prevention (MBRP),** developed by Alan Marlatt and his colleagues at the University of Washington, has been shown to help prevent relapses of substance abuse:

Bowen, S. W., Chawla, N., Collins, S. E., Witkiewitz, K., Hsu, S., Grow, J. C., Clifasefi, S. L., Garner, M. D., Douglas, A., Larimer, M. E., & Marlatt, G. A. (in press). Mindfulness-based relapse prevention for substance use disorders: A pilot efficacy trial. *Substance Abuse.*

See also the Addictive Behaviors Research Center of the University of Washington, *www.depts.washington.edu/abrc/index.htm.*

Page 273   *Urge Surfing for Cravings:*

Based on:

Marlatt, G. A. (1985). Cognitive assessment and intervention procedures for relapse prevention. In G. A. Marlatt & J. R. Gordon (Eds.), *Relapse prevention: Maintenance strategies in the treatment of addictive behaviors* (p. 241). New York: Guilford Press.

第十章 变老不易：
改变你同衰老、疾病、死亡的关系

Page 283   "One purpose of mindfulness practice is to enjoy our old age."

Suzuki, S. (1973). *Zen mind, beginner's mind.* New York: John Weatherhill.

Page 286   **We have *happiness set points*:**

Lykken, D., & Tellegen, A. (1996). Happiness is a stochastic phenomenon. *Psychological Science, 7*(3), 186–189.

Page 287   **In one study, scientists found that on average people ages 20–24 were sad 3.4 days a month, while those ages 65–74 were sad only 2.3 days a month:**

Wallis, C. (2005, January 7). The new science of happiness. *Time, 165*(3), A2.

Page 288   *Five Subjects for Frequent Reflection:*

Bhikku, T. (2009). *Upajjhatthana Sutta: Subjects for contemplation* (Anguttara Nikaya 5.57). Retrieved May 27, 2009, from Access to Insight: *www.accesstoinsight.org/tipitaka/an/an05/an05.057.than.html.*

Page 289   "It is wiser to contemplate the law of impermanence than to try to repeal it."

Rosenberg, L. (2000). *Living in the light of death: On the art of being truly alive.* Boston: Shambhala.

Page 299   "If you don't want to die, don't be born."

Rosenberg, L. (2000). *Living in the light of death: On the art of being truly alive.* Boston: Shambhala.

Page 300   **In mid-1800s America, it was thought to be essential to think about death every day—not to be morbid, but to take *today* seriously:**

Faust, D. G. (2008). *This republic of suffering: Death and the American Civil War.* New York: Knopf.

Page 303   **Unpleasant Parts of the Body Contemplation and Cemetery Contemplation:**

Bhikku, T. (2009). *Kayagata-sati Sutta: Mindfulness immersed in the body.* Retrieved May 27, 2009, from Access to Insight: www.accesstoinsight.org/tipitaka/mn/mn.119.than.html.

Page 305   **We sink into what psychologist and meditation teacher Tara Brach calls a trance of unworthiness:**

Brach, T. (2003). *Radical acceptance: Embracing your life with the heart of a Buddha.* New York: Bantam.

第十一章　还有什么？正念给你的希望

Page 315   **Many of us climb the ladder of success only to find that it has been leaning up against the wrong wall:**

Boa, F. (1994). *The way of the myth: Talking with Joseph Campbell.* Boston: Shambhala.

Page 318   **In surveys of people who tried the Three Good Things exercise, most found that it significantly decreased depressive symptoms and increased positive moods for the next six months:**

Seligman, M. E., Steen, T. A., Park, N., & Peterson, C. (2005). Positive psychology progress: Empirical validation of interventions. *American Psychologist, 60*(5), 410–421.

Page 318   **Expressing Gratitude:**

Based on:

Seligman, M. (2002). *Authentic happiness: Using the new positive psychology to realize your potential for lasting fulfillment.* New York: Free Press.

Page 319   **Albert Einstein described our challenge beautifully:**

Sullivan, W. (1972, March 29). The Einstein papers: A man of many parts. *The New York Times*, p. 1.

Page 320   **Students who spent money on others reported feeling significantly happier than those who spent money on themselves:**

Dunn, E. W., Aknin, L. B., & Norton, M. L. (2008). Spending money on others promotes happiness. *Science, 319*(21), 1687–1688.

Page 321   **The Hungarian psychologist Mihály Csíkszentmihályi coined the term *flow* to describe these moments of full involvement:**

Csíkszentmihályi, M. (1991). *Flow: The psychology of optimal experience.* New York: Harper Collins.

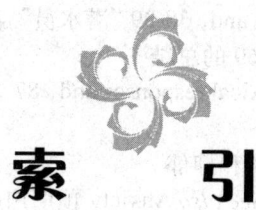

索引

Abstinence violation effects, 262* 破堤效应
Acceptance 接受
   cultivating via mindfulness, 83-87 通过正念培育
   overview of, 32-33 的总结
   paradoxical responses and, 87 和悖论反应
Acceptance and commitment therapy（ACT）, 326 接受和承诺治疗
Addiction. See also Intoxicants，成瘾，也见麻醉品
   overview of, 260-261 的总结
   resources for, 337 的资源
   seeking additional help for, 276-277 寻找帮助
Affect tolerance, 225-226. See also Emotions 情绪耐受，也见情感
Affectionate awareness. 84 情绪性觉知
Affective forecasting, 286 情绪性预测
Aging 变老
   Befriending the Changes exercise, 290-293 与变化为友练习
   change and, 288-293 和改变
   connection and, 305-307 的联系
   death and, 299-304 和死亡
   embracing, 102, 307-310 拥抱
   fears regarding, 283-287 有关的恐惧
   illness and, 293-298 和疾病
   living a mindful life and, 287-288, 310-313 及过正念的生活

---

* 此处的页码为英文原书页码，请参考本书外侧的页码。——译者注

mindfulness practices and, 310-312 和正念练习
seeking additional help regarding, 313 寻找有关的额外帮助
Agoraphobia, 117 场所恐惧症
Alcohol use. *See also* Intoxicants 酒精使用，也见麻醉品
Diver Dan approach and, 38-39 "潜水员"法
overview of, 268-269 的总结
Ambivalence, paradoxical responses and, 87 矛盾性，的悖论回应
Anger 愤怒
depression and, 144 和抑郁
Anticipatory anxiety. *See also* Anxiety 预期焦虑，也见焦虑
mindfulness practices and, 124-125 和正念训练
overview of, 111 的总结
Anxiety. *See also* Worry 焦虑 也见担忧
gastrointestinal symptoms and, 196-199 和胃肠道症状
how to start a mindfulness practice and 45, 46-47 和如何开始正念练习
illness and, 294-296 和疾病
inventory, 107 调查
living a mindful life and, 132-139 和 过一种正念的生活
mindfulness practice and, 122-131 和正念练习
mountain meditation, 129-131 山禅
overview of, 108-109 的总结
pain and, 189, 194-195 和痛苦
seeking additional help for, 138-139 寻找更多的帮助
skillful action and, 131-132 和有技能的行为
sleep difficulties and, 204 和睡眠困难
thinking and, 110-113, 120-122 和思考
what we are afraid of, 113-115 我们所害怕的
Appreciation, 317-318 欣赏
Attention, maintaining 注意，维持
aging and, 290 和变老
fear and, 132-133 和恐惧
informal mindfulness practice and, 90-92 和非正式正念练习
living a mindful life and, 94-96 和过正念的生活
meaning in life and, 164-167 和 生活中的意义
overview of. 32 的总结
parenting and, 237-239 和为人父母
in relationships, 233-235 在关系中的
Attraction/aversion tally, 14 喜欢 / 厌恶记录
Avoidance 回避

anxiety and, 108-109 和焦虑
back pain and, 184 和背痛
Diver Dan approach and, 38-41, 115-120 和潜水员技术
fear and, 115-120 和恐惧
overview of, 38 的总结

Awareness 觉知
of death, 299-304 死亡的
judgmental thoughts and, 81-82 和判断性想法
meditation and, 44 和禅修
overview of, 32 的总结
pain and, 188 的疼痛

Back pain. *See also* Pain 背痛，也见痛苦
Back Sense treatment program, 182-193 背部感觉治疗计划
chronic back pain cycle, 181-182 慢性背痛循环
living a mindful life and, 193-195 和过正念的生活
overview of, 177-182 的总结
resources for, 336 的资源
Separating the Two Arrows exercise and, 186-189 和区分两支箭练习

Bad habits, See also Behavior 坏习惯，也见行为
eating mindlessly, 261-265 正念地吃
guilt and shame over, 254-256 对此的内疚和羞耻
intoxicants, 268-277 麻醉品
inventory, 253 清单
living a mindful life and, 277-282 和过正念的生活
mindfulness practices and, 256-261, 279-281 和正念练习
overview of, 252-254 的总结
work, gambling, shopping and sex, 277-279 工作、赌博、购物和性交

Befriending the Changes exercise 与变化为友练习
aging, illness, and death and, 310 衰老、疾病和死亡
death and, 304 和死亡
embracing impermanence and, 308-309 和拥抱无常
overview of. 290-293 的总结

Beginner's mind, 235-237 初学者之心

Behavior. *See also* Bad habits 行为，也见坏习惯
anxiety and, 108-109 和焦虑
eating mindlessly, 261-268 无正念地吃
guilt and shame over, 254-256 对此的内疚和羞耻
intoxicants, 268-277 麻醉品

mindfulness practices and, 256-261 和正念练习
   modification，parenting and, 244 和调整、父母养育
   work, gambling, shopping, and sex, 277-279 工作、赌博、购物和性交
Being with our experience 和我们的体验在一起
   choosing which meditation and, 89-90 及选择哪一种禅修
   integrating mindfulness into your life and, 93-94 和把正念整合到你生命中
   meditation and, 44 和禅修
   overview of, 41-42 的总结
   pain and, 188 和痛苦
Blaming ourselves, 23-24 责备我们自己
Blank mind, 47-48，100-101 空白的心灵
Bliss, 49 保佑
Body Scan Meditation 躯体扫描禅修
   aging，illness，and death and, 311 和衰老、疾病及死亡
   embracing impermanence and, 309 和拥抱无常
   illness and, 297 和疾病
   living a mindful life and, 96 和过一种正念的生活
   overview of, 72-74 的总结
   pain and, 194，207 的痛苦
   sexual problems and, 203 和性问题
   sleep difficulties and, 206 和睡眠困难
   Taking Refuge in Present Sensations exercise and，153 求助于当下感受
Brain structure and functioning, 34-36 大脑结构和功能
Breath 呼吸
   integrating meditation into your life and, 65-67 和把禅修整合进你的生活
   techniques to help you attend to, 62-65 帮助你注意的技术
Breath Awareness Meditation 呼吸觉察禅修
   aging, illness, and death and, 311 和衰老、疾病和死亡
   embracing impermanence and, 309 和拥抱无常
   illness and, 297 和疾病
   living a mindful life and, 94-96，96 和过一种正念的生活
   overview of, 55-61 的总结
   pain and, 207 和疼痛
   sexual problems and, 203 和性问题
   sleep difficulties and, 206 和睡眠困难
Breathing Together exercise 共同呼吸练习
   overview of, 232-234 的总结

parenting and, 241-242 和父母养育
    relationships and, 246, 248 和关系
Buddhist tradition 佛教传统
    confusion regarding mindfulness and, 50-51 和对正念的困惑
    origins of mindfulness and, 31-33 和正念的起源
Buffet Meditation, 264-265, 267, 280 自助餐禅修

Catastrophic thinking, 121 灾难性想法
Cemetery Contemplation exercise 抛尸场观想练习
    aging, illness, and death and, 311 和衰老、疾病和死亡
    embracing impermanence and, 309 和拥抱无常
    overview of, 304 的总结
Change 改变
    aging and, 283-287, 288-293 和衰老
    Befriending the Changes exercise, 290-293 与变化为友练习
connection and, 305-307 和联结
    embracing, 307-310 拥抱
    pain and, 188-189 和疼痛
    resisting, 7-9 抵抗
Children 孩子
    developmental stages and, 240-241 和发展阶段
    limits and, 241-245 和限制
    parenting and, 237-241 和父母养育
    play and, 241 和游戏
Choiceless awareness, 82 无选择的觉知
Choices 选择
    bad habits and, 252-254 和坏习惯
    guilt and shame over, 254-256 对此的内疚和羞耻感
    mindfulness practices and, 256-261 和正念练习
Chronic back pain. *See also* Pain 慢性背痛，也见疼痛
    Back Sense treatment program, 182-193 背部感觉治疗计划
cycle of, 181-182 的循环
    living a mindful life and, 193-195 和过一种正念的生活
    overview of, 177-182 的总结
    resources for, 336 的资源
    Separating the Two Arrows exercise and, 186-189 和区分两支箭练习
Cognitive-behavioral therapy（CBT）认知—行为疗法
    depression and, 150-151 和抑郁
    eating mindlessly and, 265 和无正念的吃
    overview of, 121-122 的总结

seeking additional help and, 138-139, 174-175 和寻找额外的帮助
Communication, parenting and, 237-241 沟通，和为人父母
Comparing ourselves with others, 17-21 把自己和别人做比较
Compassion, 32, 44, 84-87 慈悲（同情心）
Concentration 集中注意
    body scan meditation and, 72-74 和躯体扫描
    breath awareness meditation and, 55-61 和呼吸觉察禅修
    choosing which meditation and, 87-90 和选择哪一种禅修
    eating meditation and, 74-80 和食禅
    living a mindful life and, 94-96 和过正念的生活
    meditations to try, 55-61 尝试的禅修
    mindfulness practices and, 81-83 和正念练习
    as a primary goal of meditation, 61-62 作为禅修的首要目标
    resources for, 337 的资源
    techniques to help you attend to your breath, 62-65 帮助你注意你的呼吸的及时
    training your mind for, 52-55 训练你的心灵
Connection 联结
    depression and, 165 和抑郁
    Getting Beyond 'Me" exercise and, 319-320 和超越我练习
    overview of, 305-307, 319-320 的总结
Counting breaths, 63 数呼吸
Crisis, psychological, 166-167 危机，心理学的
Criticism, parenting and, 241 批评，和父母养育
Criticizing ourselves 批评我们自己
    breath awareness meditation and, 60-61 和呼吸觉察禅修
    pain and, 189 和疼痛
Cultural origins of mindfulness practices, 6, 31 正念练习的文化起源

Death 死亡
    connection and, 305-307 和联结
    embracing, 307-310 拥抱
    living a mindful life and, 310-313 过正念的生活
    mindfulness practices and, 310-312 和正念练习
    overview of, 299-304 的总结
    resources for, 336 的资源
    seeking additional help regarding, 313 寻找有关的其他帮助
Depression 抑郁
    avoiding emotions and, 159-164 和回避情绪
    how to start a mindfulness practice and, 46-47 和如何开始正念练习

inventory, 142 清单
living a mindful life and, 167-171 和过正念的生活
as an opportunity to a meaningful life, 164-167 作为一种过有意义生活的机会
overview of, 140, 143-148 的总结
present moment and, 157-159 和当下时刻
resources for, 335-336 的资源
from sadness to, 150 从悲伤到
seeking additional help for, 174-175 寻找其他的帮助
thinking and, 148-157 和思维
varieties of, 140-142 各种的

Dialectical behavior therapy（DBT）, 326 辨证行为治疗
Dieting, 261-268 节食
Digestive difficulties, 196-199 消化困难
Disconnection, 305-307 失去联结
Distraction, 39-40 分心
Dier Dan approach 潜水员技术
fear and, 115-120 和恐惧
overview of, 38-41 的总结

Driving, Showering, Tooth Brushing, Shaving（etc.）Meditation 驾驶、洗澡、刷牙、剃须等禅修
aging, illness, and death and, 311 和衰老、疾病和死亡
bad habits and, 280 和坏习惯
depression and, 172 和抑郁
overview of, 90-92 的总结
pain and, 208 和疼痛
relationships and, 249 和关系

Drug use, 38-39. See also Intoxicants 药物使用, 也见麻醉品
Duration of meditations, 65-67 禅修的时间

Eating Meditation 食禅
aging, illness, and death and, 311 和衰老、疾病和死亡
appreciating what is and, 317 和欣赏什么是……
bad habits and, 280 和坏习惯
depression and, 172 和抑郁
embracing impermanence and, 308, 309 和拥抱无常
illness and, 297 和疾病
informal mindfulness practice and, 91 和正式正念练习
living a minful life and, 96-97 和过正念的生活
during a mini-retreat, 93 在小型闭关中

overview of, 74-80 的总结
pain and, 208 和疼痛
relationships and, 249 和关系
seeking additional help for, 268 和寻找额外的帮助

Eating mindlessly. See also Eating Meditation 无正念的饮食，也将 食禅
living a mindful life and, 266-268 和过正念的生活
overview of, 261-268 的总结
resources for, 336 的资源

Emotional freedom, 159-160 情感的只有

Emotions. See also Feelings avoiding, 159-164 情感 也见回避感受
embracing, 225-227 拥抱
inventory, 149 清单
mindfulness of, 145-148 的正念
pain and, 192-193 的疼痛
relationships and, 225-227 的关系

Empathy, 44, 84-87 理解，感同身受

Engagement, 321-323 安排

Erectile dysfunction, 199-200. 勃起障碍 See also Sexual problems 也见性问题

Escape, confusion regarding, 49-50 逃跑，有关的困惑

Escape-avoidance learning, 116-117 逃跑 - 回避习得效应

Ethical behavior. See also Bad habits;Behavior 道德行为，也见坏习惯，行为
guilt and shame and, 254-256 和内疚及羞耻
mindfulness practices and, 256-261 和正念练习

Evolutionary processes 进化过程
fear and, 109-110 和恐惧
happiness and, 4-5 和快乐

Expectations 期望
fear and, 113 和恐惧
obstacles to practicing mindfulness and, 99 和正念练习的障碍

Experience, being with 体验，在一起
choosing which meditation and, 89-90 和选择哪一种禅修
integrating mindfulness into your life and, 93-94 和整合正念进入生活
meditation and, 44 和禅修
overview of, 41-42 的总结
pain and, 188 和疼痛

Experience avoidance 体验回避
Diver Dan approach and, 38-41 和潜水员技术
Overview of, 38 的总结

Exposure and response prevention, 117-120 暴怒和反应预防
Expressing Gratitude exercise, 318 表达感谢练习

Fear 恐惧
    back pain and. 184 和背痛
    Diver Dan approach and, 115-120 和潜水员技术
    evolutionary processes and, 109-110 和进化过程
    facing in order to break free from, 117-120 为了解脱而面对
    illness and, 294-296 和疾病
    inventory, 107 清单
    living a mindful life and, 132-139 和过正念的生活
    mindfulness practices and. 122-131 和正念练习
    overview of, 105-108 的总结
    regarding aging, 283-287 有关衰老
    seeking additional help for, 138-139 寻找额外的帮助
    skillful action and. 131-132 和熟练的行为
    thinking and, 109-113 和思考
    what we are afraid of, 113-115 我们所害怕的
Feelings. See also Emotions 感受，也见情感
    confusion regarding mindfulness and, 48, 100-101 和有关正念的困惑
    constructing an identity and a self and, 220-223 和建构身份认同和自身
    depression and, 144 和抑郁
    effects of mindfulness on, 36-37 对此的正念的效果
    regarding aging, 283-287 有关衰老
Fight-or-flight response 战斗或逃跑反应
    gastrointestinal symptoms and, 196 和胃肠道症状
    overview of, 109-110 的总结
    pain and, 192 和疼痛
    sleep difficulties and, 204 和睡眠困难
    thinking and, 110-113 和思考
    thoughts that trigger, 113-114 诱发的思维
    Filtering our attention. 13-14 过滤我们的注意力
    Five Subjects for Frequent Reflection exercise 经常反思的五个问题练习
    illness, and death and, 310 和疾病和死亡
    embracing impermanence and, 308-309 和拥抱无常
    overview of, 288 的总结
Flow, 321-322 流
Formal mindfulness practice. *See also* individual mindfulness exercise；
    Meditation practice 正式正念练习，也见个人正念练习，禅修练习

　　　　aging, illness, and death and, 310-311 和衰老、疾病和死亡
　　　　bad habits and, 280 和坏习惯
　　　　concentration practice and, 61 和专注练习
　　　　crisis or stressful experiences and. 93-94 和危机或压力体验
　　　　depression and, 171-172 的抑郁
　　　　developing concentration and. 52 和发展专注
　　　　embracing impermanence and, 308 和拥抱无常
　　　　fear and, 136-138 和恐惧
　　　　integrating into your life. 65-67 整合进入你的生活
　　　　living a mindful life and, 94-96，96-97 和过正念的生活
　　　　overview of, 43-44 的总结
　　　　pain and, 207 和疼痛
　　　　relationships and, 24 和关系
　　　　work, gambling, shopping, and sex, 279 工作、赌博、购物和性交
　　　　Frequency of meditation. 65-67 禅修的频率

Gambling 赌博
　　　living a mindful life and，279 和过正念的生活
　　　overview of，278 的总结
Gastrointestinal symptoms，196-199 胃肠道症状
Generosity，320-321 宽大
Getting Beyond "Me" exercise 超越我练习
　　　Aging，illness，and death and，311，312 和衰老、疾病和死亡
　　　Embracing impermanence and，309 和拥抱无常
　　　Overview of，306-307，319-320 的总结
Gratitude，317-318 感谢
Guilt，内疚
　　　Ethical behavior and，257-260 和道德行为
　　　Overview of，254-256 的总结

Habits. *See* Bad habits 习惯 也见坏习惯
　　　Happiness 快乐
　　　appreciating what is and, 317-318 欣赏什么是
　　　blaming ourselves for not having, 23-24 责备我们自己因为没有
　　　hedonic treadmill and, 316-317 和快乐水车
　　　natural selection processes and, 4-5 和自然选择过程
　　　pleasure seeking and, 9-10 和快乐追寻
　　　pursuit of, 315-323 和寻求
　　　resisting change and, 7-9 和抵抗变化
　　　self-improvement and, 286-287 和自我改善

Happiness set points, 286 快乐设定点
Health problems. *See* Illness 健康问题，也见疾病
Hedonic treadmill, 316-317 快乐水车

Identity 身份认同
  constructing, 218-223 建构
  crisis of, 166-167 的危机
  exploring, 213-215 探索
  getting along with others and, 223-225 和与别人相处
  interdependence and, 216-218 和相互依靠
Illness. *See also* Pain 疾病，也见疼痛
  Back Sense treatment program, 182-193 背部感觉治疗计划
  digestive difficulties, 196-199 消化困难
  embracing, 307-310 拥抱
  living a mindful life and, 296-298, 310-313 和过正念的生活
  overview of, 102, 176-177, 293-298 的总结
  resources for, 336 的资源
  seeking additional help regarding, 208, 210, 313 寻找有关的额外帮助
  sexual problems and, 199-203 和性问题
Impermanence, embracing, 307-310 无常，拥抱
Inducing an Illness exercise 诱发，疾病练习
  aging; illness, and death and, 311 和衰老、疾病和死亡
  overview of, 294-296 的总结
Informal Eating Meditation 正式食禅
  overview of, 263-264, 266-267 的总结
  work, gambling, shopping, and sex, 279 工作、赌博、购物和性交
Informal mindfulness practice. *See also* individual mindfulness exercises；Mindfulness practices 正式正念训练，也见 个人正念练习，正念练习
  aging, illness, and death and, 311 和衰老、疾病和死亡
  bad habits and, 280 和坏习惯
  crisis or stressful experiences and, 93-94 和危机或压力体验
  depression and, 171-172 和抑郁
  developing concentration and, 52 和发展专注
  embracing impermanence and, 308 和拥抱无常
  fear and, 136-138 和恐惧
  integrating into your life, 65-67 整合入你的生活
  living a mindful life and, 94-96, 96-97, 97 和过正念的生活
  overview of, 43, 90-92 的总结
  pain and, 207-208 和疼痛
  relationships and, 249 和关系

work, gambling, shopping, and sex, 279 工作、赌博、购物和性
Insomnia, 203-207 失眠
Integrating meditation into your life. *See also* Living a mindful life 整合禅修到生活中，也见过正念的生活
　informal mindfulness practice and, 90-92 和非正式练习
　living a mindful life and, 94-96 和过正念的生活
　obstacles to practicing mindfulness and, 98-102 和进行正念的障碍
　overview of, 65-67 的总结
Intentions, 221-223 意愿
Interbeing 彼此共生
　getting along with others and, 223-225 和别人相处
　overview of. 217 -218 的总结
Interdependence 相互依存
　getting along with others and , 223-225 和别人相处
　overview of, 268-277 的回顾
Interpretation , 287 解释
Intoxicants , See also Addiction 麻醉品，也见成瘾
　Living a mindful life and , 274-277 和过正念的生活
　Mindfulness-based relapse prevention，273-274 正念为基础的复发预防
　Overview of , 268-277 的总结
　resources for, 336 的资源
　seeking additional help for, 276-277 寻找额外的帮助
Irritable bowel syndrome, 196 肠易激综合征
　Isolation, 229-231 隔离

Joy, sadness and, 143 和快乐、悲伤
　Judgment Meditation, 83-84 判断禅修
　Judgmental thoughts, 81-82 判断性思维

Kinesiophobia , 184 运动恐惧

Life preservers 救生用具
　aging, illness, and death and, 311-312 和衰老、疾病和死亡
　anxiety and, 133 和焦虑
　bad habits and, 280-281 和坏习惯
　depression and, 168-171, 172 和抑郁
　fear and, 136-138 和恐惧
　living a mindful life and, 94-96, 97 和过正念的生活
　overview of, 93-94 的总结
　pain and, 208 和疼痛

relationships and, 249 和关系
Limit setting with children, 241-245 对孩子设定限制
Listening, 227-229 倾听
Listening Meditation 听禅
　　　depression and, 168, 172 和抑郁
　　　overview of, 155-157 的总结
　　　pain and, 207 和疼痛
Living a mindful life 过正念的生活
　　　aging, illness, and death and, 287-288, 310-313 衰老、疾病和死亡
　　　bad habits and, 277-282 和坏习惯
　　　depression and, 167-171 和抑郁
　　　eating mindlessly and, 266-268 和无正念的饮食
　　　embracing impermanence and, 307-310 和拥抱无常
　　　fear and, 132-139 和恐惧
　　　foundational practices and, 96-97 和基本训练
　　　illness and, 296-298 和疾病
　　　intoxicants and, 274-277 和麻醉品
　　　obstacles to, 98-102 的障碍
　　　overview of, 94-96 的总结
　　　pain and, 193-195 和疼痛
　　　work, gambling, shopping, and sex, 279 工作、赌博、购物和性交
Love, pleasure and pain and, 21-22 爱、愉悦和疼痛和
Loving-Kindness Meditation 慈心禅修
　　　aging, illness, and death and, 311 和衰老、疾病和死亡
　　　bad habits and, 280 和坏习惯
　　　choosing which meditation and, 87-90 和选择哪一种禅修
　　　depression and, 156-157, 168, 172 和抑郁
　　　eating mindlessly and, 267 和无正念地饮食
　　　embracing impermanence and, 308 和拥抱无常
　　　fear and, 133 和恐惧
　　　generosity and, 320-321 和宽容
　　　illness and, 297-298 和疾病
　　　intoxicants and, 275 和麻醉品
　　　living a mindful life and, 94-96, 97 和过正念的生活
　　　during a mini-retreat, 93 在小型闭关中
　　　overview of, 84-86 的总结
　　　pain and, 207 和疼痛
　　　parenting and, 241-242, 245 和父母养育
　　　relationships and, 246, 248 和关系
　　　resources for, 335 的资源

sleep difficulties and, 206 和睡眠困难
work, gambling, shopping, and sex, 279 工作、赌博、购物和性交
Me, Myself and I exercise, 213-214 我（宾格）、我自己、和我（主格）

Meaning in life 生命的意义
　　Depression and, 164-167 和抑郁
Mindlessness and, 28-31 和失去正念
　　Overview of, 320 的总结
Meditation practice. See also Formal mindfulness practice；individual meditation exercises, Mindfulness practices 禅修练习，也见正式正念练习，个人禅修练习，正念练习
　　acceptance and, 83-87 和接受
　　anxiety and, 127 和焦虑
　　choosing which meditation and, 87-90 和选择哪一种禅修
　　death and, 303-304 和死亡
　　developing concentration and, 52 和发展专注
　　eating meditation, 74-80 食禅
　　embracing impermanence and, 308-309 和拥抱无常
　　how to start, 45-47 如何开始
　　integrating into your life, 65-67 整合入你的生活
　　meditations to try, 55-61 尝试禅修
　　overview of, 43-44 的总结
　　resources for, 337 的资源
Meditations and exercises 禅修和练习
　　Befriending the Changes, 290 与变化为友
　　Body Scan Meditation, 72 躯体扫描禅修
　　Breath Awareness Meditation, 55 呼吸觉察禅修
　　Breath Practice Sampler, 64 呼吸练习
　　Breathing Together, 232 共同呼吸
　　Buffet Meditation, 264 自助餐禅修
　　Cemetery Contemplation, 304 抛尸场观想
　　Driving, Showing, Tooth Brushing, Shaving (etc.) Meditation, 90 驾驶、洗澡、刷牙、剃须禅修
　　Eating Meditation, 79 食禅
　　Getting beyond "Me", 306 超越我
　　Informal Eating Meditation, 263 非正式禅修
　　Judgment Meditation, 83 判断禅修
　　Listening Meditation, 155 听禅
　　Loving-Kindness Meditation, 84 慈心禅
　Me, Myself, and I, 213 我（宾格），我自己和我（主格）

Mindful Intoxication, 269 正念麻醉
Mindfulness of Anxiety in the Body, 123 躯体焦虑的正念
Mountain Meditation, 129 山禅
   Nature Meditation, 128 大自然禅修
   Noting Emotions in the Body, 145 躯体情感标定
   Raisin Meditation, 75 葡萄干禅
   Sensate Focus, 200 感受聚焦
   Separating the Two Arrows, 186 区分两支箭
   Stepping into Fear, 118 走入恐惧
   Stepping into Sadness, 160 走入悲伤
   Thoughts are Just Thoughts, 125 想法只是想法
   Thought Parade, 265 想法游行
   Thought Labeling, 154 想法标定
   Three-Minute Breathing Space, 157 三分钟呼吸空间
   Three Objects of Awareness, 234 觉知的三个目标
   Tonglen Practice, 162 施受法
   Troublesome Foods Meditation. 264 不健康食物禅修
   Unpleasant Parts of the Body Contemplation, 303 不愉快身体部分观想
   Urge Surfing for Cravings, 273 应对迫切感的冲动冲浪
   Urge Surfing for Pain, 191 应对疼痛的冲动冲浪
   Walking Meditation, 67 行禅
   Walking Practice Sampler, 70 行禅示例练习
Mental health 精神健康
   diagnostic system and, 37-38 和诊断系统
   resources for, 337 的资源
Mindful Intoxication exercise 正念麻醉练习
   overview of, 269-270, 275, 280 的总结
   work, gambling, shopping, and sex, 279 工作、赌博、购物和性交
Mindfulness in general. See also mindfulness practices 泛指的正念，也见正念练习
   choosing which meditation and, 87-90 和选择哪一种禅修
   concentration practice and, 81-83 和专注练习
   confusion regarding, 47-51, 100-101 有关的混乱
   cultivating via practice, 33-34 通过练习培育
   fear and, 113 和恐惧
   how to start, 45-47 如何开始
   interbeing and, 216-218 和彼此共生
   origins of, 6, 31-33 的起源
   overview of, 5-7, 26-27 的回顾

passing nature of pleasure and pain and, 16-17 和经过快乐和痛苦的本质

varieties of, 42-45 各种各样的

Mindfulness of Anxiety in the Body Exercise 躯体练习中焦虑的正念

example of, 135 的例子

overview of, 123-125, 126-127 的总结

physical sensations and, 132-133 的躯体感受

Mindfulness practices. See also individual mindfulness exercises；Informal mindfulness practice；Meditation practice；Mindfulness in general；Retreat practice 正念练习，也见个人正念练习，非正式正念练习，禅修练习，泛指的正念，闭关练习

aging and, 296-298, 310-312 和衰老

anxiety and, 122-131 和焦虑

appreciating what is and, 318 和欣赏它是什么

bad habits and, 279-281 和坏习惯

death and, 310-312 和死亡

depression and, 171-172 和抑郁

digestive difficulties and, 198-199 和消化问题

eating mindlessly and, 263-268 和无正念地饮食

ethical behavior and, 256-261 和道德行为

illness and, 296-298, 310-312 和疾病

limit setting and, 243-244 和设定限制

mindfulness practice centers, 328-332 和正念练习中心

origins of, 6, 31-33 的起源

pain and, 207-208 和疼痛

parenting and, 243-245 和父母养育

potential of, 315-316 的潜能

relationships and, 231-237, 245-249 和关系

resources for, 337 的资源

sleep difficulties and, 205, 206-207 和睡眠问题

transition to, 81-82 的过度

Mindfulness-based cognitive therapy（MBCT）正念认知疗法

mindfulness practice centers and, 331 和正念练习中心

overview of, 151-152, 326 的总结

seeking additional help for depression and, 175 和寻找额外的帮助

Three-Minute Breathing Space exercise, 157-159 三分钟呼吸空间练习

Mindfulness-based eating awareness training,（MB-EAT），326 正念为基础饮食觉察训练

Mindfulness-based relapse prevention（MBRP），273-274, 327 正念为基础的复发预防

Mindfulness-based stress reduction（MBSR）正念减压
  integrating into your life, 66 整合进入你生活
  mindfulness practice centers and, 331 正念练习中心
  overview of, 327 的总结
  resources for, 333 的资源
Mindlessness 无正念
  Diver Dan approach and, 39-40 和潜水员技术
  informal mindfulness practice and, 92 和正式正念练习
  overview of, 27-31 的总结
Mini-retreat. See also Retreat practice 小型闭关，也见，闭关训练
  illness and, 297-298 和疾病
  living a mindful life and, 94-96 和过正念的生活
  overview of, 92-93 的总结
Mistakes, blaming ourselves for, 23-24 错误，责备自己
Monitoring Your Worried Thoughts exercise 检测你的担忧想法练习
  digestive difficulties and, 198 和消化困难
  pain and, 193-194 和疼痛
Motivation interview 动机访谈
    intoxicants and, overview of, 270-273 和麻醉品，的总结
  using, 275 使用
Mountain Meditation 山禅
  aging, illness, and death and, 311 和衰老、疾病和死亡
  anxiety and, 133 和焦虑
  embracing impermanence and, 308 和拥抱无常
  overview of, 129-131 的回顾
  sleep difficulties and, 206 和睡眠困难
Movement during meditation, 56 禅修中的运动

Narcissism, 214-215 自恋
Nature Meditation 大自然禅修
  aging, illness, and death and, 311 和衰老、疾病和死亡
  anxiety and, 133 和焦虑
  bad habits and, 280, 281 和坏习惯
  depression and, 169, 172 和抑郁
  embracing impermanence and, 308 和拥抱无常
  example of, 135 的例子
  overview of, 127-129 的总结
  pain and, 208 的疼痛
  relationships and, 247, 249 和关系
Negative emotions, 192-193 负性情感

Negative reinforcement, 116 负性强化
Negative thoughts, 12-13 负性想法
Nonjudgment. *See* Acceptance 非判断，见 接受
Noting Emotions in the Body exercise 在身体中标注情感练习
   depression and, 172 和抑郁
   digestive difficulties and, 199 和消化困难
   overview of , 145-148, 167, 168 的总结
   pain and, 207 的痛苦
   parenting and, 239 和父母养育
   relationships and, 246, 248 和关系
Noting How Thoughts Change exercise, 168 觉察思想变化练习

Observing Emotions throughout the Day exercise 观察整天情绪练习
   digestive difficulties and, 199 和消化困难
   parenting and, 239 和父母养育
   relationships and, 246 的关系
Obsessing, 112. *See also* Worry 强迫，也见担忧
Origins of mindfulness practices, 6, 31 正念练习的起源

Pain. *See also* Physical sensations 疼痛，也见躯体感觉
   avoiding, 9-10 回避
   Back Sense treatment program, 182-193 背部感觉治疗计划
   blaming ourselves for, 23-24 责备自己
   breath awareness meditation and, 59 和呼吸觉察禅修
   choosing which meditation and, 89-90 和选择哪一种禅修
   chronic back pain, 177-182 慢性背痛
   confusion regarding mindfulness and, 49-50 和有关正念的困惑
   digestive difficulties, 196-199 消化困难
   ethical behavior and, 257-260 和道德行为
   illness and, 298 和疾病
   inventory, 178 清单
   Living a mindful life and, 193-195 和过正念生活
   Memory of , 22-23 的回忆
   Obstacles to practicing mindfulness and, 98 和正念练习的障碍
   Overview of , 102, 176-177 的总结
Pain disorders, 195-196 疼痛障碍
   passing nature of, 15-17 的变化本质
   resource for, 336 的资源
   seeking additional help for, 208, 210 寻找额外的帮助
   Separating the Two Arrow exercise and, 186-189 和区分两支箭练习

Sexual problems and, 199-203 和性问题
Pain-worry-fear-pain cycle, 192 疼痛－担忧－恐惧－疼痛 循环
Paradoxical response, 87 悖论反应
Parenting, 237-245 父母养育
Perception, constructing an identity and a self and, 220-223 知觉，和建构身份认同和自身
Physical sensations, see also pain 躯体感受，也见疼痛
    Anxiety and, 108 和焦虑
    Body scan meditation and, 72-74 和躯体扫描禅修
    Fear and, 106 和恐惧
    mindfulness of anxiety in the Body exercise and, 132 和正念躯体内焦虑练习
    overview of, 102 的总结
    resources for, 336 的资源
    responding to, 184-190 的回应
    Sensate Focus technique and, 200-201 和感受聚焦技术
Plan for mindfulness practice 正念练习的计划
    aging, illness, and death and, 312-313 和衰老、疾病和死亡
    bad habits and, 281-282 和坏习惯
    depression and, 173-174 和抑郁
    fear and, 136-138 和恐惧
    obstacles to practicing mindfulness and, 99-100 和练习正念的障碍
    overview of, 97 的总结
pain and, 208 的疼痛
    relationships and, 249, 250-251 和关系
    seeking additional help for, 209 寻找额外的关系
Planning ability, 10-13 计划能力
Play, 241 游戏
Pleasure 快乐
    appreciating what is and, 317-318 和欣赏他是什么
    blaming ourselves for not having, 23-24 责备我们自己没有
    ethical behavior and, 257-260 和道德行为
    hedonic treadmill and, 316-317 和快乐水车
    memory of, 22-23 的记忆
    obstacles to practicing mindfulness and, 98 和练习正念练习的阻碍
passing nature of, 15-17 的变化本质
pursuit of, 316-317 的追寻
Pleasure principle 快乐原则
    failure of, 257-260 的失败
    mindlessness and, 30-31 和没有正念

overview of, 9-10 的总结
Postures in meditation 禅修中的姿势
    body scan meditation and, 72 和躯体扫描禅修
    overview of, 44, 55-57 的总结
pain and, 59 和疼痛
    sleepiness and, 59-60 和睡眠
Premature Ejaculation, 202. *See also* Sexual problems 早泄，也见性问题
Preoccupation with oneself, 33-34 全身贯注于自己
Professional help. See Psychotherapy 专业帮助 见心理治疗
Progressive relaxation, 74. *See also* Body scan meditation 渐进放松，也见躯体扫描禅修
Psychological crisis, 166-167 心理危机
Psychological disorders 心理危机
    diagnostic system and, 37-38 和诊断系统
    resources for, 337 的资源
Psychological suffering, 37-38 心理痛苦
Psychotherapy 心理治疗
    aging, illness, and death and, 313 衰老
    depression and, 174-175 和抑郁
    eating mindlessly and, 268 和无正念地饮食
    fear and anxiety and, 138-139 和恐惧和焦虑
    how to find a therapist, 325-327 如何找到一个治疗师
    intoxicants and, 276-277 和麻醉品
    mindfulness-based cognitive therapy（MBCT）and, 151-152 和正念认知治疗
    pain and, 208, 210 和疼痛
    relationships and, 250, 251 和关系

Raisin Meditation 葡萄干禅修
    bad habits and, 280 和坏习惯
    eating mindlessly and, 267-268 和无正念地饮食
    overview of, 75-79 的总结
Ranking criteria, 17-21 评定标准
Reality, comparing thoughts to, 152-153 现实，比较想法
Reasoning ability, 10-13 推理能力
Relapse, 273-274 复发
Relationships 关系
    aging and. 289 和衰老
    behavior and, 255-256 和行为
    connection and, 305-307 和联结

constructing a self and, 223-225 和建构自我
constructing an identity and a self and, 218-223, 223-225 和建构身份和自我
embracing emotion and, 225-227 和拥抱情感
feeling isolated and, 229-231 和感到隔离
interdependence and, 216-218 和相互依赖
listening to one another, 227-229 和倾听彼此
loving-kindness meditation and, 85-86 和慈心禅修
mindfulness practices and, 231-237, 245-249 和正念练习
overview of, 102, 212-213 的总结
parenting and, 237-241 和父母养育
practicing with others, 99 和别人练习
resources for, 335 的资源
seeking additional help for, 250, 251 寻求额外的帮助
sexual problems and, 199-203 和性问题

Relaxation Response, 61 放松反应
Relaxation training, sleep difficulties and, 205 和放松训练、睡眠困难
Religion, confusion regarding mindfulness and, 50-51 宗教，和有关正念的困惑
Remembering, 32 回忆
Reminders, 100 想起
Resistance to change 改变的阻力
　obstacles to practicing mindfulness and, 98-99 和练习正念的障碍
　overview of, 7-9 的回顾
　pain and, 188-189 和疼痛
Resistance to experience, 188 对体验的抵抗
Resources 资源
　Internet resources, 339 网络资源
　mindfulness practice centers, 328-333 正念练习中心
　for psychotherapists, 338-339 给心理治疗师
　reading material, 333-337 阅读材料
　recordings, 333 记录
Retreat practice. See also Mindfulness practices 闭关练习，也见正念练习
　developing concentration and, 52 和发展专注
　eating mindlessly and, 262-263 和无正念地饮食
　living a mindful life and, 94-96 和过正念的生活
　mindfulness practice centers, 328-332 正念练习中心
　mini-retreat as, 92-93 作为小型闭关
　overview of, 44-45 的总结

Risk assessment, 112-113 风险评定
Routines 常规
    formal meditation practice and, 82 和正式禅修练习
    informal mindfulness practice and, 90-92 和非正式正念练习
    integrating meditation into your life and, 65-67 整合禅修入你的生活
    living a mindful life and, 94-96 和过正念的生活
    obstacles to practicing mindfulness and, 98-102 和练习正念的障碍
    sleep difficulties and, 204-205 和睡眠障碍
Rumination, 148. *See also* Thinking 反刍，也见思考

Sadness. *See also* Depression 悲伤，也见抑郁
    to depression from, 150 来自抑郁的
    living a mindful life and, 167-171 和过正念的生活
Safety, 89-90 安全
Self 自我
    constructing, 218-223 建构
    getting along with others and, 223-225 和别人相处
    preoccupation with, 33-34 全神贯注于
Self-compassion, 335 自我同情
Self-esteem 自尊
    constructing a self and, 223-225 和建构自我
    identity and, 218 和身份认同
    obstacles to practicing mindfulness and, 98 和练习正念的障碍
self-criticism and, 60 和自我批评
Self-imprisonment, 40-41 自我囚禁
Self-improvement, 285-286 自我提升
Self-medication, 38-39 自我诊疗
Self-talk, 63 自我对话
Sensate Focus technique 感受聚焦技术
    pain and, 207, 208 和疼痛
    relationships and, 202, 203 和关系
    seeking additional help and, 210 和寻找额外的帮助
    sexual problems and, 200-201 和性问题
Senses, heightening of, 60 感觉，的增强
Sensory experience, 220-223 感官体验
Separateness, 216-218 分离
Separating the Two Arrows exercise 区分两支箭练习
    aging, illness, and death and, 311 和衰老、疾病和死亡
    digestive difficulties and, 198 和消化困难
    embracing impermanence and, 309 和拥抱无常

索　引　　389

　　illness and, 297 和疾病
　　overview of, 186-189, 195 的总结
　　pain and, 207, 208 和疼痛
Sexual behavior, 278-279 性行为
Sexual problems 性问题
　　overview of, 199-203 的总结
　　seeking additional help for, 210 寻找额外的帮助
Shame 羞耻
　　ethical behavior and, 257-260 和道德行为
　　overview of, 254-256 的总结
Shopping behavior 购物行为
　　living a mindful life and, 279 和过正念的生活
　　overview of, 278 的总结
Signal anxiety, 114-115 信号焦虑
Skillful action, 131-132 熟练行为
Sleep difficulties, 203-207 睡眠困难
Sleep hygiene, 204-205 睡眠卫生
Sleepiness during meditation, 59-60 禅修中昏睡
Starting a mindfulness practice, 45-47 开始一个正念练习
Stepping into Anger exercise 进入愤怒练习
　　depression and, 168, 172 和抑郁
　　sleep difficulties and, 206 和睡眠困难
Stepping into Fear exercise 进入恐惧练习
　　depression and, 167-168 和抑郁
　　example of, 135 的例子
　　overview of, 118-120 的总结
　　sleep difficulties and, 206 和睡眠困难
Stepping into Sadness exercise 进入悲伤练习
　　depression and, 172 和抑郁
　　overview of, 160-162, 167-168 的总结
　　sleep difficulties and, 206 和睡眠困难
Stimulus control, 204 刺激控制
Stomach problems, 196-199 胃部问题
Stress 应激
　　fear and, 105-106 和恐惧
　　gastrointestinal symptoms and, 196-199 和胃肠道症状
　　how to start a mindfulness practice and, 45 和如何开始正念练习
　　integrating mindfulness into your life and, 93-94 和整合正念入你的生活
Substance use, See Intoxicants 物质使用，见麻醉品

Surveying Emotions in the Body exercise 在身体中检查情绪练习
    depression and, 167 和抑郁
    digestive difficulties and, 199 和消化困难
    parenting and, 239 和父母养育
    relationships and, 246 和关系

Taking Refuge in Present Sensation exercise 求助于当下感受联系
    depression and，172 和抑郁
    overview of，153-154，168，169 的总结
Tension，45 紧张
Therapy 治疗
    Aging，illness，and death and，313 和衰老、疾病和死亡
    Depression and，174-175 和抑郁
    Eating mindlessly and，268 和无正念地饮食
    Fear and anxiety and，138-139 和恐惧和焦虑
    How to find a therapist，325-327 如何找到治疗师
    Intoxicants and，276-277 和麻醉品
    mindfulness-based cognitive therapy（MBCT）and，151-152 和正念认知疗法
    pain and, 208, 210 和疼痛
    relationships and, 250, 251 和关系
Thinking. See also Thoughts 思考，也见想法
    anxiety and, 120-122 和焦虑
    depression and, 148-157, 168 和抑郁
    evolutionary processes and, 109-110 和进化过程
    fear and, 109-113 和恐惧
    filtering involved in, 13-14 涉及的过滤
    informal mindfulness practice and, 91 和正式正念练习
    negative thoughts and, 12-13 和负性思维
    obstacles to practicing mindfulness and, 98 和练习正念的障碍
    overview of, 10-13 的总结
    thought stopping and, 11 和停止想法
Thought experiments, 214-215 想法实验
Thought Labeling exercise 想法标定练习
    depression and, 172 和抑郁
    overview of, 154-155, 168 的总结
    pain and, 195, 207 和疼痛
    relationships and, 246, 24 和关系
Thoughts Parade exercise 想法游行练习
    Overview of, 265-266, 267, 275, 280 的总结

Work, gambling, shopping, and sex, 279 工作、赌博、购物和性交
Thought stopping, 11 停止想法
Thoughts. *See also* Thinking 想法，也见思考
 about what we should and shouldn't be thinking，114-115 有关我们该想什么不该想什么
 anxiety and, 108 和焦虑
 back pain and, 183-184 和背痛
 breath awareness meditation and, 57 和呼吸觉察禅修
 confusion regarding mindfulness and, 47-48, 100-101 和有关正念的困惑
 developing concentration and, 52-55 和发展专注力
 differences between reality and, 152-153 及其与现实的区分
 effects of mindfulness on, 36-37 和对正念的效果
 informal mindfulness practice and, 91 和正式正念练习
 mindfulness-based relapse prevention, 273-274 正念为基础的复发预防
 parenting and, 240 和父母养育
 techniques to help you attend to your breath and, 62-65 和帮助你注意呼吸的技术
Thoughts Are Just Thoughts exercise 想法就只是想法练习
 depression and, 172 和抑郁
 digestive difficulties and, 198 和消化困难
 overview of, 125-126 的总结
 relationships and, 246, 248 和关系
 sleep difficulties and, 206 和睡眠困难
 worry and, 132 和担心
Three Good Things exercise, 318 三件好事情练习
Three Objects of Awareness exercise 觉知的三个目标练习
 bad habits and, 280 和坏习惯
 ethical behavior and, 256 和道德行为
 overview of, 234-237 的总结
 parenting and, 239 和父母养育
 relationships and, 246, 249 和关系
Three-Minute Breathing Space exercise 三分钟呼吸空间练习
 aging, illness, and death and, 312 和衰老、疾病和死亡
 depression and, 172 和抑郁
 embracing impermanence and, 308 和拥抱无常
 overview of, 157-159, 169 的总结
 parenting and, 244 和父母养育
 relationship and, 246, 249 和关系

Tibetan Buddhist tradition, resources for, 328, 330, 332, 334 藏传佛教传统，的资源
Tiger within way of responding, 114-115 对内心之虎的回应
Tolerance，embracing emotion and，225-227 忍耐，和拥抱情绪
Tonglen Practice 自他相换
　　depression and，172 和抑郁
　　overview of，161-164 的总结
Transcendental meditation 超觉静坐
　　integrating into your life, 66 整合入你的生命
　　overview of, 61 的总结
Troublesome Foods Meditation, 264, 267, 280 不健康食物禅修

Uncovering, 89-90 揭开
　　Unethical behavior, guilt and shame over, 254-256. *See also* Bad habits；Behavior 不道德行为，有关的内疚和羞耻，也见坏习惯，行为
　　Unpleasant Parts of the Body Contemplation exercise 不愉快身体部分观想
　　　　aging, illness, and death and, 311 和衰老、疾病和死亡
　　　　embracing impermanence and, 308-309 和拥抱无常
　　　　overview of, 303-304 的总结
　　Urge Surfing exercise 迫切冲动冲浪练习
　　　　bad habits and, 280, 281 和坏习惯
　　　　digestive difficulties and, 198 和消化困难
　　　　intoxicants and, 273-274, 275 和麻醉品
　　　　overview of, 189-191，195，273-274 的总结
　　　　pain and, 207, 208 和疼痛
　　　　relationships and, 246-247, 249 和关系
　　　　work, gambling, shopping, and sex, 279 工作、赌博、购物和性交

Vipassana tradition, resources for, 328, 329, 331, 332, 334 内观传统，的资源
Vulnerability, 229-231 易感性

Walking Meditation 行禅
　　Aging，illness，and death and，311 和衰老、疾病和死亡
　　anxiety and，127 和焦虑
　　bad habits and, 280 和坏习惯
　　depression and，172 和抑郁
　　embracing impermanence and. 308 和拥抱无常

informal mindfulness practice and, 91 和正式正念练习

living a mindful life and, 94-96, 96-97 和过正念的生活

overview of, 67-72 的总结

pain and, 208 和疼痛

relationships and, 249 和关系

Wandering mind. See also Concentration 游走的性，也见 专注

Breath awareness meditation and, 57 和呼吸觉察禅修

choiceless awareness and, 82 和无选择的觉知

confusion regarding mindfulness and, 100-101 和有关正念的困惑

overview of. 54 的总结

techniques to help you attend to your breath and, 62-65 和帮助你注意呼吸的技术

Well-being, 315-323 幸福

Withdrawal from life, 48-49 从生活中退出

Work 工作

balanced relationship to, 277 平衡关系

living a mindful life and, 279 和过正念的生活

Worry, See also Anxiety 担忧，也见焦虑

back pain and, 183 和背痛

how to start a mindfulness practices and, 124-125 和如何开始正念练习

overview of, 111-113 的总结

pain and, 194-195 和疼痛

what we are afraid of, 113-115 我们所害怕的

Wring My Obituary exercise 为自己写讣告练习

aging, illness, and death and, 311 和衰老、疾病和死亡

embracing impermanence and, 308-309 和拥抱无常

overview of, 302-303, 304 的总结

Yoga 瑜伽

anxiety and, 131 和焦虑

depression and, 153 和抑郁

resources for, 337-338 的资源

Zen tradition, resource for, 328, 329-330, 331, 332, 334 禅宗传统，的资源

万千心理 心理咨询与治疗书目

书号	书名	著、译者	定价(元)
	正念心理治疗专题		
X1316	夫妻和家庭治疗中的正念与接纳	D. R. Gehart著　吉莉译	58.00
X1170	正念教养	S. Bogels等著　聂晶译	72.00
X1171	八周正念之旅（有录音）	J. Teasdale等著　聂晶译	56.00
X1172	心理治疗中的智慧与慈悲	C. K. Germer等著 朱一峰译　李梦潮审校	72.00
X1166	正念心理治疗师的必备技能	S. M. Pollak等著 李丽娟译　刘兴华审校	42.00
X979	正念的心理治疗师	D. J. Siegel著　林颖译	32.00
X911	正念之道	R. D. Siegel著　李迎潮 李孟潮译	50.00
正念心理治疗专题合计			**382.00**
	心理治疗精选读物		
X1130	罗杰斯心理治疗（软精装）	B.A. Farber等著　郑刚等译	78.00
X1131	日益亲近（精装）	Irvin D. Yalom著　童慧琦译	58.00
X1132	直视骄阳（精装）	Irvin D. Yalom著　张亚译	48.00

编号	书名	作者/译者	价格
X1133	给心理治疗师的礼物（精装）	Irvin D. Yalom著　张怡玲译	58.00
X1129	寻求安全——创伤后应激障碍和物质滥用治疗手册	L. M.Najavits著　童慧琦等译	66.00
X1123	爱·恨与修复	M. Klein等著　吴艳茹译	18.00
X1182	嫉羡与感恩	M. Klein著　姚峰等译	60.00
X1120	心理治疗中的依恋	D. J. Wallin著　巴彤等译	70.00
X969	我穿越疯狂的旅程	E. R. Saks等著　李慧君等译	40.00
X1050	熙珺叙语：一个咨询师的成长历程	吴熙珺著	18.00
X1067	心理大师揭秘最古怪案例	J. A. Kottler等著　张弘等译	45.00
X1008	心理咨询师的部落传说	徐钧著	28.00
X849	日常生活的心理治疗	Ole Dreier著　冯墨女译	45.00
X902	心理治疗师之路（第四版）	Jeffrey A. Kottler著　林石南等译	48.00
X889	中日灾后心理援助案例集	陶新华　吴薇莉主编	32.00
X872	聚焦取向的心理治疗	Campbell Purton著　罗希译	28.00
心理治疗精选读物合计			**740.00**
心理咨询与治疗导论			
X1419	自体心理学导论	P. A. Lessem著　王静华译	48.00
X1404	倾听·感觉·说话的更新换代	池见 阳编著　李明译	58.00
X1160	101个心理治疗难题	J. S. Blackman著 赵丞智　曹晓鸥译	88.00

编号	书名	作者/译者	价格
X1158	聚焦：在心理治疗中的运用	A. W. Cornell著　吉莉译	48.00
X1157	沙盘游戏疗法手册	B. A. Turner著　陈莹　姚晓东译	88.00
X1140	沙游在心理治疗中的作用	Dora M. Kalff著　高璇译	38.00
X1092	心理治疗中的改变	波士顿变化过程研究小组编著　邢晓春等译　李孟潮审校	42.00
X1206	母婴互动及成人心理治疗中的主体间形式	Beatrice Beebe等著　庞美云　宓肖燕译	36.00
X1137	心理治疗中的首次访谈	S. Lukas著　邵啸译	30.00
X1126	心理咨询面谈技术（第四版）	Rita Sommers F.等著　陈祉妍等译	80.00
X999	主体间性心理治疗	P. Buirski等著　尹肖霞译	35.00
X1121	心理治疗实战录	M. F. Basch著　寿彤军　薛畅译	45.00
X1027	心理治疗师该说和不该说的话	L.N.Edelstein等著　聂晶等译	50.00
X1011	自体心理学的理论与实践	M. T. White等著　吉莉译	32.00
X930	沙游治疗	B. L. Boik等著　田宝伟等译	38.00
X720	心理咨询师的问诊策略（第六版）	S. Cormier等著　张建新等译	78.00
X808	心理咨询与治疗经典案例（第七版）	Corey, G.著　谭晨译	36.00
X830	心理咨询与治疗的理论及实践（第八版）	Corey, G.著　谭晨译	45.00
心理咨询与治疗导论合计			**809.00**
婚姻与家庭治疗专题			
X1161	妈妈的心灵课	D. W. Winnicott著　魏晨曦译　赵丞智审校	52.00

X1007	重建信任——爱情与背叛的心理学	J. Amodeo著　夏天　冯迦宁译	28.00
X922	家庭治疗技术（第二版）	J. Patterson等著　王雨吟译	42.00
X994	如何做家庭治疗	R. Taibbi著　黄峥等译	40.00
X687	萨提亚冥想 ——内在和谐、人际和睦与世界和平	约翰·贝曼著　钟谷兰译	16.00
X716	萨提亚转化式系统治疗	约翰·贝曼著　钟古兰等译	18.00
X579	婚姻与家庭治疗案例	Larry B. Golden著　吴波译	30.00
婚姻与家庭治疗专题合计			**226.00**
精神分析专题			
X1136	精神分析案例解析（精装）	N. McWilliams主编 钟慧等译　李鸣审校	78.00
X1095	精神分析治疗（精装）	N. McWilliams著 曹晓鸥等译　张黎黎审校	88.00
X1148	精神分析诊断（精装）	N. McWilliams主编 鲁小华等译　李鸣审校	98.00
X1319	长程心理动力学心理治疗	G. O. Gabbard著　徐勇等译	50.00
X1452	俄狄浦斯情结新解	M. Klein著　林玉华译	32.00
X1453	临床克莱因	R. D. Hinshelwood著　杨方峰译	58.00
X1167	俄狄浦斯情结	J. -D. Nasio著　张源译	25.00
X1168	悦读弗洛伊德	J. -D. Nasio著　张源译	25.00

……
欲了解更多图书信息，请登录：www.wqedu.com
联系地址：北京市西城区三里河路6号院2号楼213室　万千心理
咨询电话：010-65181109，65262933
*本目录定价如有错误或变动，以实际出书为准。